中华人民共和国海船船员培训合格证考试培训教材

交通运输类"十四五"创新教材

符合《海船船员培训大纲（2021版）》要求
《海船船员考试大纲（2022版）》

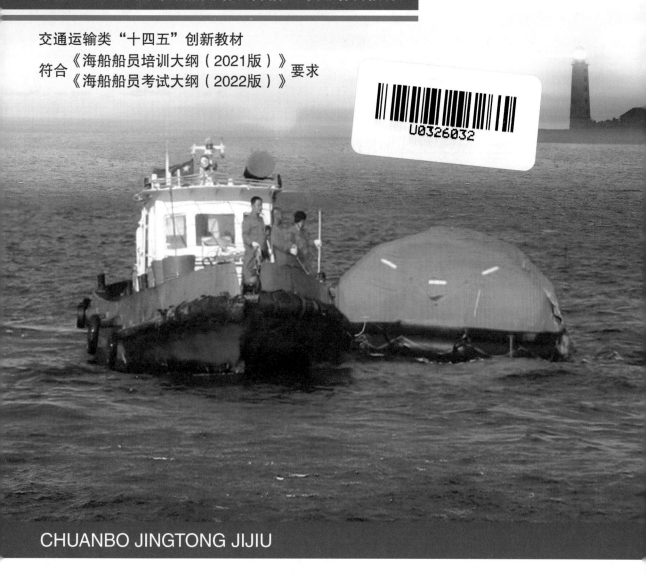

CHUANBO JINGTONG JIJIU

船舶精通急救

中国海事服务中心 组织编审

大连海事大学出版社
DALIAN MARITIME UNIVERSITY PRESS

ⓒ 中国海事服务中心　2022

图书在版编目(CIP)数据

船舶精通急救 / 中国海事服务中心编. — 大连：
大连海事大学出版社，2022.12(2024.7 重印)
中华人民共和国海船船员培训合格证考试培训教材
ISBN 978-7-5632-4409-6

Ⅰ.①船…　Ⅱ.①中…　Ⅲ.①船员–急救–技术培训
–教材　Ⅳ.①R83

中国版本图书馆 CIP 数据核字(2022)第 254864 号

大连海事大学出版社出版

地址:大连市黄浦路523号　邮编:116026　电话:0411-84729665(营销部)　84729480(总编室)
http://press.dlmu.edu.cn　E-mail:dmupress@ dlmu.edu.cn

大连金华光彩色印刷有限公司印装　　　　　　　大连海事大学出版社发行

2022 年 12 月第 1 版　　　　　　　　　　　2024 年 7 月第 4 次印刷
幅面尺寸:184 mm×260 mm　　　　印张:16.75　　　　字数:392 千
出版人:刘明凯

责任编辑:王桂云　　　　　　　　　　　　　　　　责任校对:史云霞
封面设计:解瑶瑶　　　　　　　　　　　　　　　　版式设计:解瑶瑶

ISBN 978-7-5632-4409-6　　　定价:88.00 元

中华人民共和国海船船员
培训合格证考试

▌ 培训教材编审委员会

主　　任：孙玉清

委　　员：(按姓氏笔画排序)

王　勇　刘正江　刘红明　吴丽华　吴宗保　赵友涛　施祝斌
姚　杰

▌ 审定委员会

主　　任：孙玉清

委　　员：(按姓氏笔画排序)

王　捷　王平义　王明春　吕　明　刘锦辉　李忆星　李建国
杨甲奇　肖亚明　张庆宇　张守波　陈晓琴　苗永臣　范　鑫
周明顺　唐强荣　黄江昆　景向伟

编写委员会

主　　任：刘正江　赵友涛

执行主任：王　勇

副 主 任：(按姓氏笔画排序)

丁振国　　万　红　　马洪涛　　王　琪　　王　磊　　王进博　　王松明
王明雨　　方　磊　　邓志华　　曲　涛　　朱耀辉　　刘月鹏　　刘芳武
刘金华　　刘宗朴　　刘宪珍　　许　亮　　李　志　　李　翼　　李先强
李江华　　李明阳　　杨延存　　杨志勇　　杨神化　　何　毅　　何江华
闵金卫　　汪益兵　　张　洋　　张玉波　　张世峰　　陈东水　　邵国余
林叶锦　　林杰民　　周兆欣　　郑学贵　　赵丽君　　赵宏革　　俞万能
俞文胜　　贾宝柱　　徐　攀　　徐立华　　徐言民　　徐得志　　翁石光
唐　锋　　黄党和　　盛　君　　盛进路　　章文俊　　隋江华　　蒋更红
曾冬苟　　黎冬楼　　滕宪斌

委　　员：(按姓氏笔画排序)

王方金　　王立军　　王希行　　王建军　　卢艳民　　田学军　　田海涛
史　言　　代　锐　　冯海龙　　邢博君　　吕二广　　吕建明　　朱永强
刘　雨　　刘长青　　刘沁源　　刘新亮　　关长辉　　江建华　　许媛媛
杜　新　　杜金印　　李继凯　　李道科　　李富玺　　杨　林　　杨　栋
吴叶平　　沈荣欣　　张　竹　　张　磊　　张芳亮　　张春阳　　张选军
陆宝成　　陈永利　　陈依梁　　陈福洲　　武　斌　　林　郁　　罗宏富
金建元　　宗永刚　　赵志强　　赵贵竹　　郝振钧　　胡贤民　　姜广丰
聂　涛　　奚　瑞　　高世有　　高增云　　席建龙　　黄兴旺　　阎　义
葛　帆　　蒋　龙　　程　欣　　温秀萍　　裴景涛　　熊正华　　黎鹭丹
戴　武

前　言

　　《中华人民共和国海船船员培训合格证书签发管理办法》已于2019年修订并于2019年10月1日起施行。交通运输部2021年发布的《海船船员培训大纲(2021版)》,对海船船员培训合格证的适任要求,培训的理论知识、实践技能,评价标准及学时等作出了详细规定;中华人民共和国海事局根据《中华人民共和国海船船员适任考试和发证规则》和《海船船员培训大纲(2021版)》编制并发布的《海船船员考试大纲(2022版)》,对海船船员培训合格证理论考试大纲、实操评估大纲作出了详细规定。

　　为更好地实施高素质船员队伍建设,在新形势、新要求下推进并完善海船船员培训工作,增强海船船员的个人安全意识,进一步提升海船船员适任能力,中国海事服务中心组织具有丰富培训教学经验和航海实践经验的专家编写并审定了本套"中华人民共和国海船船员培训合格证考试培训教材"。

　　本套教材满足《1978年海员培训、发证和值班标准国际公约马尼拉修正案》《海船船员培训大纲(2021版)》和《海船船员考试大纲(2022版)》对海船船员培训合格证的各项要求,紧密结合我国有关船员职业培训的最新规定,知识点全面,图文并茂,易于学习、理解,可作为海船船员培训合格证培训用书,亦可作为船上人员解决工作中实际问题的工具书。

　　本套教材包括:

Z01	《基本安全——个人求生》
	《基本安全——防火与灭火》
	《基本安全——基本急救》
	《基本安全——个人安全与社会责任》
Z02	《救生艇筏和救助艇操作与管理》
Z03	《快速救助艇操作与管理》
Z04	《船舶高级消防》
Z05	《船舶精通急救》
Z06	《船上医护》
Z07、Z08	《船舶保安意识与职责》
Z09	《船舶保安员》
T01	《油船和化学品船货物操作(基本培训适用)》
T02	《油船货物操作(高级培训适用)》

（续表）

T03	《化学品船货物操作（高级培训适用）》
T04	《液化气船货物操作（基本培训适用）》
T05	《液化气船货物操作（高级培训适用）》
T06	《客船操作与管理》
T07	《大型船舶操纵》
T081、T082	《高速船操作与管理》
T09、T10	《船舶装载包装及散装固体危险和有害物质操作与管理》
T11、T12	《使用气体或其他低闪点燃料船舶操作与管理》
T13、T14	《极地水域船舶操作与管理》

在本套教材的编写、出版过程中，得到了各直属海事局、航海教育培训机构、航运企业及大连海事大学出版社等单位的大力支持，特致谢意。

中国海事服务中心

2022 年 10 月

扫码学习《深入学习贯彻党的二十大精神　加快建设交通强国当好中国式现代化开路先锋》

编者的话

《船舶精通急救》依据《海船船员培训大纲（2021版）》和《海船船员考试大纲（2022版）》对海船船员培训合格证的各项要求,紧密结合我国有关船员职业培训的最新规定编写,适用于海船船员Z05精通急救培训合格证的考试培训,也可作为船上人员解决工作中实际问题的工具书。

本书共分为十章,内容包括:第一章人体的基本结构和生理功能,第二章伤病员的病史采集和体格检查方法,第三章基本护理,第四章船舶药品、器械管理,第五章外来援助,第六章消毒与灭菌,第七章常见急症的现场急救,第八章创伤,第九章环境及理化因素损伤,第十章船载有毒货物中毒等内容。

本书由陈兵担任主编,樊江、刘长青担任主审,李琳、谭晶波、倪成丽、黄文琦担任副主编,王永、王健、冯丽荣、汤东平、李洪博、林涛、庞辉、姜淑亮、陶海燕、黄文硕、黄钰参与了本书的编写。全书由陈兵统稿。

航海类培训教材的编写需要注重理论联系实际。因此,开发建设质量高、资源丰富、适应现代化航运发展的立体化教材是非常必要的。本书在编写过程中,立足于船舶生产实践,借助最新的虚拟现实理论、多媒体技术等,配套开发了仿真设备操作、二/三维动画、视频、AR资源、教学课件等,同时提供多媒体、三维漫游以及三维实操等训练方式,旨在打造国内首套融合文本、VR、AR、视频、音频、动画、线上资源、仿真训练等多种资源于一体的海船船员培训合格证立体化教材,将课堂理论教学与实训实习等环节有机结合起来,丰富了教学内容。本书的立体化教学资源开发,得到了中国海事服务中心王希行船长、大连海事大学任鸿翔教授和段雅婷博士、福建船政交通职业学院李翼副教授和张明船长等的鼎力帮助,在此表示衷心的感谢。

需要说明的是,本书中每一个立体化教学资源均对应一个二维码,读者可以采用微信扫码的方式来使用资源(本书一书一码,需要刮开封底二维码涂膜,微信扫描并注册成功后方可使用),也可以PC端登录http://www.vrship.vip网站获得更好的交互体验(首次访问网站时,需要刮开封底的验证码涂膜,在网站登录界面上输入8位验证码,注册成功后方可使用)。

在本书的编写过程中得到了大连海事大学航海训练与工程实践中心李伟主任、戴树龙老师的鼎力帮助,在此表示衷心的感谢。

航海科技日新月异,相关国际公约、各国法律法规、行业标准和规定也在不断进步和完善,本套教材未尽之处请广大同仁和读者批评斧正。

编　者
2022年10月

目　录

第一章 人体的基本结构和生理功能

概述

人体由细胞、组织、器官和系统组成,在神经和体液的调节下执行着人体各种功能,如运动、感觉、血液循环、呼吸、消化、生殖等。

一、细胞

细胞是组成人体的基本单位,所有身体组织和器官都是由细胞构成(见图 1-1-1)。几乎多数细胞都有一个细胞核(包含细胞基因物质)、一个细胞质(在此进行细胞活动,主要是化学反应)。血液中的红细胞是唯一没有细胞核的细胞。

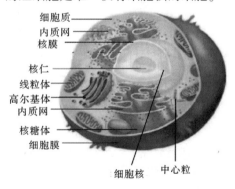

细胞质 ——
内质网 ——
核膜 ——

核仁 ——
线粒体 ——
高尔基体 ——
内质网 ——
核糖体 ——
细胞膜 ——

细胞核   中心粒

图 1-1-1　细胞示意图

二、组织

许多形态结构相似、功能相近的细胞和细胞间质构成组织。人体的基本组织包括上皮组织、结缔组织、肌组织和神经组织。

上皮组织是衬贴或覆盖在其他组织、器官上的一种重要结构,具有保护、分泌、吸收和排泄等功能。结缔组织由细胞和大量细胞间质构成,在体内广泛分布,主要起支持、连接、营养、保护等功能。肌组织主要是由肌细胞构成的,根据肌细胞的结构和功能可以分为心肌、骨骼肌和平滑肌三种(见图1-1-2)。肌组织主要功能是收缩,机体的各种动作、体内各脏器的活动都由它完成。神经组织是由神经元(即神经细胞)和神经胶质所组成。神经元是神经组织中的主要成分,具有接受刺激和传导兴奋的功能,也是神经活动的基本功能单位。神经胶质在神经组织中起着支持、保护和营养作用。

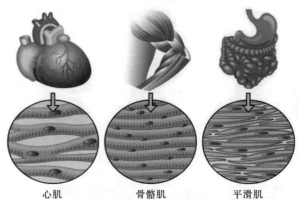

| 心肌 | 骨骼肌 | 平滑肌 |

图 1-1-2　肌组织示意图

三、器官

几种不同的组织构成具有一定形态、能完成一定功能的结构叫器官。包括心脏、肝脏和肾脏等(见图1-1-3)。皮肤是人体最大的器官。

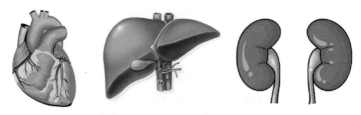

图 1-1-3　人体器官

四、系统

许多能共同完成某一方面功能的器官组成系统。

人体器官按功能的不同,分别组成九大系统:运动系统具有执行躯体的运动的功能;脉管系统可以输送血液和淋巴在体内流动,执行物质运输,包括心血管系统和淋巴系统;消化系统具有消化食物、吸收营养物质和排出代谢产物的功能;呼吸系统具有执行气体交换功能,并具有内分泌功能;神经系统可以调控全身各系统和器官活动;内分泌系统能协调全身各系统的器官活动;泌尿系统可以排出机体内溶于水的代谢产物,如尿素、尿酸等;生殖系统主要执行生殖繁衍后代的功能;感觉器是感受机体内、外环境刺激并产生兴奋的装置。

人体各器官、系统在神经系统和内分泌系统的调节下,形成一个完整的、统一的整体。

五、生命活动的基本特征

有生命的机体都有三个基本生理特征:新陈代谢、兴奋性、生殖。

新陈代谢是指新的物质不断替代老的物质的过程,是人体最基本的生理活动。新陈代谢一旦停止,生命也就终止了。

兴奋性是指机体对刺激发生反应的能力,是机体生存的必要条件。

生殖是指机体生长发育到一定阶段后,能够产生与自己相似的子代个体的功能,通过生殖人类和生物均能延续,所以生殖也是生命的特征。

第二节
运动系统

运动系统由骨、骨连接和骨骼肌构成,约占成人体重的60%。人体各部位的运动都是在神经系统支配下进行的。运动系统具有运动、支持及保护内脏器官等功能。

一、骨

人体骨骼共有206块(见图1-2-1),约占成人体重的20%。按部位不同,可分为颅骨、躯干骨和四肢骨三部分。

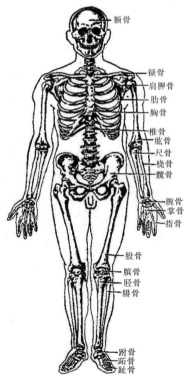

额骨
锁骨
肩胛骨
肋骨
胸骨
椎骨
肱骨
尺骨
桡骨
髋骨
腕骨
掌骨
指骨
股骨
髌骨
胫骨
腓骨
跗骨
跖骨
趾骨

图1-2-1　人体骨骼

(一)颅骨

颅由 23 块颅骨组成,分脑颅和面颅。脑颅由 8 块颅骨构成,它们共同围成颅腔,支持、保护脑。面颅由 15 块颅骨构成,它们形成颜面的基本轮廓(见图 1-2-2)。

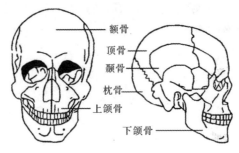

额骨
顶骨
颞骨
枕骨
上颌骨
下颌骨

图 1-2-2　颅骨

(二)躯干骨

躯干骨包括椎骨、胸骨和肋骨,借骨连结构成脊柱和胸廓。

1. 脊柱

脊柱位于背部正中,它由 24 个椎骨(颈椎 7 个、胸椎 12 个、腰椎 5 个)和骶骨 1 块(由 5 个骶椎融合而成)与尾骨 1 块(由 4 个尾椎融合而成)借椎间盘、韧带和关节连接而成(见图 1-2-3)。脊柱是躯干的中轴,具有支持体重,传递重力,缓冲震荡,保护脊髓和内脏器官及运动功能。

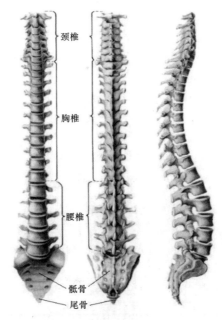

颈椎
胸椎
腰椎
骶骨
尾骨

图 1-2-3　脊柱

2. 胸廓

胸廓由 12 块胸椎、12 对肋骨和 1 块胸骨构成。胸廓具有支持、保护胸腹腔脏器和参与呼吸运动等功能(见图 1-2-4)。

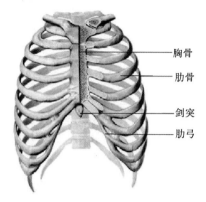

图 1-2-4　胸廓

3. 胸骨

胸骨由胸骨柄、胸骨体、剑突组成。胸骨柄和胸骨体的连接处称为胸骨角,两侧分别与第 2 肋软骨形成胸肋关节,是计数肋骨的重要标志。胸骨的中下 1/3 交界处是体外心脏按压的位置。

4. 肋骨

肋骨共 12 对,呈细长的弓形,由肋骨和肋软骨构成。所有肋骨与脊椎骨两侧连接。

(三)四肢骨

四肢骨包括上肢骨及下肢骨,分为肢带骨和自由肢骨(见图 1-2-5、图 1-2-6)。

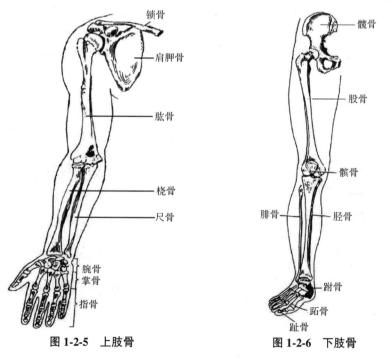

图 1-2-5　上肢骨　　　图 1-2-6　下肢骨

1. 上肢带骨包括锁骨和肩胛骨。

2. 自由上肢骨包括肱骨（上臂）、桡骨（前臂外侧）、尺骨（前臂内侧）、腕骨、掌骨、指骨。

3. 下肢带骨（髋骨）由髂骨、耻骨和坐骨构成。

4. 自由下肢骨包括股骨（人体最粗大的长骨）、髌骨、胫骨（小腿内侧）、腓骨（小腿外侧）、跗骨、跖骨、趾骨。

二、骨连结

骨连结是骨与骨之间借结缔组织相互的连结。根据骨连结的连结方式不同，分为直接连结和间接连结。间接连结又称关节，常见的大关节如下。

1. 肩关节

肩关节由肩胛骨的关节盂和肱骨头构成（见图 1-2-7）。肩关节是人体最灵活的关节，运动幅度大，可做屈、伸、内收、外展、旋内、旋外和环转运动。

2. 肘关节

肘关节由肱骨下端与桡骨、尺骨上端相连构成（见图 1-2-8）。肘关节包括三个关节（肱尺关节、肱桡关节、桡尺关节）。肘关节可做屈、伸运动，其桡尺关节可做旋前、旋后运动。

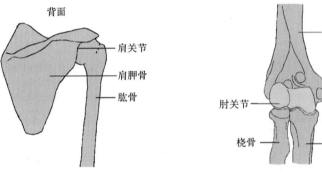

图 1-2-7　肩关节　　　　　　　　图 1-2-8　肘关节

3. 髋关节

髋关节由髋臼和股骨头构成（见图 1-2-9）。髋关节可做屈、伸、内收、外展、旋转和环转运动。

4. 膝关节

膝关节由股骨下端与胫骨上端和髌骨构成（见图 1-2-10）。膝关节是人体最大、最复杂的关节。膝关节可做屈、伸运动和轻度环转运动。

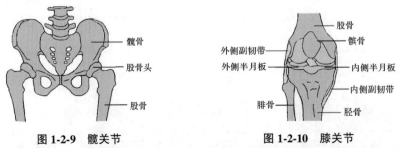

图 1-2-9　髋关节　　　　　　　　图 1-2-10　膝关节

三、骨骼肌

全身骨骼肌有600多块,约占成人体重的40%,是运动系统的动力部分。人体骨骼肌分为头颈肌、躯干肌、四肢肌(见图1-2-11)。

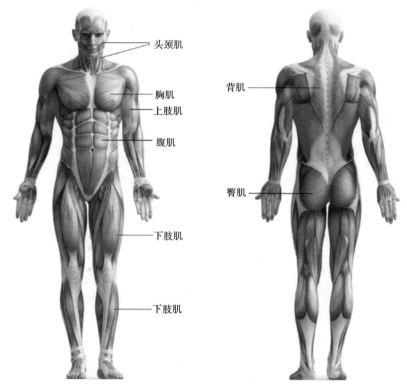

图 1-2-11 人体肌肉

1. 头颈肌

头肌可分为表情肌和咀嚼肌。主要作用是使眼、口张开或关闭,维持各种面部表情。颈肌(胸锁乳突肌等)能使头部转动、屈伸。

2. 躯干肌

躯干肌包括背肌(斜方肌、背阔肌等)、胸肌(胸大肌、肋间肌等)、膈肌、腹肌(腹外斜肌、腹直肌等)和会阴肌。

3. 四肢肌

四肢肌分为上肢肌和下肢肌。上肢肌负责上肢及手的运动。下肢肌负责下肢和足部运动。

肌肉分为随意肌和非随意肌,运动系统叙述的肌肉又称骨骼肌,收缩随人意志支配,又称随意肌,分布在胃、肠、心脏、血管及其身体的其他内脏器官内的平滑肌,不受大脑控制,称为非随意肌。

第三节

脉管系统

脉管系统是人体内行使运输功能的连续管道系统,分布于人体各部,包括心血管系统和淋巴系统。

脉管系统的主要功能包括:①物质运输功能;②维持人体内环境理化特性的相对稳定;③机体防御功能;④内分泌功能。

一、心血管系统

心血管系统包括心脏、动脉、毛细血管和静脉。心脏是血液循环的动力器官。动脉将心脏输出的血液运送到全身各器官。静脉则把全身各器官的血液带回心脏。毛细血管是位于小动脉与小静脉间的微细管道,是进行物质交换和气体交换的地方。

(一)心脏

心脏位于胸骨后、胸腔内及两肺之间,稍微偏左。心脏有四个腔:左心房、左心室、右心房和右心室。同侧心房和心室借房室口相通。在房室口和动脉口处均有瓣膜,包括二尖瓣(位于左心室和左心房之间)、三尖瓣(位于右心室和右心房之间)、肺动脉瓣(位于右心室出口)、主动脉瓣(位于左心室出口)。它们保证血液定向流动(见图1-3-1)。心房接受静脉,心室发出动脉。

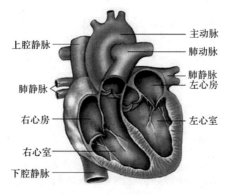

图1-3-1 心脏

心脏每分钟跳动的次数称为心率。在安静状态下,成人正常心率的范围为60～100次/分,低于60次/分称为心动过缓,高于100次/分称为心动过速。

根据血液在心血管系统中的循环途径和功能不同,可将血液循环分为体循环(大循环)与肺循环(小循环)两部分,两种循环同时进行。

体循环血液由左心室射出,特点是路径长、流经范围广、以动脉血滋养全身各部,而将代谢产物运回心脏。

肺循环血液由右心室射出,特点是流程短、血液由静脉血变成动脉血(见图1-3-2)。

(二)动脉

动脉是运送血液离心的血管。动脉管壁较厚,有较大的弹性,多对称分布(见图1-3-3)。

全身主要动脉举例如下：

1. 头颈部动脉:面动脉、颞浅动脉、颈动脉等。

2. 上肢的动脉:肱动脉(该动脉在肱二头肌腱内侧可触及其搏动,是测量血压的标志性血管)、尺动脉和桡动脉等。

3. 下肢的动脉:股动脉、腘动脉等。

(三)毛细血管

毛细血管数量多,连接于动脉、静脉之间,相互连接呈网状,遍布全身各处(见图1-3-4)。基本功能是实现血液与组织的物质交换。

(四)静脉

静脉是运送血液回心的血管。静脉管壁薄,弹性小。如手背静脉网:位于手背,位置表浅,为临床输液常选的静脉。肘正中静脉:位于肘窝的浅面,连接形式变化较大,由于是粗短的静脉,为临床输液常选的静脉。

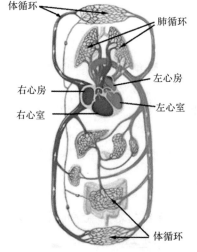

图 1-3-2　体循环、肺循环

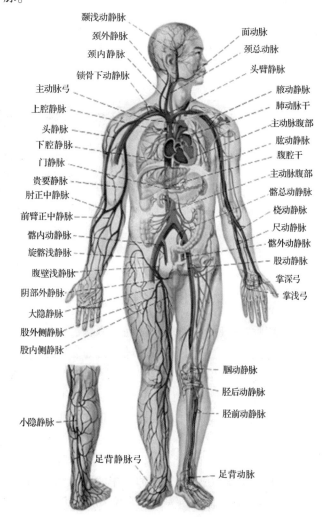

图 1-3-3　人体血管

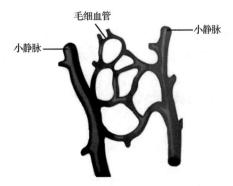

图 1-3-4 毛细血管

(五)血液

血液是体液的一个重要组成部分,具有物质运输、功能调节和防御等功能,对体内各器官系统活动和人体健康十分重要。

1. 血液的组成

血液由血浆和血细胞构成。血浆相当于细胞间质。血细胞分红细胞、白细胞和血小板(见图 1-3-5)。

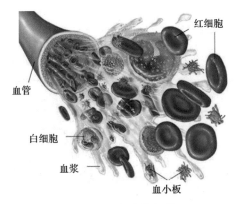

图 1-3-5 血液的组成

(1)血细胞

红细胞:红细胞的平均寿命为 120 天,它的主要功能是运输 O_2 和 CO_2。血液中红细胞数或血红蛋白含量低于正常最低值,称为贫血。

白细胞:正常值$(4.0\sim10.0)\times10^9$/L 左右。它能抵御和消灭入侵的病原微生物,是机体防御系统的一个重要组成部分。

血小板:平均寿命 10 天左右。它的功能是维持血管内皮的完整性和参与生理性止血。

(2)血浆

血浆含水量 90%以上,固体物中含有血浆蛋白、葡萄糖、无机盐等。血浆的主要作用是运载血细胞,运输维持人体生命活动所需的物质和体内产生的废物等。

2. 血量

血液总量约占体重的 7%~8%,正常成人血液总量大约 5 000 mL。一般成人一次失血不超过全身血量的 10% 或低于 500 mL,没有明显症状出现,机体可以很快地补充而恢复正常。如一次失血达到了总血量的 20%,机体代偿功能将不足,就会出现血压下降、脉搏加快、四肢厥冷、眩晕、口渴、恶心、乏力等现象,甚至可昏倒。当失血量达总血量的 30% 以上时,如不及时抢救,就会危及生命。

二、淋巴系统

淋巴系统是由淋巴管道、淋巴组织和淋巴器官组成的,是心血管系统的辅助系统。它的主要功能是协助静脉引流组织液(见图 1-3-6)。此外,淋巴器官和淋巴组织具有产生淋巴细胞、过滤淋巴液和进行免疫应答的功能。

脾脏是最大的淋巴器官,略呈椭圆形、暗红色,位于左季肋部。脾脏具有造血、滤过、免疫、储血的功能(见图 1-3-7)。脾脏能储血 200 mL 左右,易因暴力冲击而破裂内出血。如不及时治疗,病人很快因失血性休克死亡。

扁桃体在口腔上壁后部的两侧,能产生淋巴细胞,具有防御功能。

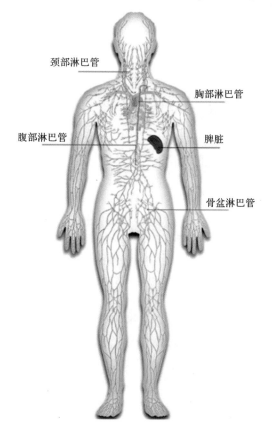

颈部淋巴管
胸部淋巴管
腹部淋巴管
脾脏
骨盆淋巴管

图 1-3-6 淋巴系统

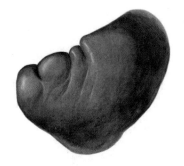

图 1-3-7 脾脏

第四节
消化系统

消化系统包括消化管和消化腺两大部分(见图1-4-1)。消化管包括口腔、咽、食管、胃、小肠(十二指肠、空肠、回肠)、大肠(盲肠、阑尾、结肠、直肠、肛管)。临床常把从口腔到十二指肠的这一段称为上消化道;空肠以下的部分称为下消化道。消化腺包括大唾液腺、肝、胰以及消化管壁内的小腺体。

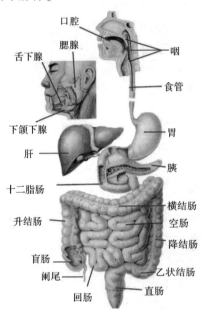

图1-4-1　消化系统

消化系统的基本功能是摄取食物并进行物理和化学性消化,吸收其中的营养物质,并将食物残渣排出体外。消化系统除具有消化和吸收功能外,还有内分泌功能和免疫功能。

一、消化管

1. 口腔
口腔是消化管的起始部(见图1-4-2)。口腔内有牙齿、舌、唾液腺等器官。

2. 咽
咽是消化管上端扩大的部分,是消化管与呼吸道的共同通道。

3. 食管
食管是消化管中最狭窄的部分,长约25 cm(见图1-4-3)。在形态上食管最重要的特点是有3处生理性狭窄,是食管异物易滞留和肿瘤好发的部位。

4. 胃
胃是消化管中最膨大的部分,成人胃的容量约1 L。胃与食管连接的入口称贲门,下端与十二指肠连接处的出口称幽门(见图 1-4-4)。胃除有受纳食物和分泌胃液的作用外,还有内分泌功能。

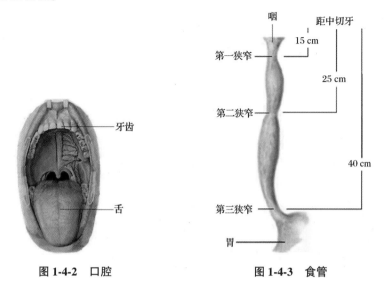

图 1-4-2 口腔　　　　　　　　图 1-4-3 食管

5. 小肠

小肠是消化管中最长的一段,成人长约 5~7 m。分为十二指肠、空肠和回肠三部分(见图 1-4-5)。小肠是进行消化和吸收的重要器官。

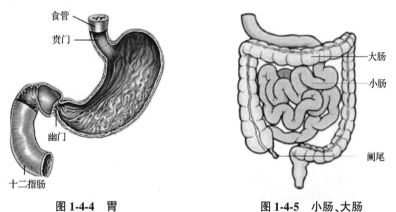

图 1-4-4 胃　　　　　　　　图 1-4-5 小肠、大肠

6. 大肠

大肠是消化管的下段,全长约 1.5 m,包括盲肠、阑尾、结肠、直肠和肛管。大肠的主要功能是吸收水分、维生素和无机盐,并将食物残渣形成粪便,排出体外。

阑尾位于盲肠与回肠之间,阑尾根部的体表投影通常在右髂前上棘与脐连线的中、外1/3 交点处,称麦氏点(见图 1-4-6、图 1-4-7)。此体表投影对于临床诊断阑尾炎有重要的意义。

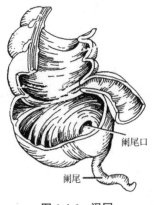

图 1-4-6　阑尾

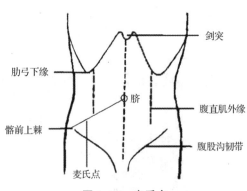

图 1-4-7　麦氏点

二、消化腺

消化腺是分泌消化液的器官,主要对食物进行化学性消化。按体积大小和位置不同,分为大消化腺和小消化腺。主要有唾液腺、肝、胰、胃腺、肠腺等。

1. 肝

肝主要位于右季肋区,是人体的第二大器官,也是人体最大的消化腺(见图 1-4-8)。肝是碳水化合物、蛋白质、脂肪三大代谢的枢纽,为维持生命的重要器官。

肝脏分泌的主要消化液是胆汁,是一种黄色液体,经胆囊浓缩后呈棕绿色。胆汁的主要作用是促进脂肪消化产物及脂溶性维生素的吸收。胆囊是肝脏的小型储存器,储存从肝脏分泌的胆汁备用。

2. 胰腺

胰腺是在消化过程中起主要作用的消化腺,仅次于肝的大腺体(见图 1-4-9)。胰腺包括内分泌和外分泌两部分。它分泌的胰液是外分泌物,胰液内含有分解蛋白质的胰蛋白酶和糜蛋白酶、分解淀粉的胰淀粉酶以及分解脂肪的胰脂肪酶。在腺泡之间有散在的细胞团,称胰岛,能分泌胰岛素和胰高血糖素等激素。

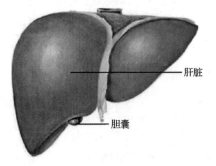

图 1-4-8　肝

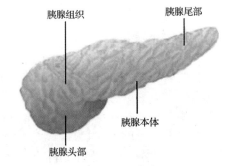

图 1-4-9　胰腺

三、腹膜

腹膜是衬覆于腹壁,盆壁内表面及腹腔、盆腔脏器表面的浆膜,薄而光滑,可润湿脏器表面,保护脏器和减少脏器之间的摩擦。此外,腹膜还有吸收功能和对脏器的支持固定作用。

四、腹部的分区

消化器官大部分位于腹腔内,其位置相对固定,为了描述各脏器的位置及其体表投影,通常在腹部规定若干体表标志线,并将腹部分为若干区。常用的是四区分法和九区分法。

1. 四区分法

通过脐划一水平线与一垂直线,两线相交将腹部分为左上腹部、左下腹部、右上腹部、右下腹部四个区(见图1-4-10)。四区分法分区简单,应用方便,临床叙述中常用,但较粗略,难以准确定位。

2. 九区分法

通常用两条垂线和两条水平线将腹部分为九个区。上部的水平线为两侧肋弓下缘连线,下部的水平线为两侧髂前上棘连线,再通过两侧腹股沟韧带中点作两条垂线,四线相交将腹部分为左右季肋区、左右腰区、左右髂区及上腹区、脐区和下腹区(见图1-4-11)。九区分法较细,定位准确,但因各区较小,包含脏器常常超过一个分区,加之体型不同,脏器可有差异。

各区正常脏器按局部解剖学位置分布如下:

(1)右季肋部:肝右叶、胆囊、横结肠右曲、右肾

(2)上腹区:肝左叶、胃、十二指肠、横结肠、胰头、胰体

(3)左季肋区:脾、胃、横结肠左曲、胰尾部、左肾

(4)右腰区:升结肠、小肠、右肾

(5)脐区:横结肠、小肠、输尿管、主动脉

(6)左腰区:降结肠、空肠、左肾

(7)右髂区:盲肠、阑尾、右侧输卵管及卵巢

(8)下腹区:回肠、输尿管、膀胱、子宫

(9)左髂区:乙状结肠、左侧输卵管

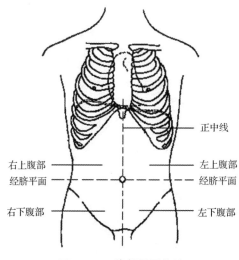

图 1-4-10 腹部四区分法

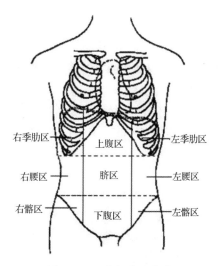

图 1-4-11 腹部九区分法

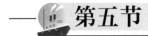

第五节

呼吸系统

呼吸系统由呼吸道和肺组成。呼吸道是传送气体的管道,肺是进行气体交换的器官。
呼吸系统的生理功能是执行机体交换,吸入空气中的氧气,同时将代谢产物二氧化碳
排出(见图1-5-1)。

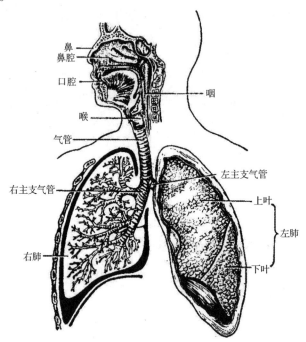

图1-5-1　呼吸系统

一、呼吸道

呼吸道包括鼻、咽、喉、气管和主支气管及其分支。临床上常将鼻、咽和喉称为上呼吸
道,将气管和主支气管及其分支称为下呼吸道。

1. 鼻

鼻分为外鼻、鼻腔和鼻旁窦三部分,是呼吸道的起始部分,既是气体的通道,又是嗅觉
器官(见图1-5-2、图1-5-3)。鼻旁窦对发音有共鸣作用,也能协助调节吸入空气的温度和
湿度。

2. 喉

喉既是呼吸的管道,又是发音的器官。喉的两侧与颈部大血管、神经和甲状腺相邻
(见图1-5-4)。

3. 气管和支气管

气管和支气管是连接喉与肺之间的管道部分。气管分为左右两主/总支气管,再分成
树枝状较小的支气管、细支气管等(见图1-5-5)。

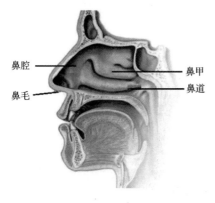

图 1-5-2 鼻腔

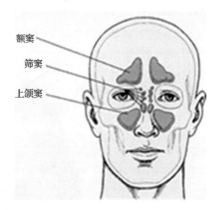

图 1-5-3 鼻旁窦

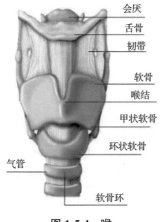

图 1-5-4 喉

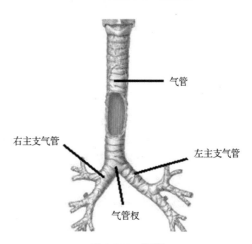

图 1-5-5 气管

二、肺

肺位于胸腔内,纵隔的两侧,是气体交换的器官(见图 1-5-6)。肺分左肺和右肺。肺有分叶,左肺二叶右肺三叶。肺的功能单位是肺泡,是进行气体交换的场所,每侧肺约有 3 亿~4 亿个肺泡,正常人的总肺泡表面面积约为 100 m²。

三、胸膜和胸膜腔

衬于胸壁内面、膈上面、纵隔两侧面和肺表面处的浆膜称为胸膜。胸膜分为壁胸膜、脏胸膜,两层胸膜间的空隙称为胸膜腔。若胸膜受损,空气进入胸膜腔称为气胸。

呼吸次数:健康成人每分钟 16~20 次,可受许多因素的影响。如安静或睡眠时呼吸次数少;而进食、运动、情绪激动皆可使之增加。在病理情况下,呼吸可以发生各种变化。如呼吸次数每分钟超过 24 次时,称呼吸频数,见于呼吸器官疾病等。呼吸次数减少至每分钟 10 次情况下,见于呼吸中枢受到抑制。

呼吸深度:成人在安静时的呼气和吸气量平均为 500 mL,每分钟换气量(呼吸深度与呼吸次数的乘积)为 8~10 L。

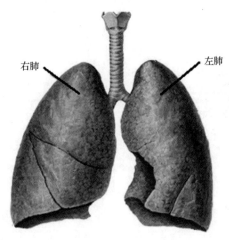

右肺　　左肺

图 1-5-6　肺

第六节
神经系统

神经系统是机体内对生理功能活动的调节起主导作用的系统,由中枢神经系统和周围神经系统两部分组成。中枢神经系统包括脑和脊髓,它们分别位于颅腔和椎管内。周围神经包括与脑和脊髓相连的 12 对脑神经、31 对脊神经和植物性神经(见图 1-6-1)。

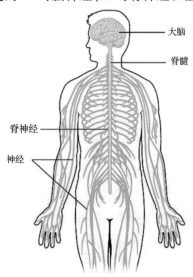

大脑

脊髓

脊神经

神经

图 1-6-1　神经系统

一、中枢神经系统

1. 脑

脑位于颅腔内,是中枢神经系统的主要部分,脑可分为四部分,端脑、间脑、脑干和小脑(见图 1-6-2)。

端脑即左、右大脑半球,是中枢神经系统的最高级部分,是进行思维和意识活动的器官。各管理对侧的人体活动。间脑主要分为丘脑和下丘脑,下丘脑是较高级的调节内脏及内分泌活动的中枢。脑干包括中脑、脑桥和延髓。脑干有许多重要的神经中枢,延髓为生命中枢所在地,控制心跳、呼吸、血压等。小脑是重要的运动调节中枢。

2. 脊髓

脊髓位于椎管内,是中枢神经的低级部分(见图 1-6-3)。脊髓的主要功能有反射功能和传导功能。

脊髓是脑和躯干、四肢感受器和效应器联系的枢纽,脊髓是低级反射中枢,主要有骨骼肌的反射活动和简单的内脏反射。当脊髓受损时可引起排便、排尿功能的障碍。

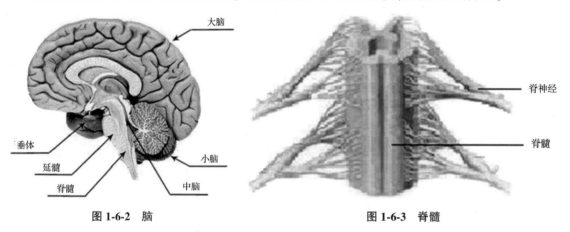

图 1-6-2 脑　　　　　　　　　　　　图 1-6-3 脊髓

二、周围神经系统

1. 脑神经

脑神经是从脑发出左右成对的神经,共 12 对,其排列顺序通常用罗马数字表示。依次为嗅神经、视神经、动眼神经、滑车神经、三叉神经、外展神经、面神经、前庭蜗神经、舌咽神经、迷走神经、副神经和舌下神经(见图 1-6-4)。在 12 对脑神经中,第Ⅰ、Ⅱ、Ⅷ对脑神经是感觉神经;第Ⅲ、Ⅳ、Ⅵ、Ⅺ、Ⅻ对脑神经是运动神经;第Ⅴ、Ⅶ、Ⅸ、Ⅹ对脑神经是混合神经。

2. 脊神经

脊神经是由脊髓发出的成对神经(见图 1-6-5)。人体共有 31 对,其中颈神经 8 对,胸神经 12 对,腰神经 5 对,骶神经 5 对,尾神经 1 对。每一对脊神经由前根和后根在椎间孔处合成。脊神经是混合神经,含有四种纤维成分:躯体运动、躯体感觉、内脏运动、内脏感觉纤维。

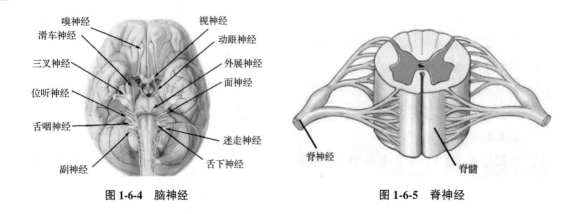

嗅神经　　　　　　　视神经
滑车神经　　　　　　动眼神经
三叉神经　　　　　　外展神经
位听神经　　　　　　面神经
舌咽神经
　　　　　　　　　　迷走神经
副神经　　　　　　　舌下神经

图 1-6-4　脑神经

脊神经　　　　　　　脊髓

图 1-6-5　脊神经

三、内脏神经系统

内脏神经系统是神经系统的组成部分之一,按照分布的部位不同,可分为中枢部和周围部;按照纤维的性质,可分为感觉性和运动性。

内脏运动神经调节内脏、心血管的运动和腺体的分泌,通常不受人的意志控制,故又称为自主神经系统或植物神经系统。

内脏运动神经依其形态、功能的不同,又可分为交感神经和副交感神经。交感神经兴奋性增强,会出现心跳加快、血压升高、瞳孔扩散、面部变红、消化活动受抑制等现象。副交感神经兴奋性增强,会出现心跳减慢、血压下降、瞳孔收缩、肠蠕动增加等现象。

四、脑和脊髓的被膜

脑和脊髓的表面包有三层被膜,自外向内依次为:硬脊膜、蛛网膜和软脊膜,有保护、支持脑和脊髓的作用。

硬脊膜与椎管之间的腔隙称为硬膜外腔;在蛛网膜与软脊膜之间的腔隙称为蛛网膜下腔(见图 1-6-6)。各腔内含有液体。

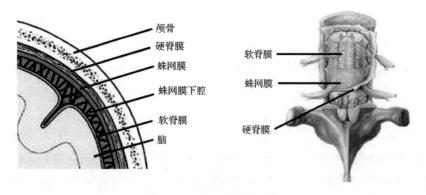

颅骨
硬脊膜
蛛网膜
蛛网膜下腔
软脊膜
脑

软脊膜
蛛网膜
硬脊膜

图 1-6-6　脑和脊髓的被膜

第七节

内分泌系统

内分泌系统是体内重要的功能调节系统,是由内分泌腺和散在于某些器官组织中的内分泌细胞组成。内分泌腺和内分泌细胞是通过所分泌的激素来发挥调节作用的。激素不经导管,而是直接释放于体液中,这种现象称为内分泌。内分泌系统与神经系统密切联系,相互配合,共同调节机体的各种功能活动,维持内环境相对稳定。

人体主要的内分泌腺有:垂体、甲状腺、甲状旁腺、肾上腺、松果体、胸腺和性腺等(见图1-7-1)。

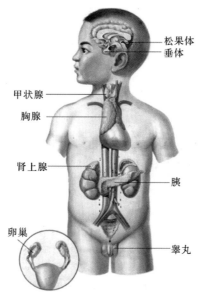

松果体
垂体
甲状腺
胸腺
肾上腺
胰
卵巢
睾丸

图 1-7-1 内分泌系统

一、垂体

垂体分腺垂体和神经垂体两部分,在神经系统与内分泌腺的相互作用中处于重要的地位(见图1-7-2)。

腺垂体细胞分泌的激素主要有生长激素、促甲状腺激素、促肾上腺皮质激素、促性腺激素等。神经垂体本身不会制造激素,下丘脑的视上核和室旁核制造的抗利尿激素和催产素,被送到神经垂体贮存起来,当身体需要时就释放到血液中。

垂体激素的主要功能如下:

生长激素:促进生长发育,促进蛋白质合成及骨骼生长。幼年时如果分泌不足,可引起侏儒症;如果分泌过多,在骨骼发育成熟前可引起巨人症;在骨骼发育成熟后引起肢端肥大症。

促甲状腺激素:控制甲状腺。促进甲状腺激素合成和释放,刺激甲状腺增生。

促肾上腺皮质激素:控制肾上腺皮质,促进肾上腺皮质激素的合成和释放,促进肾上腺皮质细胞增生。

促性腺激素:控制性腺,促进性腺的生长发育,调节性激素的合成和分泌。

二、甲状腺

甲状腺位于气管上端的两侧,分左、右两个侧叶,中间以峡部相连。甲状腺侧叶与甲状软骨、环状软骨之间有韧带相连,故吞咽时,甲状腺可随喉上下移动(见图1-7-3)。

甲状腺分泌甲状腺素,调节机体基础代谢并影响生长和发育。甲状腺功能亢进患者的基础代谢率可增高;而甲状腺功能减退患者的基础代谢率可降低。甲状腺素还可以提高神经系统的兴奋性,故甲状腺功能亢进的病人常表现出容易激动、失眠、心动过速和多汗。

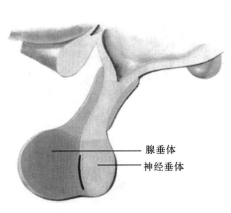

图 1-7-2　垂体

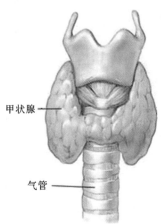

图 1-7-3　甲状腺

三、甲状旁腺

甲状旁腺有四颗,左右各两个,位于甲状腺两侧的后缘内。

甲状旁腺分泌的甲状旁腺素起调节机体钙磷代谢的作用,甲状旁腺的正常分泌使血液中的钙不致过低,血磷不致过高,使血液中钙与磷保持适宜的比例。

四、肾上腺

肾上腺位于肾的上方,肾上腺实质分为皮质和髓质两部分(见图1-7-4)。

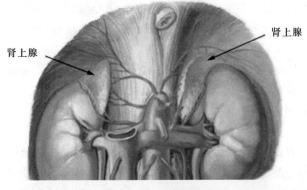

图 1-7-4　肾上腺

肾上腺皮质分泌盐皮质激素、糖皮质激素和少量性激素。盐皮质激素主要调节水盐代谢,维持体内钠钾平衡。糖皮质激素既可促进体内蛋白质转化为葡萄糖,同时又可抑制葡萄糖的分解。肾上腺髓质分泌肾上腺素和去甲肾上腺素。

五、松果体

松果体位于上丘脑的后上方,以柄附于第三脑室顶的后部(见图1-7-5)。松果体在儿童中期发育至高峰,一般在7岁后逐渐萎缩。

松果体合成和分泌褪黑素,调控人体的生物钟,参与调节人类的睡眠与觉醒、生殖系统的发育及动情周期、月经周期的节律等。

六、胸腺

胸腺位于胸骨柄后方,上纵膈的前部(见图1-7-6)。新生儿和幼儿的胸腺相对较大,性成熟后胸腺发育至最高峰,随后逐渐萎缩。胸腺属淋巴器官,兼有内分泌功能。

胸腺分泌胸腺素和促胸腺生成素,参与机体的免疫反应。

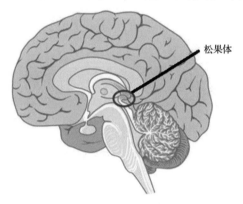

图1-7-5 松果体

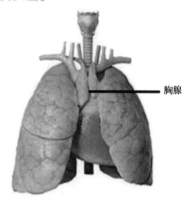

图1-7-6 胸腺

七、生殖腺

生殖腺主要指男性的睾丸、女性的卵巢。

睾丸是男性生殖腺,产生精子和雄性激素。雄性激素作用是激发男性第二性征的出现,并维持正常的性功能。

卵巢为女性生殖腺,可产生卵泡。卵泡排卵后,转变成黄体。

八、胰岛

胰岛是散在胰腺腺泡之间的细胞团,是胰腺的内分泌部分,分泌胰岛素和胰高血糖素。胰岛素的主要作用是调节糖、脂肪及蛋白质的代谢。与胰岛素的作用相反,胰高血糖素是一种促进分解代谢的激素。胰高血糖素还可促进胰岛素的分泌。

第八节

泌尿系统

泌尿系统由肾、输尿管、膀胱和尿道组成（见图1-8-1）。泌尿系统的主要功能是排出机体新陈代谢中产生的废物和多余的水，保持机体内环境的平衡和稳定。

肾不断生成尿液，通过输尿管输送到膀胱暂时贮存，经尿道排出体外。

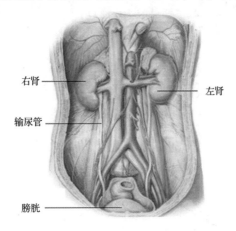

右肾　左肾　输尿管　膀胱

图1-8-1　泌尿系统

一、肾

肾是成对的实质性器官，位于腹后壁，脊柱的两侧，左右各一，外形似蚕豆状，属于腹膜外位器官（见图1-8-2）。

肾的血流量约占全身血流量的1/4～1/5，是泌尿系统中最重要的器官。它的主要功能是生成尿液，排出废物，调节体内水、电解质平衡，还有内分泌的功能。

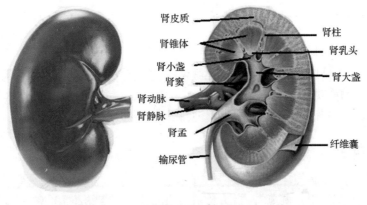

肾皮质　肾锥体　肾小盏　肾窦　肾动脉　肾静脉　肾孟　输尿管　肾柱　肾乳头　肾大盏　纤维囊

图1-8-2　肾

二、输尿管

输尿管是细长的肌性管道，长为20～30 cm。全长粗细不均，输尿管全程有三处生理性狭窄,分别位于输尿管的起始部、跨越髂血管的交叉处和穿膀胱壁处。是结石易于嵌顿的地方。

三、膀胱

膀胱是储存尿液的肌性囊袋状器官,位于盆腔(见图1-8-3)内。通常成人的膀胱容量平均为350~500 mL,最大容量约为800 mL。

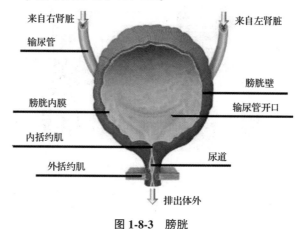

图1-8-3　膀胱

四、尿道

尿道是尿液由膀胱排至体外的管道。男性尿道细长,长约18 cm,男性尿道兼有排尿和排精功能。女性尿道粗而短,长约5 cm,仅有排尿功能。

五、尿的生成

尿的生成有赖于肾的过滤作用和重吸收分泌而完成的。正常尿液为淡黄色的透明液体,正常成人每昼夜的尿量约为1 000~2 000 mL,一般为1500 mL。如果每昼夜尿量在100~500 mL,称为少尿;如果每昼夜尿量低于100 mL,称为无尿;如果每昼夜尿量长期超过2 500 mL,称为多尿。

第九节

生殖系统

生殖系统按其功能均由性器官和附属器官组成。按解剖位置,又可分为内生殖器和外生殖器两部分(图1-9-1)。生殖系统的主要性器官又称性腺,男、女有别。

生殖系统的功能是繁殖后代和形成并保持第二性征。

1. 男性生殖系统

(1)男性内生殖器:睾丸、附睾、输精管和射精管、精囊腺和前列腺。

(2)男性外生殖器:阴囊、阴茎。

2. 女性生殖系统

（1）女性内生殖器：卵巢、子宫、输卵管、阴道。

（2）女性外生殖器：阴阜，大、小阴唇，阴蒂。

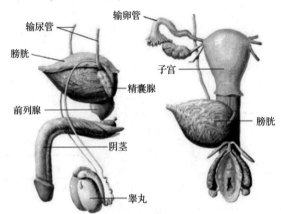

图 1-9-1　生殖系统

第十节

感觉器

感觉器是机体感受环境刺激的装置，是感受器及其附属结构的总称。感受器与感觉器有时通用，但其含义并不等同。感受器主要指感受内外环境刺激而产生兴奋的结构，广泛分布于人体各部。感觉器的结构比感受器复杂，不仅感受装置更为完善，还具有复杂的附属结构。视器、听器等属特殊感觉器。

感受器种类繁多，形态和功能各异。按感受器在身体上分布的部位和接受刺激的来源将其分为三类。

1. 外感受器

外感受器分布在皮肤、黏膜、视器和听器等处，感受外界环境的刺激，如痛、温、触、压、光、声等刺激。

2. 内感受器

内感受器分布在内脏和心血管等处，感受机体内在的物理和化学刺激，如渗透压、压力、温度、离子和化合物浓度的变化等。

3. 本体感受器

本体感受器分布于肌、肌腱、关节和内耳的位觉器等处，接受机体运动和平衡变化时所产生的刺激。

感受器根据特征化程度分为：一般感受器和特殊感受器两类。

（1）一般感受器

一般感受器分布在全身各部。如分布在皮肤的痛觉、温觉、压觉感受器等；分布在肌、肌腱、关节、内脏及心血管的感受器。

（2）特殊感受器

特殊感受器分布在头部，包括视觉、听觉、味觉和平衡觉的感受器。

一、视器

视器是人们认识客观世界的重要感觉器官之一（见图 1-10-1）。视器由眼球及其附属器两部分组成。眼球是视觉器官的主要部分，它的功能是能感受光刺激、产生神经冲动，通过视神经传入大脑皮质视觉中枢而产生视觉。眼附属器包括眼睑、结膜、泪器、眼外肌和眼眶等，具有保护、支持和运动眼球的作用。

二、前庭蜗器

前庭蜗器包括感受头部位置的位觉器和感受声波刺激的听觉器两部分，包括外耳、中耳和内耳（见图 1-10-2）。外耳包括耳廓、外耳道和鼓膜。中耳包括鼓室、咽鼓管、乳突窦和乳突小房。外耳和中耳是声波的收集和传导器官。内耳是声波和位觉刺激的感受器。内耳的耳蜗是接受声波刺激的感受器的所在部位；位置觉感受器则存在于内耳的前庭和半规管中。

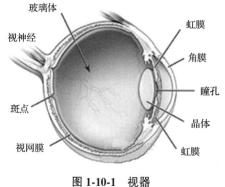

图 1-10-1 视器

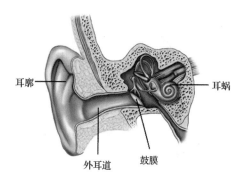

图 1-10-2 前庭蜗器

三、嗅器

嗅器在鼻腔的上部，即位于上鼻甲及其相对的鼻中隔后上部的嗅黏膜（见图 1-10-3）。在辨别气味时，要用力吸气使气味分子达到该部以刺激嗅细胞。嗅细胞的纤毛受到刺激时，神经冲动传向嗅球，进而传向更高级的嗅觉中枢，引起嗅觉。

四、味器

味器主要由味蕾构成，味蕾主要分布在舌的背面，特别是舌尖和侧缘（见图 1-10-4）。味蕾受到不同味物质的刺激，把信息由味神经传送到大脑味觉中枢，便产生味觉。味蕾所感受的味觉可分为甜、酸、苦、咸四种。

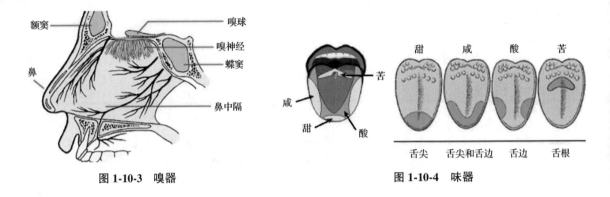

图 1-10-3　嗅器　　　　　　　　　图 1-10-4　味器

五、皮肤

皮肤覆盖身体表面,是人体最大的器官,总面积约为 $1.5 \sim 2\ m^2$,皮肤厚度因部位、性别、年龄、职业等不同而有差异。皮肤有几种颜色(白、黄、红、棕、黑色等),主要因人种、年龄及部位不同而异。

皮肤由表皮、真皮和皮下组织构成,并含有附属器官(汗腺、皮脂腺、指甲、趾甲)以及血管、神经、淋巴等(见图 1-10-5)。

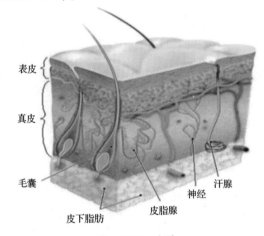

图 1-10-5　皮肤

皮肤有屏障作用,可保护人体免受外来有害物质及细菌的侵袭,还具有参与主动免疫反应的功能(包括防御作用、皮肤移植排斥反应等)。皮肤具有感觉功能,还可以调节体温。皮肤有分泌和排泄功能。完整的皮肤作为水和电解质的储存库,不仅对水分有调节作用,还可阻止身体体液外渗,防止体内水分和营养物质的丧失,以此保持机体内环境的稳定。

皮肤有强大的再生愈合能力。皮肤为维持人体正常生理状态平均每月更新一次。当皮肤受到外伤,由细胞分裂繁殖,使皮肤恢复完整性。皮肤的再生过程和修复时间,因受伤的面积和深度而有不同。小面积的损伤,仅伤及表皮浅层时,数天即能愈合,不留瘢痕。

第二章
伤病员的病史采集和体格检查方法

由于海上环境特殊,而且大部分船舶不配备医疗检查设备,各种辅助检查不能进行,船上一旦发生意外事故或疾病实施急救时,或在进行无线电医疗或病人转送时,为了能够对疾病做出初步诊断和估计病情,并及时为伤病员的进一步诊治做出指导,伤病员病史采集和体格检查尤为重要。

开始任何检查或治疗以前,必须取得病人的同意。病人永远没有义务解释或说明不同意检查或治疗的原因。下列情况没有同意也可以检查和治疗。

1. 紧急情况,可能危及病人生命。

2. 病人昏迷。但如果病人清醒时拒绝检查治疗,然后昏迷,不能进行治疗。

3. 危及他人的精神病人和一些传染病病人。

除非必要,不要将病人的检查结果等信息透露给与护理病人无关的其他人。向任何人甚至病人家庭人员提供信息前应征求病人意见。如果病人病情严重到无法回答,向任何人提供任何信息前应寻求医疗建议。

第一节

常见症状

为了能迅速对伤病员的病情做出初步判断,需要了解常见的症状。

一、发热

当机体在致热原的作用下或各种原因引起体温调节中枢障碍时,体温升高超过正常范围,称为发热。发热是临床常见的症状之一。

1. 正常体温

正常成人体温(腋温)一般为 36~37 ℃。测量方法不同温度有所差异,舌下温度为 36.3~37.2 ℃,直肠温度较舌下温度高 0.3~0.5 ℃。一日之间体温相差不超过 1 ℃为正常值。

2. 发热的分度

按发热的高低(以口温测量为准)可分为低热(37.3~38 ℃)、中度热(38.1~39 ℃)、高热(39.1~41 ℃)、超高热(41 ℃以上)。

3. 发热病因

发热可见于多种感染性疾病和非感染性疾病。

(1)感染性疾病:常见于呼吸道感染、消化道感染、泌尿系统感染和各种病原体引起的传染病等。以细菌引起的感染性发热最常见,其次为病毒等。

(2)非感染性疾病:常见于结缔组织病、恶性肿瘤、变态反应疾病等。

二、头痛

头痛是指额、顶、颞及枕部的疼痛。头痛可见于多种疾病,是临床上常见的症状之一,人群中几乎90%的人一生中都有过头痛发作。

头痛根据病因不同分以下几种情况。

1. 颅内疾病

颅内疾病常见于颅内感染(如脑膜炎、脑炎等)、血管病变(如脑出血、脑血栓等)、占位性病变(如脑肿瘤等)、其他(如偏头痛、腰椎麻醉后头痛等)。

2. 颅外病变

颅外病变包括颈部疾病(如颈椎病等)、颅骨疾病(如颅骨肿瘤等)、神经痛(如三叉神经痛)、其他(如眼、耳、鼻和齿的疾病)。

3. 全身疾病

全身疾病包括急性感染(如流感等发热性疾病)、心血管疾病(如高血压等)、中毒(如酒精中毒、CO 中毒等)、其他(如低血糖、中暑等)。

4. 神经症

神经症如神经衰弱及癔症性头痛。

三、咳嗽与咳痰

咳嗽、咳痰是临床常见的症状之一。咳嗽是一种反射性防御动作,通过咳嗽可以清除呼吸道分泌物及气道内异物。但是咳嗽也有不利的一面,如咳嗽可使呼吸道内感染扩散,频繁咳嗽影响工作与休息,则为病理状态。痰是气管、支气管的分泌物或肺泡内的渗出液。借助咳嗽将痰排出称为咳痰。伴有咳痰的咳嗽也称为湿性咳嗽。

导致咳嗽的病因如下。

1. 呼吸道疾病

呼吸道疾病包括呼吸道感染(是引起咳嗽、咳痰最常见的原因,如咽喉炎、支气管炎、肺炎等)、支气管扩张、肺结核、支气管哮喘等。

2. 胸膜疾病

胸膜疾病包括胸膜疾病是由各种原因所致的胸膜炎、自发性气胸等。

3. 心血管疾病

心血管疾病包括二尖瓣狭窄、心力衰竭等。

4. 其他因素

其他因素包括胃食管反流病,某些药物所致、中枢神经因素所致的反射性咳嗽(如寒冷刺激等)。

四、胸痛

胸痛是临床上常见的症状之一,原因颇多,主要由胸部疾病所致,少数由其他疾病引起。胸痛的程度因个体的差异而不同,与疾病病情轻重程度不完全一致。

导致胸痛的病因如下。

1. 胸壁疾病

胸壁疾病包括肋间神经炎、肋软骨炎、带状疱疹等。

2. 心血管疾病

心血管疾病包括冠心病(心绞痛、心肌梗死)、肺栓塞等。

3. 呼吸系统疾病

呼吸系统疾病包括胸膜炎、自发性气胸、支气管炎等。

4. 其他

其他病因有反流性食管炎、食管癌等。

五、呼吸困难

呼吸困难是指患者主观感到空气不足、呼吸费力,客观上表现呼吸运动用力,严重时可出现张口呼吸、鼻翼扇动等,并且可有呼吸频率、深度、节律的改变。

引起呼吸困难的原因繁多,常见病因有如下几种。

1. 呼吸系统疾病

呼吸系统疾病包括,①气道阻塞:如喉头水肿、支气管哮喘等;②肺部疾病:如肺炎、肺结核等;③胸壁、胸膜腔疾病:如胸壁炎症、自发性气胸等;④神经肌肉疾病:如重症肌无力、药物等引起的呼吸肌麻痹等。

2. 循环系统疾病

循环系统疾病包括各种原因所致的心力衰竭、肺栓塞等。

3. 神经精神性疾病

神经精神性疾病包括脑出血、脑外伤等急性脑血管疾病,还有癔症等。

4. 中毒

中毒包括有机磷中毒、CO 中毒、吗啡类药物中毒等。

六、心悸

心悸就是通常所说的心慌,是一种自觉心脏跳动的不适感或心慌感。心悸可以由心脏活动的频率、节律或收缩强度的改变而导致,也可以在心脏活动完全正常的情况下产生。心悸时,心率可快、可慢,也可有心律失常。

导致心悸的病因如下。

1. 心脏搏动增强

心脏搏动增强可为生理性或病理性。①生理性见于健康人剧烈运动或精神紧张时、饮酒后、应用某些药物(如阿托品、肾上腺素)等。②病理性见于高热、甲亢、高血压、心脏病等。

2. 心律失常

心动过速、过缓或其他心律失常时,均可出现心悸。

3. 心脏神经症

心脏神经症是由于自主神经功能紊乱所引起,心脏本身并无器质性病变。多见于青年女性。

七、恶心与呕吐

恶心与呕吐是临床常见症状。恶心表现为上腹部特殊不适感,常伴有头晕、流涎、脉缓和血压降低等迷走神经兴奋症状,常为呕吐的前奏。呕吐是指胃内容物或一部分小肠内容物,通过食管逆流出口腔的现象。二者均为复杂的反射动作,可由多种原因引起。

导致恶心与呕吐的病因如下。

1. 反射性呕吐

①咽刺激(吸烟、剧咳等);②胃、十二指肠疾病(急、慢性胃肠炎,消化性溃疡等);③其他消化系统疾病(急性阑尾炎、胆囊炎、胰腺炎等)。

2. 中枢性呕吐

①神经系统疾病,如颅内感染(各种脑炎、脑膜炎等)、脑血管病(脑出血、脑血栓形成等)、颅脑外伤(脑挫裂伤、颅内血肿等)、癫痫;②全身性疾病,如尿毒症、甲亢危象等;③药物,如某些抗生素、抗癌药等;④中毒,如乙醇、CO 中毒等;⑤精神因素,如胃肠神经官能症、神经性厌食等。

3. 前庭障碍性呕吐

前庭障碍性呕吐包括迷路炎、梅尼埃病、晕动病等。

八、腹痛

腹痛是临床常见的症状之一。多数由腹部脏器疾病引起,但腹腔外疾病及全身性疾病也可引起。腹痛的性质和程度,既受病变性质和刺激程度的影响,也受神经和心理因素的影响。

腹痛原因较多,病理机制复杂,临床上一般将腹痛按起病缓急、病程长短分为急性腹痛和慢性腹痛。

1. 急性腹痛

急性腹痛常见原因有腹腔器官急性炎症(如急性胃炎、急性阑尾炎等),空腔脏器阻塞或扩张(如肠梗阻、胆道结石等),脏器扭转或破裂(肝、脾破裂等),腹膜炎症,胸腔疾病所致的腹部牵涉性痛(如肺炎、心绞痛、心肌梗死等),全身性疾病(糖尿病酸中毒、尿毒症等)。

2. 慢性腹痛

慢性腹痛常见原因有腹腔脏器慢性炎症(如慢性胃炎、慢性胆囊炎及胆道感染等),胃、十二指肠溃疡,肿瘤压迫及浸润等。

九、腹泻

腹泻是指排便次数增多、粪质稀薄或带有黏液、脓血、未消化的食物。腹泻可分为急性与慢性腹泻两种,超过 2 个月者属慢性腹泻。

1. 急性腹泻

急性腹泻常见病因有:肠道疾病(包括由病毒、细菌、真菌、原虫、蠕虫等感染所引起的肠炎);急性中毒[如服食毒蕈、河豚、重金属(如砷、铅、汞等);全身性感染(如败血症、伤寒或副伤寒等);其他(如变态反应性肠炎、过敏性紫癜、服用某些药物等)。

2. 慢性腹泻

慢性腹泻常见病因有消化系统疾病(如慢性萎缩性胃炎、慢性细菌性痢疾、慢性胰腺炎等);全身性疾病(如甲状腺功能亢进、尿毒症、药物副作用、神经功能紊乱导致的肠激惹症等)。

十、眩晕

眩晕是主观症状,是一种运动感觉或运动错觉。常伴有客观的平衡障碍,一般无意识障碍。眩晕主要由迷路、前庭神经、脑干及小脑病变引起,亦可由其他系统或全身性疾病而引起。

1. 周围性眩晕(耳性眩晕)

周围性眩晕(耳性眩晕)常见于梅尼埃病、迷路炎、内耳药物中毒、晕动病等。

2. 中枢性眩晕(脑性眩晕)

中枢性眩晕(脑性眩晕)常见于颅内血管性疾病(如脑动脉粥样硬化、高血压脑病等)、颅内肿瘤、颅内感染、癫痫等。

3. 其他

其他症状常见于心血管疾病(如低血压、高血压等)、血液病(如各种原因所致的贫血、出血等)、中毒性疾病(如急性发热性疾病、尿毒症等)、眼源性疾病(如屈光不正等)、头部或颈椎损伤、神经症等。

第二节
病史采集

一、病史采集的重要性

病史是将与病人或知情人交谈中采集到的病情或有关资料整理编排后所做的记录,是病历的主要组成部分。病史采集包括病人就诊的主诉、现病病情、既往患病情况、个人经历和生活、工作情况及家族成员健康状态,对于成年女性还包括月经和生育情况等。病史中病人根据自我感受述说的一切资料,是对病情的直接描述,因此是诊断疾病最基本最重要的依据。

问诊是病史采集的主要手段。部分疾病的诊断仅通过问诊即可基本确定,不需要特殊检查。病史的完整性和准确性对疾病的诊断和处理至关重要。

二、问诊内容

病史包括一般项目、主诉、现病史、既往史、个人史、月经史、生育史和家族史。

1. 一般项目

一般项目包括姓名、性别、年龄、民族、婚姻状况、职业、籍贯、现住址、就诊日期,病史的叙述者(病人本人或知情人)和可靠程度。

2. 主诉

患者感受最主要的痛苦或最明显的症状或体征。也就是本次发病的最主要的原因及其持续的时间。确切的主诉常可以初步反映病情轻重和缓急,并提供对某系统疾病的诊断线索。主诉是在采集现病史时应该深入询问的主题。

3. 现病史

现病史是由发病到就诊这段时间内全部症状的详细描述。询问的内容有:①发病时间。②起病急缓。③病因或诱因。④症状部位。⑤症状的性质、程度、症状持续的时间以及缓解或加重的条件。⑥伴随症状。⑦现病的演变和诊治经过。⑧现病中的一般情况。

4. 既往史

既往史包括过去的健康状态和曾有过的疾病、外伤、手术、过敏和预防接种等。特别要注意与现病的发生有关但不属现病的疾病,既往史的采集除靠病人的主动叙述外,还要按身体各个系统的主要症状逐一进行询问,此即系统回顾。进行系统回顾既可对各个系统做一全面的了解和估价,也可避免病人遗漏与现病有关的或有意义的资料。通过既往史可估计病人的体质和健康状态,也可了解过去的疾病对现病有无影响,还可发现潜在的疾病或慢性病。

5. 个人史

个人史是反映病人生活经历的资料。内容包括出生地、居住地、业余爱好等,职业、工种、工作环境也要询问,还要了解病人的卫生习惯、饮食规律、烟酒嗜好等。个人史是诊断地方病和职业病的重要资料。还可借此发现与现病发生有关的因素。

6. 月经婚育史

月经婚育史对女性患者尤其重要,对诊断女性生殖器官的器质性或功能性疾病有重要参考价值。

7. 家族史

家族史的询问内容应包括直系家属或近亲的健康状态、患过何病和死因等,特别要询问家族中有无患同样疾病者。若发现病情有明显的家族性,如果有异常死亡则询问其死亡年龄及原因。

三、问诊的技巧和注意事项

(1)问诊时态度要和蔼、诚恳,问话要简短、明确,用语要以病人易于领会为原则,问题要简单易答。

(2)问诊中忌做暗示性提问,不可诱使病人提供医生主观上希望得到的资料,以免病史失真。

(3)病史中的各项内容都要按时序排列记录。

(4)对重危病人应一面抢救,一面重点检查、询问,待病情稳定后再做全面的问诊和检查。

(5)询问病史时,防止出现故意伪造病史或不经意地遗漏或渲染病情。

第三节
体格检查

体格检查是指检查者运用自己的感官和借助于传统或简便的检查工具(如体温表、血压计、叩诊锤、听诊器等),客观地了解和评估身体状况的一系列最基本的检查方法(见图2-3-1)。

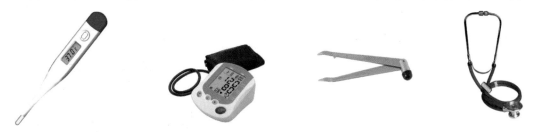

图2-3-1　检查工具

体格检查的目的就是发现临床体征,为临床诊断提供依据。体格检查的基本方法有五种:视诊、触诊、叩诊、听诊、嗅诊。体格检查要按一定顺序进行,应从头到脚,由前到后依次进行,避免反复翻动病人,还可避免不必要的重复或遗漏。

体格检查通常首先进行生命体征和一般检查,然后按头、颈、胸、腹、脊柱、四肢和神经系统顺序进行检查,必要时进行生殖器、肛门和直肠检查。这样全面查体不仅能够很好地发现患者的全部体征,以利临床诊断治疗,而且通过全面的查体,还能发现那些没有明显临床表现的疾病,对于疾病的早期诊断和治疗意义重大。

一. 体格检查基本方法

1. 视诊

视诊是检查者用眼睛观察病人全身或局部表现的诊断方法。视诊可用于全身一般状态和许多体征的检查。比如观察患者的面色、步态、营养状态、皮肤、腹形、关节外形等(见图2-3-2)。

2. 触诊

触诊是检查者用手触摸受检查者身体的各部分进行检查的一种方法(见图2-3-3)。触诊可以发现视诊未能发现的体征,也能证实视诊所见,还可以明确或补充视诊尚未确定的一些体征。触诊适用范围广,其中以腹部触诊最为重要。

3. 叩诊

叩诊是用手指叩击身体表面某一部位,使之震动产生音响,根据震动和音响的特点来判断被检查部位的脏器状态有无异常的一种方法(见图2-3-4)。叩诊多用于确定肺部病变、心界大小与形状、腹水有无与多少等。叩诊音有清音、浊音、实音、鼓音、过清音五种。

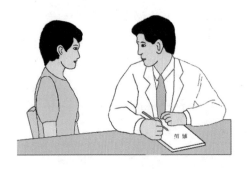

图 2-3-2　视诊

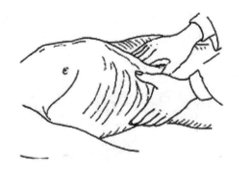

图 2-3-3　触诊手法

4. 听诊

听诊是检查者利用耳朵或听诊器听病人身体各部位活动时发出的声音,并根据音响强弱、音调高低、声音性质以及变化来判断脏器是否正常的一种诊断方法(见图 2-3-5)。比如听呼吸音和心音等来判断疾病。

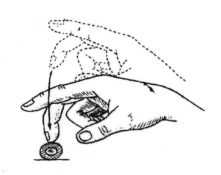

图 2-3-4　叩诊手法

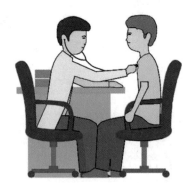

图 2-3-5　听诊手法

5. 嗅诊

嗅诊是检查者通过嗅觉来判断发自被检查者的异常气味与疾病之间关系的方法。临床上经常用嗅诊检查的有狐臭味、汗液味、呼吸味、痰液味、呕吐物味、粪便味、尿液味和脓液味等。例如:呼吸呈刺激性蒜味见于有机磷杀虫药中毒,烂苹果味见于糖尿病酮症酸中毒等。

二、体格检查的基本内容

(一)一般检查

1. 生命体征:体温、脉搏、呼吸、血压。生命体征的检查方法见第三章第一节。

2. 观察发育(良好、中等、欠佳)、营养(肥胖、中等、消瘦)、意识状态(清晰、嗜睡、昏迷)、面容与表情、体位、语言状态、查体是否合作。

(二)皮肤

1. 皮肤颜色(正常、潮红、黄染、紫绀、苍白)、弹性、湿度。

2. 皮肤是否有水肿、瘢痕、皮下出血(据其直径分为淤点、紫癜、瘀斑、血肿)、皮疹(分布、颜色、大小、是否融合、压之是否褪色)、皮下结节等。

(三)表浅淋巴结

触诊是检查淋巴结的主要方法。检查表浅淋巴结有无肿大、粘连、压痛等。

(四)头部

头部检查包括头发、头皮、头颅和头部器官检查。

1.头颅

头颅检查注意头部的形态,有无畸形、外伤等。

2.眼睛

眼睛检查包括眼睑(皮肤、形状和运动);结膜是否充血、巩膜是否黄染等;角膜(光泽、透明度)及角膜反射;瞳孔形状和大小、对光反射是否存在;眼球有无突出、眼球活动有无障碍(向上、向下、向左、向右);眼的功能检查(包括视力、视野、色觉检查等)。

3.耳

耳部检查包括耳廓有无畸形;外耳道有无出血、溢液及红肿;乳突处有无压痛;听力有无障碍等。

4.鼻

鼻检查包括鼻外形、鼻翼扇动、鼻道通气状态、鼻窦(上颌窦、额窦等);是否有流血及异常分泌物等。

5.口腔

口腔检查包括口唇、口腔黏膜有无溃疡;牙齿有无松动、牙龈有无溢血、溢脓;舌(舌质、舌苔、舌运动);咽部有无充血及扁桃体有无肿大;口腔有无特殊气味;腮腺有无肿大等。

(五)颈部

1.颈部外形、颈部姿势与运动是否正常,颈部有无强直;颈部血管有无异常充盈、怒张或搏动等;

2.两侧甲状腺是否对称,有无肿大、结节、压痛,听诊时局部有无血管杂音等;

3.气管有无偏移。

(六)胸部

胸部检查内容很多,包括胸廓外形、胸壁、胸壁血管、纵隔、支气管、肺、胸膜、心脏等。传统的胸部物理检查包括视诊、触诊、叩诊和听诊四个部分。现重点介绍胸壁、胸廓,肺脏,心脏的检查。

1.胸壁、胸廓

胸廓内含有心、肺等重要脏器,检查的目的是判断这些脏器的生理、病理状态。观察胸壁有无静脉曲张,检查胸壁有无压痛、有无皮下气肿,胸廓形态是否对称,有无畸形、隆起;肋间隙增宽或狭窄、饱满或凹陷。

2.肺脏(包括视诊、触诊、叩诊、听诊四个部分)

视诊:呼吸运动、呼吸频率(呼吸过速、过缓、深度的变化)、呼吸节律。

触诊:胸廓扩张度(双侧呼吸时的胸廓动度)、语音震颤两侧是否对称,有无胸膜摩擦感。

叩诊:正常胸部叩诊为清音。对比双侧肺部、肺界及肺下界的移动度。

听诊:听呼吸音的性质及其强度、有无啰音(干啰音、湿啰音)、语音共振是否正常、有无胸膜摩擦音。

3. 心脏(包括视诊、触诊、叩诊、听诊四个部分)

视诊:心前区有无隆起、有无异常搏动,心尖搏动位置、范围(正常成人心尖搏动位于第五肋间,左锁骨中线内侧 0.5~1.0 cm,搏动范围以直径计算为 2.0~2.5 cm)(见图2-3-6)。

触诊:可发现心尖搏动位置及心前区异常搏动、有无震颤及心包摩擦感。

叩诊:叩诊心脏相对浊音界,可确定心界大小及其形状。

听诊:听心率和心律、心音、心脏杂音和额外心音、有无心包摩擦音。

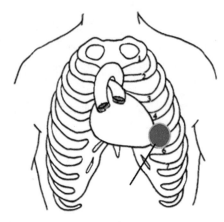

图 2-3-6 心尖搏动的位置

(七)腹部(按视、触、叩、听的顺序)

腹腔内有很多重要脏器,腹部检查尤以触诊对诊断疾病最为重要。腹部检查的顺序为视、听、触、叩,但记录为了统一格式仍按视、触、叩、听的顺序。

视诊:观察腹部的外形、有无凹陷或膨隆;呼吸运动是否均匀;腹壁有无皮疹、色素、腹纹、瘢痕和疝等;腹壁有无静脉曲张、有无胃肠型及蠕动波。

触诊:腹壁紧张度、腹部压痛(部位及程度)及反跳痛(见图2-3-7、图2-3-8);腹部有无肿块(部位、大小、形状、质地、触痛、移动度);检查肝、脾、肾、胆囊、胰腺、膀胱及胃肠等脏器;腹部有无液波震颤和振水音。

叩诊:正常情况下,腹部叩诊大部分区域均为鼓音。叩全腹部、肝、脾浊音界,肝胆区有无叩击痛;有无移动性浊音;肋脊角(肾区)有无叩击痛等。

听诊:听肠鸣音(音质、频率);腹部血管杂音;肝脾区有无摩擦音等。

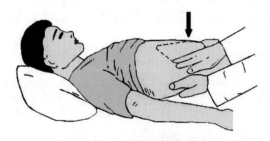

图 2-3-7 腹部触诊检查压痛

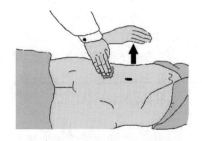

图 2-3-8 腹部触诊检查反跳痛

(八)生殖器、肛门、直肠

1. 男性生殖器包括阴茎、阴囊、前列腺等。检查注意阴茎是否有溃疡,尿道口有无分泌物,睾丸是否肿痛;检查腹股沟是否有肿块或疝气。

2. 肛门与直肠检查以视诊、触诊为主。

视诊:观察肛门周围有无脓血、黏液、肛裂、外痔、瘘管口或脓肿,是否有直肠脱垂等。

触诊:肛门和直肠触诊通常称为肛诊或直肠指诊。注意有无压痛、肿块及波动感等。

(九)脊柱和四肢与关节

1. 脊柱:检查脊柱的弯曲度、活动度、有无畸形、有无活动受限等;脊柱有无压痛、叩击痛等。

2. 四肢与关节:四肢检查除大体形态和长度外,应以关节为主。检查四肢形态,肌肉有无萎缩;各关节有无畸形、压痛、肿胀及活动度是否正常等;让病人不扶任何物体蹲下和站起。

(十)神经系统

进行神经系统检查时,首先要确定患者对外界刺激的反应状态,许多检查需要在意识清晰状态下完成。

1. 脑神经的检查:12 对脑神经检查,对颅脑病变的定位诊断极为重要。

2. 运动功能检查:检查四肢的肌力、肌张力是否正常,有无不自主运动(震颤、舞蹈样运动等)、共济运动是否正常(指鼻试验等)。

3. 感觉功能检查:包括浅感觉(痛觉、触觉等)、深感觉(运动觉、位置觉等)和复合感觉(皮肤定位觉等)。检查各种感觉是否有减退、消失、异常。

4. 神经反射检查:包括生理反射和病理反射;生理反射分为浅反射和深反射两部分。

检查各种生理反射是否正常、减弱或消失,有无病理反射出现。

(1)浅反射:角膜反射、腹壁反射、提睾反射等。

(2)深反射:肱二头肌反射、肱三头肌反射、桡骨骨膜反射、膝反射、跟腱反射等(见图 2-3-9)。

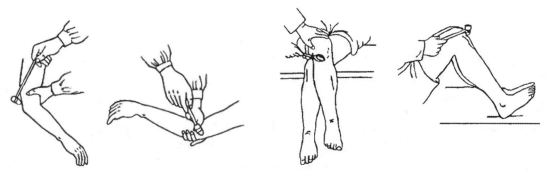

图 2-3-9　肌腱反射

(3)病理反射:指锥体束病损时,大脑失去了对脑干和脊髓的抑制作用而出现的异常反射。包括巴宾斯基征、奥本海姆征、戈登征等,其中巴宾斯基征是最典型的病理反射。

巴宾斯基征:取仰卧位,用竹签沿患者足底外侧缘,由后向前至小趾近根部并转向内侧,阳性反应时踇指背伸,余四趾呈扇形散开(见图 2-3-10)。

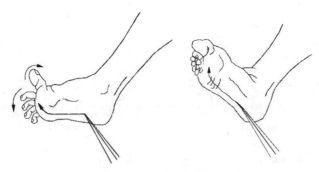

图 2-3-10　巴宾斯基征

(4)脑膜刺激征:是脑膜受激惹的体征,见于脑膜炎、蛛网膜下腔出血和颅内压增高等。包括颈强直、克氏征(克尼格征)、布氏征(布鲁津斯基征)。

颈强直:病患仰卧,托其枕部做屈颈动作,如感觉到抵抗力增强,即为颈部阻力增高或颈强直。

克氏征:病患仰卧,屈膝屈髋均成直角,再逐渐将小腿抬高伸膝,若不足 135°且伴疼痛与屈肌痉挛为阳性(见图 2-3-11)。

布氏征:病患仰卧,下肢伸直,托起患者枕部,另一手按其胸部,当头部前屈时,双髋与双膝关节屈曲则为阳性(见图 2-3-12)。

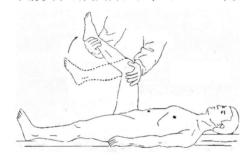

图 2-3-11　克氏征

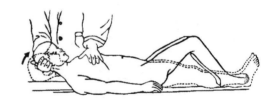

图 2-3-12　布氏征

第三章 基本护理

护理是医学不可分割的重要组成部分。"三分治疗、七分护理"是对护理工作重要性的高度概括。在船上的特殊环境下,良好的护理有助于病人的康复,并且可以鼓励病人对健康问题采取积极态度。

第一节
船上护理要求和基本内容

一、船上护理要求

(一)病房要求

病房要求提供安静、独立的房间,室内清洁、明亮,床铺整齐,确保空气流通、温度舒适、有自然光线。

(二)病人入住时首要步骤

病人入住时首要步骤包括帮助病人穿着合适的衣物,确保病人不会因穿着而影响医疗操作。提供病人需要的必需物品,包括餐具、痰桶、尿瓶等。避免病人接受长时间探视,对于生病或发热病人,探视时间限制在 15 min。

(三)护理的基本原则

1.确保病人舒适,至少每日 2 次或必要时多次清理床单;病人要有舒适的体位,常用的体位有仰卧位、侧卧位、俯卧位。腹膜炎病人应采用半坐卧位;意识丧失病人取平卧头侧位(见图 3-1-1)。

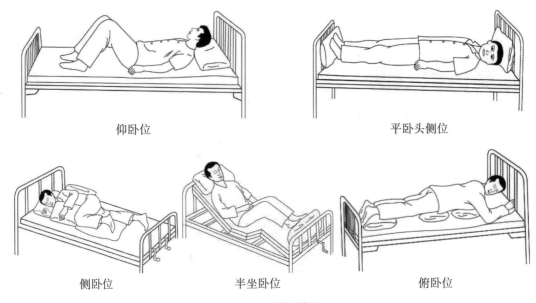

仰卧位　　　　　　　　　　　　　　　平卧头侧位

侧卧位　　　　　　　半坐卧位　　　　　　俯卧位

图 3-1-1　常用体位

2. 病人要有单独的疾病或与疾病所有相关信息的书面记录,并允许病人查看。至少每日 1 次记录病人的病情。

3. 查看病人的生命体征——体温、脉搏、呼吸和意识水平。每天早晚各测一次,按病情需要测量血压,如果结果超过正常范围,要增加测量次数。危重病人要至少每隔 4 h 检查一次,并记录每次检查结果。

4. 记录病人饮水、食欲和进食情况,而且必须遵守饮食禁忌。

5. 询问病人排尿、排便状况,必要时每日或隔天记录体重。

6. 如果有失血,测量或估计失血量并记录。

7. 夜间、恶劣天气时,船舶摇摆剧烈,要注意病人安全,避免摔伤。

二、病情观察

病情观察是护理工作中的一项重要内容,及时、准确地观察病情可为诊断、治疗、护理和预防并发症提供依据。

(一)生命体征

生命体征表明身体主要机能的运转情况,是及时了解病人病情变化的重要指标,它包括体温、脉搏、呼吸、血压。

正常人的生命体征相对稳定,当机体患病时,生命体征发生不同程度的变化,因此,要密切观察生命体征的变化,为及时、准确诊断疾病提供可靠的依据。

(二)意识水平评估

1. 意识障碍

意识障碍是指人对周围环境及自身状态的识别和觉察能力出现障碍。多由高级神经中枢功能活动(意识、感觉和运动)受损所引起,根据程度不同可分为以下几种。

①嗜睡:是最轻的意识障碍,是一种病理性嗜睡,病人处于持续的睡眠状态,但可唤

醒,醒后可正确回答问题,停止刺激后又可入睡。

②意识模糊:程度较嗜睡为深的一种意识障碍,病人对时间、地点、人物的定向能力发生障碍。

③昏睡:接近于不省人事的意识状态。患者处于熟睡状态,不宜唤醒,强烈刺激下可被唤醒,但很快又再入睡。醒时答话含糊或答非所问。

④昏迷:最严重的一种意识障碍,意识大部分或完全丧失。按其程度可分为三个阶段。

2. 评估意识水平

使用格拉斯哥昏迷量表确定和追踪意识受损病人的变化,常见于晕厥、药物和酒精中毒、低血糖等(见表 3-1-1)。

表 3-1-1　格拉斯哥昏迷量表

睁眼反应	自主	=4 分
	呼唤、命令有反应	=3 分
	疼痛有反应	=2 分
	眼睛睁不开	=1 分
语言反应	有导向性	=5 分
	混乱	=4 分
	言语不当	=3 分
	用词不清	=2 分
	不说话	=1 分
运动反应	服从命令	=6 分
	手移动到疼痛刺激部位	=5 分
	疼痛刺激肢体回缩	=4 分
	疼痛刺激弯曲肢体	=3 分
	疼痛刺激伸直肢体	=2 分
	没有运动反应	=1 分

将三个部分的分数相加后昏迷指数总分满分为 15 分,最低为 3 分。头部外伤病患的昏迷指数,如果是 13～15 分,病情为轻度;9～12 分,为中度;8 分或更低的话,即是严重头部外伤。

(三)瞳孔的观察

瞳孔正常直径 3～4 mm。瞳孔的检查应注意瞳孔的形状、大小、位置,双侧是否等圆、等大,对光反射是否存在等(见图 3-1-2、图 3-1-3)。

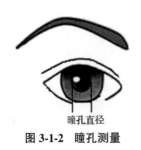

瞳孔直径

图 3-1-2　瞳孔测量

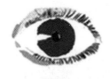

亮光

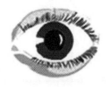

暗光

图 3-1-3　瞳孔对光反射

(四)观察病人排泄物状况

病人分泌物、排泄物的检查,不仅是诊断疾病的主要依据,而且对病情的预后及病人的护理治疗有重要的指导意义。所以熟悉和掌握病人分泌物和排泄物的临床观察十分重要。

1. 粪便

查看粪便的血迹、脓、颜色。

①粪便里的血迹:柏油样便,见于消化道出血;鲜血便,见于直肠息肉、肛裂及痔疮等。

②粪便里有脓及脓血便:见于严重痢疾或肠溃疡。阿米巴痢疾以血为主,血中带脓,呈暗红色稀果酱样;细菌性痢疾以黏液及脓为主,脓中带血。

③粪便里有黏液:见于各类肠炎。

④粪便颜色:白陶土样便,见于各种原因引起的胆管阻塞病人;粪便呈白色淘米水样,见于霍乱。

2. 尿

如果病人卧床,有腹痛或有排尿疼痛等泌尿系统疾病及生殖器疾病需要观察尿的外观、颜色、气味等。

①新鲜尿液如呈白色浑浊或云雾状,见于泌尿系统感染(肾盂肾炎、膀胱炎等)。

②血尿多见于泌尿系统炎症、结石等。

③有机磷中毒者,尿带蒜臭味。

④糖尿病酮症酸中毒时尿呈烂苹果味。

3. 痰

痰的量、性质与疾病有关。

①吸烟导致的肺病(支气管炎或肺气肿)痰多为黏液性。

②痰黏稠且难以咳出的见于哮喘。

③支气管扩张时痰量大、黏稠,颜色呈黄色或绿色。

④肺结核或肺癌时痰中有血迹或出血。

⑤铁锈色痰为典型肺炎球菌肺炎的特征。

⑥粉红色泡沫痰是肺水肿的特征。

4. 呕吐物

呕吐物性质同样是疾病诊断依据。

①呕吐物见没有消化的食物,表明食道堵塞,见半消化食物表明胃幽门堵塞。

②口感发苦的黄色呕吐物为胆汁,为胆管入口下方阻塞。

③上消化道出血常见咖啡样呕吐物。

④带粪臭味呕吐物为低位小肠梗阻。

三、生命体征的监测

生命体征表明身体主要机能的运转情况,它也是及时了解病人病情变化的重要指标。主要包括体温、脉搏、呼吸、血压、瞳孔、意识水平等。

(一)体温

1. 测量体温方法

(1)口测法

口腔测温时,将消毒后的体温计放于病人舌下,嘱病人紧闭口唇,3 min 后取出读数。进食后应隔 30 min 后方可测量。正常值为 36.3~37.2 ℃。使用该法时应嘱病人不能用口腔呼吸。口测法结果较准确,但神志不清者慎用。

(2)肛测法

肛门测温需用专门的肛门测温计,使用时应在肛门体温计头部涂些润滑剂,测温时要让病人侧卧,将温度计徐徐插入肛门内达体温计长度的一半,3 min 后取出,正常值为36.5~37.7 ℃。肛测法较口腔测量法读数高 0.3~0.5 ℃,该法测值稳定,多用于神志不清及某些特殊情况。

(3)腋测法

用纱布擦干腋下汗液,将体温计水银端放于患者腋窝深处,嘱病人用上臂将体温计夹紧,测量 10 min 后取出。读取体温数并准确记录。正常值:36~37 ℃。腋测法安全、方便,不易发生交叉感染,为最常用的体温测定方法。

2. 注意事项

①消毒体温计。

②注意检查体温计是否完好,测量前应将水银柱甩至 35 ℃以下,否则测量结果高于实际体温。

③使用体温图或其他方式记录测量结果,标注测量时间。

④每日两次尽量在同一时间测量。如果病情严重,需增加测量体温的次数。

⑤清晨体温稍低,傍晚稍高。有些严重传染病的体温正常。剧烈运动、洗浴后应隔30 min 再测体温,以免测量不准确。

⑥体温升高表示发热。发热最常由传染导致,许多其他疾病也会导致发热。

(二)脉搏

1. 脉搏

脉搏(每分钟的心跳次数)通常以触摸桡动脉搏动来测定,应注意其频率、节律、强弱以及呼吸对它的影响等。脉率可因年龄、性别、活动、情绪状态等不同而有所波动(见表3-1-2),还常常随体温升高而增加——体温超过 38 ℃,每增加 0.5 ℃,脉搏每分钟增加 10次。正常成人在安静状态下脉率约为 60~100 次/min,平均 72 次/min。

表 3-1-2 正常脉率

年龄和性别	脉率(每分钟次数)
2~5 岁	约 100 次
5~10 岁	约 90 次
成年男性	65~80 次
成年女性	75~85 次

2. 测量方法

测量脉搏方法:将手指放在病人手腕拇指侧的桡动脉上,以能清楚地触摸到搏动为宜(图 3-1-4)。一般情况下测 30 s,将所测脉搏数值乘以 2,即为每分钟的脉搏次数。心脏病或异常脉搏者应测 1 min。计数 1 min 的脉搏数,记录结果。注意并记录脉搏跳动是否正常,如果脉搏跳动不规律,计数腕部的脉搏跳动次数,并倾听 1 min 的心跳(因为手腕和心脏的脉搏率可能不一致)。

(三)呼吸

1. 呼吸率

呼吸率即每分钟呼吸的次数。根据年龄、性别、身体状况和机体活动而异。正常成人在安静状态下呼吸频率为 12~20 次/min。呼吸与脉搏比例一般为 1:4。

2. 测量方法

观察病人,并且暗自计数 1 min(在测量脉搏时),如果病人意识到,呼吸可能不规律。呼吸微弱不易观察时,用少许棉丝置于患者鼻孔前,观察棉丝被吹动次数,计数 1 min(见图 3-1-5)。呼吸率是许多胸部疾病和损伤严重程度的指标,通常成人呼吸率大于 40 次/min 表明呼吸系统遭受严重损伤。

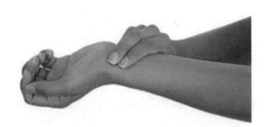

图 3-1-4 测脉搏

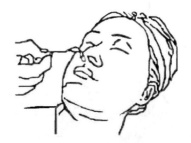

图 3-1-5 危重病人呼吸观察

(四)血压

1. 血压

血压是血液在动脉血管内流动时对血管壁的侧压力,是重要的生命体征。正常成人在安静状态下血压范围:收缩压为 90~139 mmHg(毫米汞柱)或 12~18.5 kPa(千帕斯卡),舒张压为 60~89 mmHg 或 8~12 kPa。换算方法 1 kPa×7.5=1 mmHg。

健康人血压受很多因素影响,包括:情绪、身体活动、饮酒、吸烟等。血压下降多见于剧烈运动、长期卧床(2 或 3 天)、失血(受伤或内出血)、休克等。血压升高多见于饮酒、吸烟、测量血压时说话等。

2. 测量方法

血压计有汞柱式、弹簧式和电子血压计,通常使用汞柱式血压计或经国际标准检验合格的电子血压计进行测量。自 2013 年中国签署《关于汞的水俣公约》后,推荐使用电子血压计。汞柱血压计需要和听诊器共同使用。

下面介绍汞柱血压计测量血压的具体方法:

①病人躺下或坐立,在安静环境下休息至少 5 min,若有运动、抽烟、情绪激动等应休息 30 min 后再测量。

②暴露被测量的手臂,伸直并外展,使病人肘部与心脏同一水平(见图 3-1-6)。

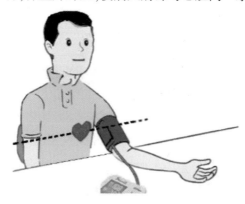

图 3-1-6 测血压

③检查者将血压计汞柱开关打开,汞柱凸面水平应在零位。

④将血压计袖带缚于上臂,袖带里的气囊中央须位于肱动脉上方(图 3-1-7),袖带松紧以恰能放进 1~2 个手指为宜,袖带下缘在肘窝上约 2~3 cm(图 3-1-8)。

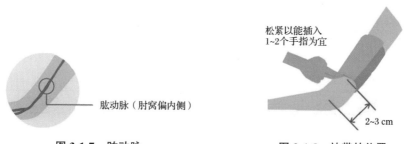

图 3-1-7 肱动脉　　　　　图 3-1-8 袖带的位置

⑤检查者触及肱动脉搏动后,戴上听诊器(听筒轻微前倾),把听诊器体件放置于肱动脉搏动处上,轻轻加压,用手固定,听诊器体件不应塞于袖带与上臂之间。

⑥关上气球小开关,向袖带内充气,边充气边听诊,待肱动脉搏动音消失后使水银柱再升高 30 mmHg(见图 3-1-9)。

⑦缓慢放气,让压力缓慢下降(不快于 2~6 mmHg/s),在放气过程中仔细倾听柯氏音,观察柯氏音第 I 时相(第一音)和第 V 时相(消失音)水银柱凸面的垂直高度。根据听诊结果读出血压值。收缩压读数取柯氏音第 I 时相,舒张压读数取柯氏音第 V 时相。对于严重贫血、甲亢等一些特殊情况柯氏音不消失者,取柯氏音第 IV 时相(变音)作为舒张

压读数,或舒张压也可以同时记录两个数值,如血压 140/80~50 mmHg。血压至少应测 2 次,间隔 1~2 min,取 2 次读数的平均值记录。如收缩压或舒张压 2 次读数相差 5 mmHg 以上,应再次测量,取后 2 次读数的平均值作为测量结果并记录。收缩压与舒张压之差值 为脉压差。

⑧血压检测完毕,将气囊排气(见图 3-1-10),把水银降至"0"点处,卷好气袖并平整地放入 血压计中。然后使玻璃管中汞柱完全进入水银槽后,关闭汞柱开关和血压计(见图 3-1-11)。

3. 注意事项

①定期检查测量血压的仪器,要通过专业标准认证或符合计量标准。电子血压计首 选上臂式,能保证量血压的胳膊与心脏平行。

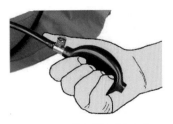
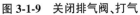
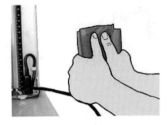
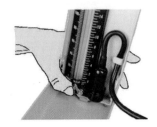

图 3-1-9　关闭排气阀、打气　　　　图 3-1-10　气囊排气　　　　图 3-1-11　关闭开关

②血压计的袖带大小应适合病人的上臂臂围,至少应包裹 80% 上臂。

③血压可随季节、昼夜、环境、情绪等影响而有较大波动,有时相差甚大,因此连续观 察血压升高幅度、波动范围、变化趋势才有较大意义。

④健康人右上肢血压较左上肢高,可能存在 5~10 mmHg 的差异。权威的《诊断学》 标准推荐测右手手臂血压。2018 年欧洲心脏学会高血压指南推荐,第一次测量血压时, 应测量双上肢的血压,当两侧数值不一样时,选择血压较高的一侧上肢,作为日后测量的 固定手臂。

正常成人血压参考值根据 2018 年修订的《中国高血压防治指南》对于血压水平的分 类标准见表 3-1-3:

表 3-1-3　血压的定义和分类

类别	收缩压(mmHg)	舒张压(mmHg)
正常血压	<120 和	<80
正常高值	120~139 和/或	80~89
高血压	≥140 和/或	≥90
1 级高血压(轻度)	140~159 和/或	90~99
2 级高血压(中度)	160~179 和/或	100~109
3 级高血压(重度)	≥180 和/或	110
单纯收缩期高血压	≥140 和	<90

注:当收缩压和舒张压分属于不同级别时,以较高的分级为准。

《ISH 2020 国际高血压实践指南》将高血压分为 2 级,分类标准见表 3-1-4:

表 3-1-4　血压的定义和分类

类别	收缩压(mmHg)	舒张压(mmHg)
正常血压	<130	<85
正常高值	130~139 和/或	85~89
1 级高血压	140~159 和/或	90~99
2 级高血压	≥160 和/或	≥100

四、卧床病人及意识丧失病人的护理

(一)卧床病人护理

1. 病床

定期收拾床铺和更换床单,保持床单平整;如病人病情严重,失禁或大量出汗时,应使用防水床单,并及时更换。

2. 床上擦浴

根据天气或病情给卧床病人每天或隔天擦洗一次,并注意保暖。

3. 饮食

鼓励病人饮水;耐心、细心协助病人进食或喂食,并严格遵循病人的特殊饮食规定;注意检查病人的吞咽能力,不要给没有完全清醒或刚刚恢复意识的病人喂食或口服药物。

4. 口腔护理

至少每天刷牙 2 次或用生理盐水棉球清洁口腔,进餐后漱口,口唇干裂可涂凡士林或润唇膏。

5. 大小便护理

对卧床病人应提供大小便器具,用后及时清洁消毒,注意观察大小便数量、颜色、性质、气味等情况。

6. 预防呼吸困难

为缓解卧床病人呼吸困难,可让病人半坐,如心衰病人平躺出现呼吸困难,可允许病人坐着睡觉。

(二)意识丧失病人护理

1. 确保呼吸道通畅,必要时给意识丧失病人插入导气管。

2. 保持平卧头侧位。

3. 有专人陪护,不要擅自离开。要防止褥疮发生。

褥疮是病人在床上体重压力阻断了皮肤和更深层组织的血液流动,随后导致皮肤死亡而引发的溃疡,最常见于骨头的突出部位。健康人不会患褥疮;昏迷病人最有可能患有褥疮;活动力严重下降的所有人员都面临患褥疮的高风险,尤其当病人失禁或营养不良时。

为预防褥疮,至少每 2 h 变换病人姿势;至少保证有两个护理人员;保持床单平滑;使用枕头、橡胶圈和其他垫料缓解压力。

4. 口腔要经常做口腔护理;口唇干裂者可涂凡士林或润唇膏;对眼睑不能自行闭合的

病人应涂眼药膏以保护角膜。

5. 昏迷 48 h 后,每日至少一次活动病人关节,只要没有骨折或其他活动禁忌,在最大活动范围内活动所有的四肢关节。

6. 尿失禁男病人在阴茎上套安全套,使用失禁容器收集尿液(见图 3-1-12);女性病人使用膀胱插管。

7. 昏迷 12 h 后,关注病人体液平衡,寻求医疗建议,制定液体摄入排出表。

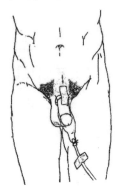

图 3-1-12 意识丧失病人导尿

第二节
船上常见的治疗技术

一、冷热疗法

冷热疗法是临床上较常用的物理治疗方法,简便易学,主要是利用低于或高于人体温度的物质作用于人体表面,通过神经传导引起皮肤和内脏器官血管的收缩和舒张,改变机体各系统体液循环和新陈代谢,达到治疗目的。

影响冷热疗法的因素与冷热的应用方式、面积、时间、温度、部位和个体差异有关。

常用的冷热疗法包括冷敷和热敷。

(一)冷敷

1. 目的

冷敷可以控制出血、减轻疼痛、控制炎症扩散、降低体温。应用在高热、外伤早期(常用于外伤 24 h 之内)或炎症初期。

2. 禁忌

下列情况不宜冷敷:血液循环障碍,慢性炎症,组织损伤、破裂,对冷过敏等。昏迷、感觉异常、关节疼痛等慎用。

3. 禁忌部位

禁忌部位如下:枕后、耳后、阴囊处(防止冻伤),心前区(防止引起心率减慢等),腹部

（防止腹泻），足底（防止反射性末梢血管收缩影响散热等）。

4. 方法

（1）冰袋的使用

①方法：塑料袋装半袋冰，排出袋中空气后密封，用毛巾等软吸收材料（冰袋不能直接接触皮肤）包裹上，放在患处冷敷不超过 30 min，取下 1 h 后，可以再次使用。冰敷时应注意观察患者皮肤的反应，当出现皮肤苍白或青紫时应中断冷敷。

②位置：高热——前额头顶部、体表大血管（颈部、腋窝、腹股沟）（见图 3-2-1）。

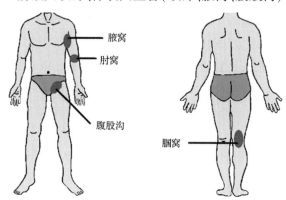

图 3-2-1　高热时冰袋使用部位

（2）冷湿敷

方法：敷布浸入冰水中，拧敷布至不滴水，敷于患处，持续 15～20 min，使用过程中，检查湿敷情况，及时更换敷布。

5. 注意事项

①每 10 min 查看一次皮肤颜色，防止冻伤发生。如冷敷部位为开放性伤口，须按无菌技术处理伤口。

②给高体温病人降温：通常给体温超过 40 ℃ 的病人进行冷水浴，但如果病情严重或卧床，须用冷水擦洗沐浴，擦洗约 20 min。

（二）热敷

1. 目的

热敷可以促进炎症的局限或消散、减轻疼痛、减轻深部组织充血、增加舒适及保暖。应用于各种闭合性软组织损伤后期、炎症后期或末梢循环不良等患者的保暖等。

2. 禁忌

禁忌热敷的情况：未明确诊断的急性腹痛，软组织损伤或扭伤的初期（48 h 内），各种脏器出血、出血性疾病，面部危险三角区感染等。

3. 方法

①热水袋的使用：热水袋装入（半袋或约 3/4）60～70 ℃ 热水，套上布套或根据需要再在布套外包一层毛巾，放在患处，每次热敷时间小于 30 min。对于意识不清病人使用水温应在 50 ℃ 以下。

②热湿敷：将敷布浸于 50～60 ℃ 热水中，拧敷布至不滴水，持续 15～20 min。使用过程中，检查湿敷情况，及时更换敷布。

4.注意事项

①热敷时应注意观察皮肤及患者的反应,倾听患者主诉,注意避免烫伤。

②若对伤口部位做湿热敷,应按无菌操作进行,热敷结束后,按换药法处理伤口。

③热湿敷者,敷后30 min方能外出,以防感冒。

二、导尿术

(一)导尿术概述

导尿术是在严格无菌操作下,用导管经尿道插入膀胱引流尿液的方法。目的是为尿潴留病人引流尿液,减轻痛苦;协助诊断、治疗等。

无法排尿的最常见原因是膀胱尿液排出阻塞,男性多于女性,通常是前列腺肿大导致。罕见原因是两侧尿道堵塞及部分肾脏功能失常。尿潴留表现为下腹胀痛、排尿困难、耻区膨隆、叩诊实音等。

导尿前应尽可能帮助病人自行排尿,可采取声音暗示法、热水袋热敷下腹部或膀胱区以及病人习惯的姿势排尿等。如上述方法无效,或昏迷病人无法使用固定收尿设备则需要行导尿术。

导尿操作不当有感染或尿道穿孔的危险,因此只有接受过培训的人员才可以实施导尿术。在船上,只有尿道堵塞的病人可以接受导尿术。

(二)男性导尿术操作步骤

1. 物品准备:无菌一次性导尿包(导尿管、孔巾、纱布、碘伏棉球、无菌手套、镊子、引流袋、润滑剂等)、床上垫料等,检查物品是否在有效期内。

2. 导尿前向病人做好告知,减轻病人恐惧有助于病人放松肌肉更利于操作。

3. 病人仰卧屈膝位,暴露生殖器,遮盖身体其他部位,用碘伏消毒局部。

4. 操作者擦洗双手,按照包装说明打开导尿包。

5. 戴无菌手套,站在病人右侧,铺手术孔巾,局部再次用碘伏消毒,自尿道口由内向外旋转擦拭消毒(忌用碘酒、酒精)。

6. 用消毒润滑剂润滑导尿管,左手提起阴茎,使之与腹壁成60°角,右手持钳夹导尿管近端,对准尿道口缓缓插入(图3-2-2、图3-2-3)。

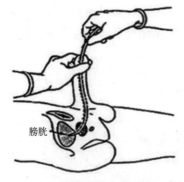

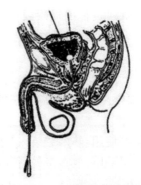

图3-2-2 男性导尿术   图3-2-3 男性尿道解剖

7. 导尿管接近膀胱括约肌时会有轻微阻力,轻轻用力穿过肌肉,如果轻压不能插入导尿管,感到明显阻力,停止或寻求医疗建议;不要强插入导尿管,可能严重损伤膀胱或尿道。

8. 成人插入导管约 15~20 cm,见尿液流出时再送入 1~2 cm,固定尿管。

9. 接引流袋,第一次放出尿量不应超过 1 000 mL,以防腹压突然降低而引起虚脱,或因膀胱内压力突然降低而引起膀胱黏膜急剧充血,导致血尿。

10. 记录日期、时间、排尿量和颜色。

三、注射技术

注射是一种给药途径,是用注射器将无菌药液或生物制剂注入人体内方法的统称。常用的有皮下注射、肌肉注射及静脉注射。

注射给药的优点是吸收快,血药浓度迅速升高,适用于各种原因不宜口服给药的病人;缺点是有疼痛、组织损伤、潜在并发症,不良反应出现快,处理相对困难。

(一)皮下注射

皮下注射是将少量药液或生物制剂注入皮下组织的方法。主要用于预防接种、局部麻醉用药。

1. 注射部位

上臂外侧(三角肌下缘)、下腹部、大腿侧面(外侧)。

2. 操作步骤

①操作者洗手,做好病人解释工作。

②准备物品:药液、一次性注射器、消毒棉签、砂轮、2%碘酊、75%酒精或安尔碘。

③核对检查,吸取药液,排尽注射器内的空气。

④选择注射部位,常规消毒皮肤,用 2%碘酊和 75%酒精或安尔碘进行皮肤消毒。

⑤一手绷紧皮肤,一手持注射器,以食指固定针栓,使针头与皮肤成 30°~40°角(过瘦者可捏起注射部位皮肤,同时角度可减小)迅速刺入针头的 2/3 或 1/2,固定针栓,抽吸活塞,无回血即可推药(见图 3-2-4)。

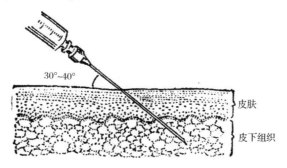

图 3-2-4 皮下注射

⑥注射毕,快速拔针并用消毒棉签轻压针刺处,清理物品,再次核对。

3. 注意事项

①需多次注射者应注意更换注射部位,以促进药物吸收。

②针头刺入角度不宜超过45°,以免刺入肌层。

③尽量避免应用对皮肤有刺激作用的药物。

(二)肌肉注射

肌肉注射是将药液注入肌肉组织的方法。用于不宜或不能口服或静脉注射,要求比皮下注射更迅速发生疗效时,以及注射刺激性较强或药量较大的药物时。

1. 注射部位

最常用臀大肌,其次为臀中肌、臀小肌、股外侧肌及上臂三角肌。

2. 定位方法

臀大肌注射:①十字法。从臀裂最高点向左或右划一水平线,从髂嵴最高点划一垂直平分线,将一侧臀部分为4个象限,外上1/4为注射部位。②连线法。取髂前上棘与尾骨连线的外上1/3为注射部位(见图3-2-5)。

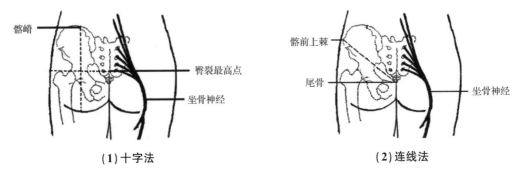

(1)十字法　　　　　　　　　　　　　　(2)连线法

图 3-2-5　臀大肌肌肉注射定位

3. 操作步骤

①操作者洗手,做好病人解释工作。

②准备物品:药液、一次性注射器、消毒棉签、砂轮、2%碘酊、75%酒精或安尔碘。

③核对检查,吸取药液,排尽注射器内的空气。

④选择注射部位,常规皮肤消毒,用2%碘酊和75%酒精或安尔碘进行皮肤消毒,消毒范围直径应在5 cm以上。

⑤左手绷紧注射部位皮肤,右手持注射器如握笔姿势,中指固定针栓,针头与皮肤成90°角进针,进针深度约2~3 cm(视病人胖瘦适当调整),左手抽吸无回血,即可注入药液(见图3-2-6)。

⑥注射完毕,用无菌棉签轻压局部快速拔针,清理物品,再次核对。

4. 注意事项

①两种药物同时注射,应注意配伍禁忌。

②同时注射多种药液时,应先注射刺激性较弱的药液,后注射刺激性较强的药液。

③选择注射部位时避免损伤神经和血管,同时应当避开炎症、硬结、瘢痕等部位。

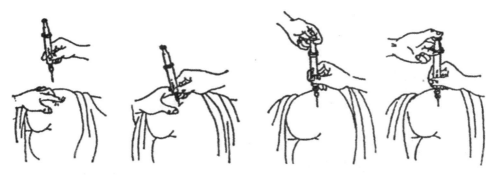

图 3-2-6　臀大肌肌肉注射

④注射时做到两快一慢(进针、拔针快,推药均匀缓慢)。

⑤注射时切勿将针梗全部刺入,防止针梗从根部折断后不易取出。

(三)静脉注射

静脉注射是把血液、药液等液体物质直接注射到静脉中的方法。广义的静脉注射包括静脉推注和静脉滴注(输液)。药物不宜口服,皮下、肌肉注射,需要迅速发挥药效时,输液、输血和静脉营养治疗等可采用静脉推注或静脉输液。

1. 注射部位

手背静脉、足背浅静脉、肘窝的正中静脉、贵要静脉、头静脉等(见图 3-2-7)。

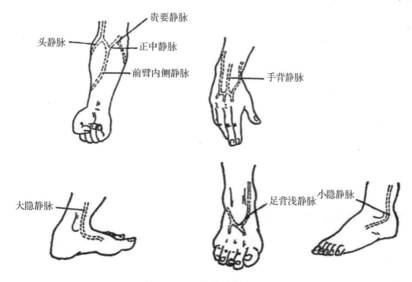

图 3-2-7　静脉注射部位

2. 操作步骤

①操作者洗手,做好病人解释工作。

②准备物品:药液、一次性注射器(头皮针)、消毒棉签、砂轮、止血带、2%碘酊、75%酒精或安尔碘。

③核对检查,吸取药液,排尽注射器内的空气。

④选择注射部位,在穿刺部位上方约 6 cm 处扎止血带,常规皮肤消毒,用2%碘酊和

75%酒精或安尔碘进行皮肤消毒。

⑤穿刺时,以左手拇指绷紧静脉下端皮肤,使其固定,右手持注射器(若使用头皮针,手持头皮针小翼),针头斜面向上,针头和皮肤成15°~30°角,刺入皮下,再沿静脉方向潜行刺入(见图3-2-8)。

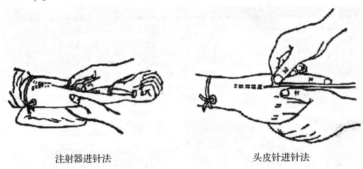

注射器进针法   头皮针进针法

图3-2-8 静脉注射

⑥见回血,再顺静脉进针少许,松止血带固定针头(如为头皮针,用胶布固定),推注射药。

⑦注射毕,以消毒棉签按压穿刺点,迅速拔出针头,嘱病人按压片刻,清理物品,再次核对。

3. 注意事项

①注射前仔细检查注射部位,选择粗直、弹性好、不宜滑动的静脉;如需长期静脉给药,应由远心端到近心端依次选择注射部位。

②静脉注射对组织有强烈刺激的药物时,要确认针头在静脉内后方可推注药液。

③根据病情及药物性质,掌握注入药液的速度,随时听取病人的主诉,观察病情变化。

四、局部给药

(一)眼药

眼睛容易感染和受伤,治疗眼部疾病用药以眼药水或药膏为主。

1. 眼药水滴用法

①清洗双手,核对药品。

②如病人眼睛有分泌物,用蘸取0.9%氯化钠溶液的无菌棉球轻拭病人眼睛分泌物。

③嘱病人向上注视,分开眼睑,把规定滴数的药液滴入下方结膜囊内(不要直接滴在角膜上),轻提上眼睑(见图3-2-9、图3-2-10)。

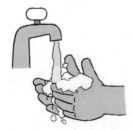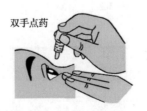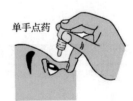

双手点药   单手点药

图3-2-9 眼药水滴用法

④嘱病人闭眼,转动眼球使药液均匀分布。

⑤双眼滴药时,需先滴健眼,再滴患眼。

⑥滴药时滴管距眼睑1~2 cm,勿使滴管触及睫毛,以防污染。

⑦混悬液用前需摇匀。

⑧多种眼药水同用时要有间隔时间,不可同时滴入。

2. 眼部涂药膏法

①清洗双手,核对药品。

②上眼药膏前,清理眼皮和眼睫毛的所有分泌物。

③手持眼药膏软管将药膏挤入下穹隆结膜囊内,提起上睑轻轻将眼睑闭合(见图3-2-11)。

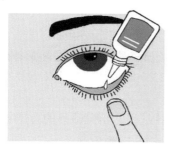
图3-2-10 眼药水滴用部位

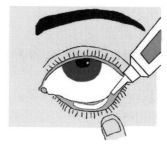
图3-2-11 眼药膏涂放部位

④涂眼药膏后用棉签或棉球轻轻擦去外溢的药膏。

⑤涂眼药膏时切忌软管碰到角膜和睑睫毛,以免造成角膜损伤和药膏污染。

(二)耳药

耳部疾病局部用药非常重要,耳局部给药法包括耳滴药法、耳部涂药法、外耳道冲洗法等。耳滴药法是最常用的耳局部给药法,下面介绍耳滴药法。

①核对确认药品无误,让病人侧卧,患耳向上。

②用无菌棉签拭干外耳道分泌物(见图3-2-12)。

③成人向后上方轻轻牵拉耳垂,伸展外耳道。

④向耳内滴入几滴耳药,让病人静止几分钟,使耳药保持接触耳道表面防止耳药流出(见图3-2-13)。

⑤冬季滴药前最好先把药略加温后再用,避免冷药刺激内耳引起眩晕和恶心反应。

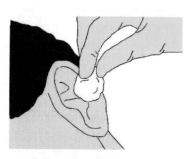
图3-2-12 擦拭外耳道

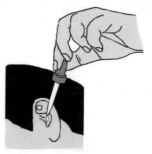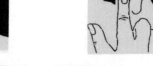
图3-2-13 耳滴药法

第四章
船舶药品和器械管理

国际海事组织(IMO)和国际劳工组织(ILO)相关规定要求船舶必须配备适当医疗用品。医疗用品要定期检查、保存良好并在需要时可以立即使用。船上需要医疗用品的数量根据航程、航行目的地、船员数量和货物种类确定。

医疗箱中配备的所需药品,不考虑与口岸距离的远近。不同地区的治疗方法不同,根据国家要求和风俗习惯可以向推荐药品名单和医疗用品中添加特殊药品。添加的特殊药品不能代替任何推荐的药品或名单中的医疗用品,有船医的船舶可以携带更多种类的药物及其他医疗设备和用品。

第一节
药品领入、贮存保管与使用原则

一、药品领入

船舶药品配备目录主要参照世界海事组织规定并根据本国实际情况作相应调整。领用药品一般定点供应,领入数量按目录根据航线远近、人员配备而定。目录中药品每次出航前都要及时补充,检查失效期,及时予以更换。领取药品应使用药品通用名。

麻醉药品,远洋船每抵外港均需申报并封存。在国外如需补充此类药物,只能从规定的机构获得,并需要有船东或船长签名的订单。

二、药品贮存保管

船上医务室应有专门柜子和抽屉存放各类药品,必要时应配备冰箱。储存的药品尽量按药物剂型(内服、外用、注射)及药理作用归类摆放。贮存柜或抽屉贴有标签,标示药名。标签颜色应有区别,如内服药为白底蓝框、外用及注射药为白底红框、特殊药品为白底黑框。装载危险品的船舶应在船上配备额外药品、专门解毒剂和特殊设备。

所有药品必须按药品说明书保存良好,避免潮湿和极端温度。《国际船舶医疗指南》

中对没有特殊标明贮藏条件的药品要求在室温(15~25 ℃)保存。对需要冷藏设备保存的药品要求在 2~8 ℃保存,且该设备不得用于其他用途并配锁[我国药品管理规范中药品贮藏条件:冷藏(2~10 ℃),阴凉处(20 ℃以下),常温(10~30 ℃)]。

特殊药品如麻醉药品和一、二类精神药品,应单独存放加锁。船长负责管理船上的医疗用品,亦可以委托专门培训的船员负责其使用和维护。该船员掌管船上医疗箱及受控药品存放处的钥匙,备份钥匙由船长保管。

要求船长登记药品的使用记录,一般除特殊药品使用记录本保存三年外,其他药品使用记录本保存一年。特殊药品使用记录应一式两份,另一份放船长处,以备核对。

三、药品使用原则

确诊后,使用药品时应详读药品说明书,了解所用药物的规格、剂量、适应证、使用方法、不良反应与注意事项等。原则上选择治疗作用强的,副作用小的药品。

应指定人员负责病人服药并记录服用的数量和时间。在疟疾流行区,应指定人员负责分发预防药品,不应将药品放在桌上任船员自行服用。

一般药物的不良反应不严重,如消化系统不适、头痛等,不影响继续用药。如出现皮疹、哮喘、黄疸、酱油色尿等则需要立即停药。

特殊药品、药理作用较强的药品,船上负责医疗救护的人员需经无线电医疗咨询指导,谨慎用药。

如果服药后,疗效不明显,需申请无线电医疗咨询指导,防止用药失误带来危害。

第二节
药物的治疗作用和不良反应

一、药物的治疗作用

药物的治疗作用是指病人用药后所产生的符合用药目的,达到防治疾病的作用。药物的治疗作用有利于改变病人的生理、生化功能或病理过程,使患病的机体恢复正常。

根据药物所达到的治疗效果,可将治疗作用分为对因治疗、对症治疗。对因治疗指用药后能消除原发致病因子,治愈疾病的药物治疗。如使用抗生素杀灭病原微生物从而控制感染性疾病。对症治疗指用药后能改善患者疾病的症状。应用解热镇痛药降低高热患者的体温、缓解疼痛,硝酸甘油缓解心绞痛,抗高血压药降低患者过高的血压等属于对症治疗。在工作中,对因治疗可以根除病因;许多对症治疗可以解除患者痛苦,维持生命指征,赢得对因治疗的时间。

二、药物的不良反应

凡与用药目的无关,并给病人带来不适或痛苦的反应统称为药物不良反应。治疗作用与不良反应是药物本身所固有的两重性作用。多数不良反应在一般情况下是可以预知的,少数较严重的不良反应较难恢复。

药物的不良反应主要有以下几类。

1. 副反应(通常称副作用)

副反应是指药物在治疗剂量时引起的,与治疗目的无关的作用,给病人带来轻微的不舒适或痛苦,多半是可以恢复的功能性变化。例如,阿托品用于缓解胃肠痉挛,可引起口干、心悸、便秘等副反应。

2. 毒性反应

毒性反应是指剂量过大或药物在体内蓄积过多时引起的危害性反应,一般比较严重。有时用药剂量不大,但机体对药物过于敏感也能出现毒性反应。急性毒性多损害循环、呼吸及神经系统功能,慢性毒性多损害肝、肾、内分泌等功能。

3. 后遗效应

后遗效应是指停药后血浆药物浓度已降至最小有效浓度以下时残存的药理效应。例如服用巴比妥类催眠药后,次晨仍有乏力、困倦现象。

4. 停药反应

停药反应是指突然停药后原有疾病加剧,又称反跳反应。如可乐定、肾上腺皮质激素、心得安等药物。

5. 变态反应

变态反应是指药物引起的免疫反应,也称过敏反应。常见于过敏体质病人。反应性质与药物原有效应无关。致敏物质可能是药物本身、药物的代谢产物、制剂中的杂质等。反应的严重程度差异很大,与剂量无关,可发生于不同的系统。常见的表现包括皮疹、荨麻疹、发热、血管神经性水肿、哮喘、过敏性休克等,其中过敏性休克较为严重,可导致病人死亡。

三、药物的相互作用

药物的相互作用是指两种或两种以上的药物同时应用时所发生的药效变化。药物相互作用很常见,特别严重的药物相互作用有时会致命。如抗精神病药和安眠药一起使用可能引起昏迷、心跳和呼吸停止甚至死亡。乙醇如果与其他镇静药物合用,会引起病人死亡。

注意:一定不可用含酒精饮料吞服药物,同时服用多种药物时一定要仔细阅读说明书,必要时进行医疗咨询。

第三节
船舶常用药物使用的适应证、用法用量及注意事项

一、抗感染药

抗感染药系指具有杀灭或抑制各种病原微生物的药物,可以口服、肌注、静注等全身

应用。包括抗生素、抗真菌药、抗病毒药、抗疟药等。

(一)抗生素

抗生素是指由细菌、真菌或其他微生物在生活过程中所产生的具有抗病原体或其他活性的一类物质。发炎或细菌感染可以用抗生素,但抗生素对感冒、流感或其他病毒感染无效。

滥用抗生素会导致过敏反应、副作用和可能的耐药菌严重感染,还会导致全球范围出现耐药菌属。我们应慎重使用抗生素。

1. β-内酰胺类抗生素

(1)头孢拉定(一代头孢菌素)(先锋霉素Ⅵ)

临床应用:对耐药性金葡菌及其他多种对广谱抗生素耐药的杆菌等有迅速而可靠的杀菌作用。主要应用于泌尿系统感染、呼吸系统感染、软组织感染等。如肾盂肾炎、膀胱炎、肠炎、痢疾、支气管炎、肺炎、耳鼻喉感染等。

剂型、浓度:片剂 0.25 g/片、0.5 g/片;胶囊 0.25 g/粒、0.5 g/粒;注射剂 0.5 g/支。

用法用量:口服,成人 0.25~0.5 g/次,每 6 h 服一次,严重感染者每次可增至 1 g,日最大剂量 4 g。静脉滴注、静脉注射或肌内注射,成人一次 0.5~1.0 g,每 6 h 一次,日最高剂量为 8 g。

副作用:常见胃肠道功能紊乱,如恶心、呕吐、腹泻,少见皮疹、荨麻疹等表现。

禁忌症:对头孢菌素或青霉素类抗生素过敏者禁用。

注意:用药期间一旦发生过敏反应立即停药。

(2)头孢呋辛钠(二代头孢菌素)

临床应用:主要应用于敏感的革兰阴性菌所致的呼吸道、泌尿系统、皮肤和软组织、骨和关节等的感染。如:扁桃体炎、肾盂肾炎、膀胱炎、丹毒、创伤感染等。

剂型、浓度:片剂 0.125 g/片、0.25 g/片;注射剂 0.75 g/支、1.5 g/支。

用法用量:口服,成人一般每次 0.25 g,一日 2 次。肌肉注射或静脉给药,每次 0.75 g,每日 3 次;静脉注射给药每日总剂量为 3 g 至 6 g。

副作用:可有皮肤瘙痒、胃肠道反应等,偶见皮疹及血清氨基转移酶升高,停药后症状消失。能引起伪膜性肠炎,应警惕。

禁忌症:对头孢菌素或青霉素类抗生素过敏者禁用。

注意:对青霉素过敏或过敏体质者慎用。不可与其他抗菌药物在同一注射容器中给药。

(3)头孢曲松钠(三代头孢菌素)

临床应用:治疗敏感致病菌所致的下呼吸道感染、尿路感染、胆道感染,以及腹腔感染、皮肤软组织感染、骨和关节感染、败血症、脑膜炎等。

剂型、浓度:注射剂,0.5 g/支、1 g/支、2 g/支粉末(溶水注射)。

用法用量:肌注或静注:一般感染,每日 1 次 1 g;严重感染则每日 2 g,分 2 次给予。静滴:一次量 1 g 或一日量 2 g,溶于等渗氯化钠注射液或 5%~10%葡萄糖液 50~100 mL 中,于 0.5~1 h 内滴入。

副作用:偶有胃肠道功能紊乱,如呕吐、腹泻以及皮疹等;注射部位疼痛;形成胆汁淤积和肾结石。

禁忌症:对头孢菌素或青霉素类抗生素过敏者禁用。

注意:如果静脉注射,不要用相同注射器注入其他药物。

(4)头孢克肟(三代头孢菌素)

临床应用:治疗呼吸系统感染(支气管炎、肺炎等)、泌尿系统感染(肾盂肾炎、膀胱炎、尿道炎等)、胆道感染(胆囊炎、胆管炎)和中耳炎、鼻窦炎、猩红热等。

剂型、浓度:片剂0.1 g/片。

用法用量:口服,一次0.1 g,一日2次;成人重症感染者,可增加至一次0.2 g,一日2次。

副作用:可有皮疹、瘙痒、腹泻、胃部不适等,严重可出现休克。

禁忌症:对本品或其他头孢菌素类抗生素过敏者禁用。

注意:对青霉素类有过敏史的患者慎用;本人或父母、兄弟中,具有易引起支气管哮喘、皮疹、荨麻疹等过敏症状体质的患者慎用;严重的肾功能障碍患者慎用。

(5)阿莫西林+克拉维酸钾(奥格门汀)

临床应用:用于敏感菌引起的各种感染,如上呼吸道感染、下呼吸道感染、泌尿系统感染、皮肤和软组织感染等其他感染。

剂型、浓度:片剂(875 mg+125 mg)/片。

用法用量:随餐服用每日2次,每次1片。

副作用:常见胃肠道反应如腹泻、恶心和呕吐、皮疹、过敏性休克等;克拉维酸钾导致的肝炎很少,但一旦发生可能非常严重。

禁忌症:对本品及其他青霉素类药物过敏者及传染性单核细胞增多症患者禁用。

注意:患者开始服用本品前,必须先进行青霉素皮试。对头孢菌素类药物过敏者慎用。患肝病时谨慎服用。

2. 氨基糖苷类抗生素

硫酸庆大霉素

临床应用:本品为广谱抗生素,对多种革兰氏阴性菌及阳性菌都具有抑菌和杀菌作用。主要用于败血症、呼吸道感染、胆道感染、腹膜炎、尿路感染等。

剂型、浓度:注射剂8万单位/支。

用法用量:肌注,8万单位/次,一日2次。静滴,加入50~200 mL的0.9%氯化钠溶液或5%葡萄糖溶液中,缓慢滴注,16万单位~24万单位/日。

副作用:可出现听力减退、耳鸣等耳毒性反应;偶有皮疹、恶心、呕吐等表现。

禁忌症:对本品或其他氨基糖苷类过敏者禁用。

注意:对于肾功能不全者不能长期应用。用量过大或疗程延长,可发生耳、肾损害,应予注意。本品有抑制呼吸作用,不得静脉推注。

3. 四环素类

(1)四环素

临床应用:可用于敏感微生物所致的立克次体病、支原体属感染、衣原体属感染、兔热病、鼠热等。

剂型、浓度:片剂0.25 g/片。

用法用量:口服,成人常用量,每次0.25 g~0.5 g,每日3~4次。

副作用:可引起呕吐、腹泻等胃肠道症状;有光敏反应,可导致晒伤加剧;食道溃疡(罕见)。

禁忌症:四环素类药物过敏者禁用;严重肝病者禁用;8 岁以下儿童或孕妇禁用。

注意:本品宜空腹服用,服药时应多饮水,避免卧床服药,以免滞留食道引起溃疡。

(2)多西环素

临床应用:可用于敏感微生物所致的立克次体病、支原体属感染、衣原体属感染、兔热病、鼠热等;可用于治疗对青霉素类抗生素过敏的破伤风、气性坏疽、梅毒、淋病和钩端螺旋体病。

剂型、浓度:片剂 100 mg/片。

用法用量:一般 300 mL 水口服 1 片,随餐服用,服用后病人坐立或站立 30 min。

副作用:可引起呕吐、腹泻等胃肠道症状;有光敏反应,可导致晒伤加剧;可导致食道溃疡(罕见)。

禁忌症:四环素类药物过敏者禁用;严重肝病者禁用;8 岁以下儿童或孕妇禁用。

注意:长期用药时应定期随访检查血常规以及肝功能。本品可与食品、牛奶或含碳酸盐饮料同服。

4. 大环内酯类抗生素

阿奇霉素

临床应用:为全身用抗菌药。适用于敏感细菌所引起的下列感染:中耳炎、鼻窦炎、咽炎、扁桃体炎等上呼吸道感染;支气管炎、肺炎等下呼吸道感染。皮肤和软组织感染;沙眼衣原体所致单纯性生殖器感染;非多重耐药淋球菌所致的单纯性生殖器感染(需排除梅毒螺旋体的合并感染)。

剂型、浓度:片剂 500 mg/片;注射剂 0.25 g/支。

用法用量:口服,一日 1 次,每次 500 mg。静脉滴注,0.5 g 加入至 250 mL 或 500 mL 的 0.9%氯化钠或 5%葡萄糖液中,一日 1 次。

副作用:胃肠道反应(腹泻、呕吐、腹痛)最常见;皮肤反应(皮疹)、神经系统等较少见。

禁忌症:对阿奇霉素或其他任何一种大环内酯类药物过敏者禁用。

注意:进食可能影响阿奇霉素的吸收,故需在饭前 1 h 或饭后 2 h 口服;肝肾功能不全者慎用;不要同蒿甲醚-苯芴醇或氟哌丁苯一起服用。

5. 林可酰胺类

克林霉素

临床应用:主要治疗厌氧菌引起的各种感染性疾病(肺部、皮肤、腹腔感染等)。还用于治疗敏感的革兰阳性菌引起的呼吸道、关节和软组织、骨组织、胆道等感染及败血症、心内膜炎等。是金黄色葡萄球菌骨髓炎的首选治疗药物。

剂型、浓度:胶囊 150 mg/粒;注射剂 300 mg/支。

用法用量:口服,成人,一次 150~300 mg,一日 3~4 次。肌内注射或静脉滴注,一日 600~1 200 mg,分 2~4 次;厌氧菌感染,一般一日 1 200~2 700 mg,极严重感染可用至 4 800 mg/日。肌内注射量一次不超过 600 mg,超过此量则应静脉给予。

副作用:常见恶心、呕吐、腹泻、皮疹、注射部位疼痛等表现。

禁忌症:对克林霉素或林可霉素有过敏史者禁用。

注意:肝功能不全者慎用;因不能透过血脑屏障,不用于脑膜炎;本品与阿片类镇痛药合用,可能使呼吸中枢抑制现象加重。

6. 人工合成抗菌药——喹诺酮类

(1)环丙沙星(息复欢)

临床应用:适用于敏感菌所致的呼吸道、尿道、消化道、胆道、皮肤和软组织、盆腔、眼、耳、鼻、咽喉等部位的感染。

剂型、浓度:片剂 0.25 g/片;注射剂 0.2 g/支。

用法用量:口服,成人 0.25 g/次,一日 2 次。重症者可加倍,但一日总量不超过 1.5 g。静脉滴注,成人一次 0.1 g~0.2 g,一日 2 次,重症者剂量加倍,滴注时间至少 30 min 以上。

副作用:常见为皮疹和胃肠道反应,如呕吐、腹泻等;使用药物过程中可发生光敏反应,会使晒伤加剧;少见抑郁、肌腱炎(脚踝疼痛)等;可能增加咖啡因作用,伴随头痛、心悸和恶心。

禁忌症:禁用于对环丙沙星、其他喹诺酮类化学制剂或其中任何辅料过敏的患者。

注意:饭前 1 h 或饭后 2 h 服用,避免食用牛奶和其他奶制品。肾功能减退者应调整给药剂量。

(2)左氧氟沙星

临床应用:本品适用于敏感菌引起的泌尿生殖系统感染、呼吸道感染、急性单纯性下尿路感染、细菌性前列腺炎、骨和关节感染、败血症等全身感染。

剂型、浓度:片剂 0.1 g/片;注射剂 0.2 g/支。

用法用量:口服,一次 0.1 g,一日 2 次,根据感染程度可增减,最多一次 0.2 g,一日 3 次。静脉滴注,成人一日 0.5 g,滴注时间应大于 60 min,根据感染程度可增减剂量。

副作用:可能出现呕吐、腹部不适;失眠、头晕、头痛;皮疹、瘙痒、红斑及注射部位发红、发痒或静脉炎等症状。

禁忌症:对喹诺酮类药物过敏者、18 岁以下患者禁用。

注意:应避免过度暴露于阳光,出现光敏反应或皮肤损伤应停用本品。肾功能和肝功能减退者,应根据情况调整剂量。本品注射液不宜与其他药品混合滴注。

7. 硝咪唑类

甲硝唑(灭滴灵)

临床应用:治疗阿米巴病、广泛用于厌氧菌感染。

剂型、浓度:片剂 0.2 g/片;注射剂 0.5 g/瓶。

用法用量:①治疗阿米痢疾及无症状带虫者。口服,0.4~0.8 g/次,一日 3 次,5~10 天为 1 疗程。②治疗厌氧菌感染。口服,0.2~0.8 g/次,一日 3 次,7 日为 1 疗程。也可用静脉滴注,一次 0.5 g。

副作用:口中可有金属味;可有恶心、呕吐、腹泻等胃肠道症状;罕见感觉异常、神经炎等症状。

禁忌症:甲硝唑过敏者禁用;有活动性中枢神经系统疾患和血液病者禁用。

注意:服用本药时不要饮酒(避免面部潮红、呕吐和腹泻);癫痫或重度肝病病人谨慎服用。

(二)抗真菌药

1. 伊曲康唑

临床应用:为全身用抗真菌药。用于由皮肤癣菌和/或酵母菌引起的甲真菌病,系统性真菌感染。

剂型、浓度:胶囊 0.1 g/粒。

用法用量:一般为一日 0.1 g~0.2 g,顿服。冲击疗法:一次 0.2 g,一日 2 次,连服 7 日为 1 疗程,停药 21 日后开始第 2 疗程。

副作用:常见厌食、腹痛、便秘等胃肠道症状;少见头痛、头晕、过敏反应。

禁忌症:对本品过敏者禁用。

注意:肝、肾功能不全者,心脏病患者应慎用;当发生神经系统症状时应终止治疗。

2. 氟康唑

临床应用:主要用于治疗真菌性脑膜炎、肺部真菌感染、腹部感染、泌尿道感染及皮肤真菌感菌等。

剂型、浓度:胶囊 50 mg/粒。

用法用量:皮肤真菌病口服 50~100 mg,一日 1 次;治疗灰指甲一周 1 次,一次 150 mg。

副作用:常见头痛、腹痛、腹泻、皮疹等表现,少见贫血、嗜睡等症状。

禁忌症:对氟康唑及其无活性成分或其他唑类药物过敏的患者禁用。

注意:用药期间应监测肝肾功能。

(三)抗病毒药

1. 阿昔洛韦(无环鸟苷)

临床应用:治疗原发或复发单纯疱疹病毒感染;可能对重度水痘和带状疱疹有效(应咨询医生)。

剂型、浓度:片剂 400 mg/片。

用法用量:原发感染口服,每次 400 mg,一日 3 次,连服 5~10 日或复发时连服 3~5 日。

副作用:常见有胃肠功能紊乱、头痛、注射部位的炎症或静脉炎、皮肤瘙痒或荨麻疹等。

禁忌症:该药对细胞毒性小,安全范围大。

注意:对肾功能有损伤的患者应调整剂量。病人每日摄入液体应超过 2 L。

2. 齐多夫定和拉米夫定(双汰芝、齐多拉米双夫定片)

临床应用:适用于 HIV 感染的成人及 12 岁以上儿童。船上用于针刺伤后 HIV 感染。

剂型、浓度:片剂(300 mg+150 mg)/片。

用法用量:一日 2 次,一次 1 片,连服 4 个星期。

副作用:常见头痛、乏力、失眠、腹泻、便秘、咳嗽、肌肉无力等,少见白细胞下降、贫血等。

禁忌症:已知对齐多夫定和拉米夫定过敏者忌用本药。

注意:如果治疗期间出现严重或持续腹痛应进行医疗咨询。

(四)抗疟药

1. 青蒿琥酯

临床应用:该药适用于脑型疟疾及各种危重疟症的抢救。

剂型、浓度:片剂 50 mg/片;注射剂 60 mg/支。

用法用量:口服,首剂 100 mg,第 2 日起一日 2 次,一次 50 mg,连服 5 日。静脉注射,首次 60 mg,首次剂量后 4、24、48 h 各重复注射 1 次。

副作用:推荐剂量未见不良反应。如使用过量可能出现外周网织细胞一过性降低。

禁忌症:孕妇慎用。

注意:静脉注射速度不宜太快,3~4 mL/min。

2. 蒿甲醚

临床应用:治疗严重疟疾。

剂型、浓度:注射剂 80 mg/支。

用法用量:肌肉注射首剂 160 mg,第 2 日起一日 1 次,一次 80 mg,连用 5 日。指南建议首次剂量 3.2 mg/kg 肌肉注射,24 h 后 1.6 mg/kg 肌肉注射,直到病人能够吞咽。

副作用:注射部位疼痛;脉搏缓慢;痉挛(抽搐)。

禁忌症:无。

3. 蒿甲醚+苯芬醇(复方蒿甲醚)

临床应用:治疗疟疾。

剂型、浓度:片剂(20 mg+120 mg)/片。

用法用量:口服,第一日服 2 次,每次 4 片;第二、三日均服 1 次,每次 4 片。《国际船舶医疗指南》建议口服,第 0、8、24、36、48、60 h 各服一次,一次 4 片。

副作用:可出现头痛、眩晕、睡眠紊乱、心悸、呕吐、腹泻、皮疹、肌痛等。

禁忌症:怀孕初期妇女没有医疗建议不要服用。

注意:不用于预防;必须随同全脂牛奶或脂肪食物服用;不能与氟哌丁苯(抗精神病药物)或阿奇霉素同时服用。

二、镇痛药

1. 吗啡

临床应用:缓解剧痛(用于创伤、手术、烧伤等引起的剧痛);缓解其他止痛剂无效的疼痛。

剂型、浓度:片剂 5 mg/片、10 mg/片;注射剂 10 mg/支。

用法用量:应根据疼痛的严重程度、年龄及服用镇痛药史决定用药剂量,个体间可存在较大差异。口服,一次 5~15 mg;皮下注射,一次 5~15 mg;静脉注射镇痛时常用量 5~10 mg。必要时可以重复使用。

副作用:最危险的是呼吸衰竭,还可出现恶心、呕吐、低血压、精神错乱、瞳孔缩小、便秘等。

禁忌症:昏迷病人、严重肝病、哮喘、严重呼吸道疾病(不包括引发剧痛的肺炎或胸膜炎)等禁用;癫痫、头部损伤、急性酒精中毒、戒酒、休克(不论何种原因)的病人谨慎服用。

注意:本药 15~30 min 开始起效,作用时间持续 2~3 h。因连续使用可致成瘾性,属于严格管理的药物,应按《国家麻醉药品管理办法》执行;未明确诊断的疼痛,尽可能不用本品;胆绞痛、肾绞痛需与阿托品合用;重复应用过量时用纳诺酮 0.4~0.8 mg 肌内注射;如果服用超过 48 h 应尽早服用泻药。

2. 盐酸哌替啶(杜冷丁)

临床应用:全合成镇痛药。为强效镇痛药,适用于各种剧痛的止痛,如创伤、烧烫伤、手术后疼痛等;麻醉前用药等。对内脏绞痛(胆绞痛、肾绞痛)应与阿托品配伍应用。常与氯丙嗪、异丙嗪组成人工冬眠合剂应用。也用于心源性哮喘。

剂型、浓度:注射剂 100 mg/支。

用法用量:镇痛,肌注或静注每次 25~100 mg。

副作用:可出现轻度的眩晕、出汗、口干、恶心、呕吐、心动过速及直立性低血压等。

禁忌症:室上性心动过速、颅脑损伤、颅内占位性病变、慢性阻塞性肺疾患、支气管哮喘、严重肺功能不全等禁用。

注意:本品为国家特殊管理的麻醉药品,务必严格遵守国家对麻醉药品的管理条例,使用该药医生处方量每次不应超过 3 日常用量。处方留存两年备查。未明确诊断的疼痛,尽可能不用本品,以免掩盖病情贻误诊治。该药品成瘾性比吗啡轻,但连续服用亦会成瘾。

3. 曲马多

临床应用:用于中、重度急慢性疼痛,效果不如吗啡。亦用于术后痛、创伤痛、癌性痛、关节痛及神经痛。

剂型、浓度:片剂 50 mg/片。

用法用量:口服,每次量不超过 100 mg,24 h 不超过 400 mg。

副作用:常见嗜睡、瞳孔收缩、呼吸抑制等。

禁忌症:癫痫、服用抗抑郁药物的病人禁用。

注意:曲马多的药效约 1 h 后出现,2~4 h 达高峰,持续 6~8 h。近年有成瘾报道。我国按二类精神药品管理本品。过量服用会导致危险性呼吸衰竭。

4. 罗通定

临床应用:用于因疼痛而失眠的患者。亦可用于胃溃疡及十二指肠溃疡的疼痛。

剂型、浓度:片剂 30 mg/片、60 mg/片;注射剂 60 mg/支。

用法用量:口服,每次 60~120 mg,每日 1~4 次;肌内注射,常用量每次 60~90 mg。

副作用:可见恶心、眩晕、乏力、头晕、呕吐、皮疹、心悸、胸闷、呼吸困难。用于镇痛时可出现嗜睡。

禁忌症:锥体外系疾病患者(如震颤、多动、肌张力不全等)禁用。

注意:本品虽为非成瘾性镇痛药,但具有一定的耐受性,不宜长期服用。用于镇痛时,临床较多见病人出现嗜睡状态,因而驾驶机、车、船,从事高空作业、机械作业及操作精密仪器者工作期间慎用,运动员应用本品应慎重。

三、解热镇痛抗炎药

1. 阿司匹林

临床应用:高剂量(600~900 mg)缓解疼痛、发热、发炎等;低剂量(100~150 mg)抑制心绞痛、心肌梗死、中风时形成血块等。

剂型、浓度:片剂 300 mg/片。

用法用量:解热、镇痛、抗炎,一次 300~600 mg,每隔 4~6 h 一次。预防血栓,每日 150 mg。

副作用:最常见胃肠道症状,如恶心、呕吐、上腹部不适;长期使用可能导致胃出血;手术时可能导致出血量增加。

禁忌症:对阿司匹林过敏,有胃溃疡、肠胃病出血史、血友病等禁用。

注意:如果过去服用加重哮喘不要服用;如果 7 日内可能手术不要服用;饮酒后不要服用;心力衰竭时慎用。

2. 对乙酰氨基酚(扑热息痛)

临床应用:治疗轻微疼痛和退烧的首选止痛剂。

剂型、浓度:片剂 500 mg/片。

用法用量:止痛的初始剂量是每隔 6 h 服用 2 片,最多每日服用 4 g。

副作用:常规剂量很少出现副作用,但一次服用超过 150 mg/kg 会导致严重肝损伤。

禁忌症:对本品过敏者禁用;严重肝肾功能不全者禁用。

注意:许多药物含有对乙酰氨基酚,必须注意服用时不能超过最大剂量;用于解热连续使用不超过 3 天,用于止痛不超过 5 天,症状未缓解请咨询医师或药师;服药期间避免饮用含酒精饮料。

3. 布洛芬

临床应用:治疗轻至中度疼痛,尤其与发炎有关的,如头痛、关节痛、偏头痛、牙痛、肌肉痛、神经痛等。也用于普通感冒或流行性感冒引起的发热。

剂型、浓度:片剂,(0.2~0.4 g)/片;缓释胶囊 0.3 g/粒。

用法用量:布洛芬片,成人一次 0.2 g,若持续疼痛或发热,可间隔 4~6 h 重复用药 1次,24 h 不超过 4 次。布洛芬缓释胶囊,成人,一次 1 粒,一日 2 次(早晚各一次)。

副作用:最常见呕吐、胃痛、腹泻等消化道症状,还可有头痛、水肿、高血压等表现。

禁忌症:对其他非甾体抗炎药过敏者禁用。有胃溃疡、肠胃出血、肝衰竭、肾衰竭患者禁用。

注意:最好在餐中或餐后服用。哮喘时谨慎服用;如果服用阿司匹林后哮喘加剧者不要服用。

四、抗变态反应药物

1. 扑尔敏(马来酸氯苯那敏)

临床应用:适用于治疗各种过敏性疾病、虫咬、药物过敏反应等。

剂型、浓度:片剂 4 mg/片。

用法用量:口服,成人一次 4 mg,一日 3 次。

副作用:主要表现为乏力、头昏、困倦,嗜睡等,还可有心悸或皮肤瘀斑,出血倾向,但都很少见。

禁忌症:对本品过敏者禁用。癫痫病人禁用。

注意:酒后禁止服用;幽门梗阻、前列腺肥大、膀胱梗阻、青光眼、甲亢及高血压病人等慎用。服药期间不得驾驶机、车、船,从事高空作业、机械作业及操作精密仪器。

2. 苯海拉明

临床应用:用于治疗过敏性疾病;镇静安眠和手术前给药;还可用于预防晕船、晕车、晕飞机等晕动病。

剂型、浓度:片剂 25 mg/片;注射剂 20 mg/支。

用法用量:口服,一次 25~50 mg,一日 2~3 次,饭后服用;用于防治晕动病时,宜在旅行前 1~2 h,最少 30 min 前服用。肌内注射,一次 20 mg,一日 1~2 次。

副作用:常见的有疲乏、头晕、头昏、共济失调、恶心、呕吐、食欲缺乏、口干等,偶可发生皮疹与粒细胞减少等。

禁忌症:对本药过敏者禁用。重症肌无力者、闭角型青光眼、前列腺肥大患者禁用。

注意:服药期间不得驾驶机、车、船,从事高空作业、机械作业及操作精密仪器。

3. 盐酸异丙嗪(非那根)

临床应用:用于过敏性疾病、晕船、晕车及人工冬眠等。

剂型、浓度:片剂 12.5 mg/片、25 mg/片;注射剂 25 mg/支、50 mg/支。

用法用量:口服,成人一次 12.5~25 mg,一日 2~3 次。

(1)抗过敏,一次 12.5 mg,每日 4 次,饭后及睡前服用,必要时睡前 25 mg。

(2)止吐,开始时一次 25 mg,必要时可每 4~6 h 服 12.5~25 mg。

(3)抗眩晕,一次 25 mg,必要时一日 2 次。

(4)镇静催眠,一次 25~50 mg,必要时增倍。

肌内注射:一次 25~50 mg。

静脉注射:紧急情况下,可用灭菌注射用水稀释至 0.25%,缓慢静脉注射。

副作用:常见的有嗜睡,还可见头晕目眩、耳鸣、皮疹、胃部不适感等。

禁忌症:急性哮喘、心血管疾病、昏迷、肝功能不全、高血压、胃溃疡等慎用。

注意:因有刺激性,不作皮下注射。肝、肾功能减退者慎用。服药期间避免驾驶车辆及管理机器。

4. 西替利嗪

临床应用:常用于治疗过敏性鼻炎、荨麻疹、变应性皮炎等过敏症状。

剂型、浓度:片剂 10 mg/片。

用法用量:一日 10 mg,最多一日 20 mg。

副作用:最常见的是嗜睡(10%~15%病例)、头痛、口干、疲乏和恶心等。

禁忌症:对西替利嗪过敏者禁用;严重肾功能损害患者禁用。

注意:本药对晕船无效。不能与酒精或镇静剂同时使用。服药期间不得驾驶机、车、船,从事高空作业、机械作业及操作精密仪器。

5. 氯雷他定(开瑞坦)

临床应用:适用于治疗过敏性鼻炎、过敏性结膜炎、急性或慢性荨麻疹和其他过敏性皮肤病。

剂型、浓度:片剂 10 mg/片。

用法用量:口服,一次 10 mg,一日 1 次,空腹服用。

副作用:常见有乏力、头痛、嗜睡、口干、恶心及皮疹等,罕见有脱发、过敏反应、肝功能异常、心动过速及心悸等。

禁忌症:对本品过敏者禁用。

注意:严重肝脏或肾脏功能损害者慎用。

五、抗休克的血管活性药

1. 肾上腺素

临床应用:主要用于心脏骤停、过敏性休克;重度支气管哮喘或过敏反应时扩张呼吸道等。

剂型、浓度:注射剂 1 mg/支。。

用法用量:抢救过敏性休克、重度哮喘,0.5 mL,肌肉注射,如需要每隔 5 min 重复。

副作用:可有心悸、心律失常、血压升高、胸痛、头痛、烦躁不安等。

禁忌症:禁用于器质性心脏病、高血压、甲亢等疾病。情况紧急时除外。

注意:用量过大或注射时误入血管后,可引起血压突然上升而导致脑出血。

2. 间羟胺(阿拉明)

临床应用:用于各种休克及手术并发症时的低血压,也可用于心源性休克或败血症所致的低血压。

剂型、浓度:注射剂 10 mg/支。

用法用量:肌肉或皮下注射 5~10 mg/次;静脉注射,初量 0.5~5 mg,继而静滴,用于重症休克;静脉滴注,将间羟胺 10~40 mg 加入 5% 葡萄糖液或氯化钠注射液 500 mL 中滴注,调节滴速以维持合适的血压。

副作用:可有头痛、头晕、心悸、心动过速等表现。

禁忌症:高血压、充血性心衰、甲状腺功能亢进、糖尿病等患者禁用。

注意:静脉用药外溢可引起组织坏死,给药时应选用较粗大静脉注射,并避免药液外溢。

3. 多巴胺

临床应用:用于各种类型休克,包括中毒性休克、心源性休克、出血性休克、中枢性休克。

剂型、浓度:注射剂 20 mg/支。

用法用量:常用量,静脉滴注一次 20 mg,稀释后缓慢滴注;开始时一分钟 20 滴左右,以后根据血压情况,可加快速度或加大浓度。

副作用:常见有胸痛、呼吸困难、心悸、心律失常(大剂量)等症状。

禁忌症:尚不明确。

注意：静脉滴注时，应观察血压、心律、尿量和一般状况；突然停药可产生严重低血压，故停用时应逐渐递减。

六、主要作用于心血管系统的药物

(一)抗心律失常药

1. 美托洛尔(倍他乐克)

临床应用：适用于各型高血压及心绞痛；用于各种原因所致的心律失常(不规律或心率快)；预防偏头痛。

剂型、浓度：片剂 50 mg/片。

用法用量：口服，早晨顿服或遵医嘱。剂量可根据病情和需要从小剂量开始，此后逐渐加量。心绞痛、房颤：一日 2 次 50 mg(根据医疗建议，可增加至一日 2 次 100 mg)；偏头痛：一日 2 次 50 mg。

副作用：可出现心率减慢、血压下降、四肢冰冷、头晕、疲倦、喘息等症状。

禁忌症：哮喘、心源性休克、心率小于 50 次/分、急性心力衰竭时禁用。

注意：吸烟者、糖尿病及甲状腺功能亢进患者慎用；长期使用本品时如欲中断治疗，须逐渐减少剂量，一般于 7~10 天内撤除，至少也要经过 3 天。

2. 利多卡因

临床应用：为局麻药和抗心律失常药，用于急性心肌梗死后室性早搏和室性心动过速，亦可用于洋地黄类中毒、心脏外科手术及心导管引起的室性心律失常。对室上性心律失常通常无效。

剂型、浓度：注射剂 100 mg/支。

用法用量：治疗心律失常用量，静脉注射 1~1.5 mg/kg 体重(一般用 50~100 mg)，首次负荷量静注 2~3 min，必要时每 5 min 后重复静脉注射 1~2 次，但 1 min 之内的总量不得超过 300 mg。

副作用：可有眩晕、倦怠、感觉异常等表现，大剂量可产生严重窦性心动过缓、心脏停搏等。

禁忌症：对本药过敏者禁用；预激综合征、严重心传导阻滞(包括窦房、房室及心室内传导阻滞)患者，禁用静脉输入。

注意：对其他局麻药过敏者，可能对本品也过敏；本品严格掌握浓度和用药总量，超量可引起惊厥及心脏骤停。

3. 普罗帕酮【心律平】

临床应用：本品为广谱抗心律失常药。主要用于阵发性室性心动过速及室上性心动过速、预激综合征。

剂型、浓度：片剂 50 mg/片。

用法用量：口服，一次 100~200 mg，一日 3~4 次。

副作用：可有口干、眩晕、胃肠道不适等，严重者出现房室传导阻滞等表现。

禁忌症：无起搏器保护的窦房结功能障碍、严重房室传导阻滞患者、严重充血性心力衰竭、心源性休克、严重低血压及对该药过敏者禁用。

注意:心肌严重损害者慎用;由于其具有局部麻醉作用,宜在饭后与饮料或食物同时吞服,不得嚼碎。

(二)抗心绞痛药

1. 硝酸甘油

临床应用:用于冠心病、心绞痛的治疗及预防,也可用于降低血压或治疗充血性心力衰竭。

剂型、浓度:片剂 0.5 mg/片。

用法用量:成人一次 0.25~0.5 mg 舌下含服。每 5 min 可重复 0.5 mg,直至疼痛缓解。如果 15 min 内总量达 1.5 mg 后疼痛持续存在,应立即就医。在活动或大便之前 5~10 min 预防性使用,可避免诱发心绞痛。

副作用:可有头痛、眩晕、面部潮红、低血压等表现。

禁忌症:禁用于心肌梗死早期(有严重低血压及心动过速时)、严重贫血、青光眼、颅内压增高和已知对硝酸甘油过敏的患者。

注意:片剂用于舌下含服,不可吞服。小剂量可能发生严重低血压,尤其在直立位时。舌下含服用药时患者应尽可能取坐位,以免因头晕而摔倒。

2. 硝苯地平【心痛定】

临床应用:为较好抗心绞痛药,特别适用于防治变异型心绞痛和冠状动脉痉挛所致的心绞痛。

剂型、浓度:片剂 10 mg/片。

用法用量:从小剂量开始服用,一般起始剂量 10 mg/次,一日 3 次口服;常用的维持剂量为口服 10~20 mg/次,一日 3 次。如果病情紧急,可嚼碎服或舌下含服 10 mg/次,根据患者对药物的反应,决定再次给药。

副作用:可有头痛、恶心、面部潮红、一过性低血压等表现,少见贫血、肺水肿等。

禁忌症:对本药过敏者禁用。

注意:个别病人出现严重的低血压症状。尤其在合用其他降压药时,须监测血压。

3. 硝酸异山梨酯【消心痛】

临床应用:用于缓解急性心绞痛发作,预防及治疗心绞痛。治疗心肌梗死的心率缓慢。

剂型、浓度:片剂 5 mg/片。

用法用量:舌下含服见效快、口服用于预防发作。舌下含服 5 mg,如 10 min 后疼痛持续再次服用;服用时病人取坐位或卧位;若疼痛缓解,吐出剩余药品减少头痛风险。预防心绞痛,口服 5~10 mg,一日 2~3 次。

副作用:可导致头痛、面部潮红、眩晕、心悸等。

禁忌症:严重低血压、脑部损伤(颅内压增高)、已知心血管疾病(心肌病等)禁用。

注意:如果舌下服用 2 片 15 min 疼痛没有缓解,按照心肌梗死治疗。长期应用有耐受性,不应突然停止用药,以避免反跳现象。

(三)抗高血压药

我国常用的一线降压药主要有利尿药(如氢氯噻嗪和呋塞米)、β 受体阻滞剂(如倍他乐克)、血管紧张素转换酶抑制剂(ACEI)(如卡托普利)、血管紧张素Ⅱ受体阻滞剂(ARB)(如坎地沙坦、缬沙坦)、钙拮抗剂(CCB)(如玄宁、络活喜)等五大类。

1. 氢氯噻嗪【双氢克尿塞】

临床应用:是常用的基础降压药,可单独应用或与其他降压药联合应用,主要用于治疗原发性高血压。

剂型、浓度:片剂 10 mg/片。

用法用量:治疗高血压,每日 25~100 mg,分 1~2 次服用,并按降压效果调整剂量。

副作用:长期应用可导致电解质紊乱,特别是低钾,还可出现恶心、呕吐、疲乏无力等症状。

禁忌症:严重肾功能不良者应禁用。

注意:应从最小有效剂量开始用药,以减少副作用的发生;为防止电解质紊乱,宜间歇用药。注意检查血压、血糖、血尿酸等指标。

2. 美托洛尔

临床应用:适用于各型高血压及心绞痛;用于各种原因所致的心律失常(不规律或心率快);预防偏头痛。

剂型、浓度:片剂 50 mg/片。

用法用量:口服,早晨顿服或遵医嘱。剂量可根据病情和需要从小剂量开始,此后逐渐加量。治疗高血压:每日 100~200 mg,分 1~2 次服用。

副作用:可出现心率减慢、血压下降、四肢冰冷、头晕、疲倦、喘息等症状。

禁忌症:哮喘、心源性休克、心率<50 次/min、急性心力衰竭时禁用。

注意:吸烟者、糖尿病及甲状腺功能亢进患者慎用;长期使用本品时如欲中断治疗,须逐渐减少剂量,一般于 7~10 天内撤除,至少也要经过 3 天。

3. 硝苯地平

临床应用:是较好的抗心绞痛药,特别适用于防治变异型心绞痛和冠状动脉痉挛所致的心绞痛。高血压(单独或与其他降压药合用)。

剂型、浓度:片剂 10 mg/片。

用法用量:从小剂量开始服用,一般起始剂量 10 mg/次,一日 3 次口服;常用的维持剂量为口服 10~20 mg/次,一日 3 次。如果病情紧急,可嚼碎服或舌下含服 10 mg/次,根据患者对药物的反应,决定再次给药。

副作用:可有头痛、恶心、面部潮红、一过性低血压等表现,少见贫血、肺水肿等。

禁忌症:对本药过敏者禁用。

注意:个别病人出现严重的低血压症状。尤其在合用其他降压药时,需监测血压。

4. 卡托普利【开博通】

临床应用:用于治疗各种类型的高血压,也用于急、慢性充血性心衰。

剂型、浓度:片剂 25 mg/片。

用法用量:口服,用量视病情或个体差异而定,给药剂量须遵循个体化原则,按疗效予以调整。高血压,一次 12.5 mg,每日 2~3 次,按需要 1~2 周内增至 50 mg,每日 2~3 次。

疗效仍不满意时可加用其他降压药。

副作用:常见皮疹、心悸、咳嗽等症状,少见头痛、面部潮红、心律不齐等表现。

禁忌症:对本品或其他血管紧张素转换酶抑制剂过敏者禁用。肾功能不全、严重自身免疫性疾病患者禁用。

注意:胃中食物可使本品吸收减少30%~40%,故宜在餐前1 h服药。

5. 坎地沙坦【维尔亚】

临床应用:用于治疗原发性高血压。本品可单独使用,也可与其他抗高血压药物联用。

剂型、浓度:片剂4 mg/片。

用法用量:口服,一般成人一日1次,一次4~8 mg,必要时可增加剂量至12 mg。

副作用:皮疹、头晕、恶心、食欲缺乏、乏力等症状,严重时可出现血管性水肿、晕厥、肾功衰竭等表现。

禁忌症:对本制剂的成分有过敏史的患者禁用;严重肝、肾功能不全或胆汁淤积患者禁用。

注意:服用本制剂,有时会引起血压急剧下降,应注意监测血压。

6. 苯磺酸氨氯地平【络活喜】

临床应用:治疗原发性高血压(单独用药或与其他抗高血压药物合用);治疗慢性稳定性心绞痛及变异型心绞痛(单独用药或与其他抗心绞痛药物合用)。

剂型、浓度:片剂5 mg/片。

用法用量:治疗高血压:初始剂量为5 mg,一日1次,最大剂量为10 mg,一日1次。

副作用:可有头痛、水肿、疲劳、恶心、腹痛、心悸、眩晕等症状。

禁忌症:对二氢吡啶类药物或本品中任何成分过敏的病人禁用。

注意:应根据患者个体反应调整剂量,一般的剂量调整应在7~14天后开始进行。

七. 主要作用于呼吸系统的药物

(一)祛痰药

1. 盐酸溴己新【必漱平】

临床应用:具有较强的黏痰溶解作用。用于慢性支气管炎、哮喘、支气管扩张、矽肺等有白色黏痰又不易咯出的患者。

剂型、浓度:片剂8 mg/片。

用法用量:口服,成人一次8~16 mg,一日3次。

副作用:对胃黏膜具有刺激性,可引起恶心、胃部不适等症状,减量或停药后可消失。

禁忌症:胃溃疡病人慎用。

注意:宜在饭后服用。

2. 盐酸氨溴索【沐舒坦】

临床应用:有良好的黏痰溶解作用及润滑呼吸道作用,适用于伴有痰液分泌不正常及排痰功能不良的急性、慢性呼吸系统疾病。

剂型、浓度:片剂 30 mg/片。

用法用量:口服,成人一次 30 mg,一日 3 次。长期使用可减少为一日 2 次。

副作用:可出现轻微的胃肠道反应如胃部不适、胃痛、腹泻,偶见皮疹等。

禁忌症:对本品过敏者禁用。

注意:应避免同时服用强力镇咳药。

(二)镇咳药

1. 磷酸可待因

临床应用:镇咳,用于较剧的频繁干咳,如痰液量较多宜并用祛痰药。镇痛,用于中度以上的疼痛。镇静,用于局麻或全麻时。

剂型、浓度:片剂 30 mg/片。

用法用量:常用量,口服,一次 15~30 mg,一日 30~90 mg。极量,一次 90 mg,一日 8 片。

副作用:常见幻想、呼吸不规则、心律异常等症状,少见耳鸣、皮疹、精神抑郁等。

禁忌症:对本品过敏者禁用。禁用于已知为 CYP2D6(基因拷贝数)超快代谢者。12 岁以下禁用。

注意:长期应用会成瘾,应控制使用。用药期间不宜驾驶机、车、船,从事高空作业、机械作业及操作精密仪器。

2. 氢溴酸右美沙芬

临床应用:中枢性镇咳药,用于干咳,包括上呼吸道感染(如感冒和咽炎)、支气管炎等引起的咳嗽。长期服用无成瘾性和耐受性。

剂型、浓度:片剂 10 mg/片。

用法用量:口服,20~40 mg/次,一日 3~4 次。

副作用:可见头晕、头痛、嗜睡、易激动、嗳气、食欲缺乏、便秘、恶心、皮肤过敏等,但不影响疗效。停药后上述反应可自行消失。

禁忌症:对该药品过敏者禁用,过敏体质者慎用。

注意事项:痰量多的慎用。服药期间不得驾驶机、车、船,从事高空作业、机械作业及操作精密仪器。

(三)平喘药

1. β₂ 受体激动剂——沙丁胺醇【舒喘灵】

临床应用:为 β_2 肾上腺受体激动药。治疗支气管哮喘、喘息型支气管炎及其他伴有支气管痉挛的呼吸道疾病。

剂型、浓度:气雾剂,吸入 0.1 mg/喷;片剂 2 mg/片。

用法用量:口服,一次 2~4 mg,一日 3 次。气雾剂吸入,一次 1~2 喷,必要时每 4 h 重复 1 次,一日最多 12 喷。

副作用:可出现口干、咽喉刺痒、眩晕、手指震颤、头痛、心率加快等表现。

禁忌症:对沙丁胺醇过敏者禁用;对其他 β_2 受体激动剂、酒精和氟利昂过敏者禁用。

注意:使用前摇匀;长期用药可形成耐受性,使疗效降低,且可能使哮喘加重。

2. 糖皮质激素

（1）布地奈德

临床应用：用于肾上腺皮质激素依赖性或非依赖性支气管哮喘及喘息性支气管炎患者和慢性阻塞性肺病。

剂型、浓度：气雾剂 20 mg/瓶，200 μg/喷。

用法用量：气雾吸入，一般一次 200 μg，早晚各一次，一日共 400 μg；病情严重时，一次 200 μg，一日 4 次，一日共 800 μg。

副作用：可出现咽部刺激、咳嗽、皮疹、荨麻疹、紧张不安等表现。

禁忌症：对本品过敏者和中度及重度支气管扩张症患者禁用。

注意：活动性肺结核及呼吸道真菌、病毒感染者慎用。

（2）地塞米松

临床应用：治疗致命和严重哮喘、过敏和严重的过敏反应。

剂型、浓度：注射剂 4 mg/支。

用法用量：过敏反应或致命哮喘 4 mg 肌肉注射或静脉注射。

副作用：重复剂量会加剧胃溃疡；出现精神快感或沮丧；使糖尿病加重等。

禁忌症：对本品及肾上腺皮质激素类药物有过敏史患者禁用。情况紧急时除外。

注意：本药不可长期使用，应遵医嘱；长期服药后，停药前应逐渐减量。

3. 黄嘌呤类药物——氨茶碱

临床应用：可用于支气管哮喘、充血性心力衰竭、心源性水肿、心源性哮喘。

剂型、浓度：片剂 0.1 g/片；注射剂 0.25 g/支。

用法用量：口服，一次 0.1～0.2 g，每日 3 次。静脉注射，0.25～0.5 g 加入 25% 葡萄糖 20～40 mL 中。静脉滴注，0.25～0.5 g 加入 5% 葡萄糖 500 mL 中。

副作用：多见的有恶心、呕吐，当血清浓度过高时可出现心动过速、心律失常，甚至发生发热、惊厥等症状，严重者甚至呼吸、心跳停止。

禁忌症：对茶碱过敏者禁用。活动性消化溃疡者、未经控制的惊厥性疾病者、急性心肌梗死伴有血压显著降低者禁用。

注意：静脉注射时注意掌握速度与剂量。酒精中毒、心律失常、高血压、持续发热等病人慎用。

八、主要作用于消化系统的药物

（一）抗酸药

铝碳酸镁

临床应用：适用于急、慢性胃炎；胃、十二指肠溃疡；与胃酸有关的胃部不适症状，如胃痛、胃灼热感（烧心）、酸性暖气、饱胀等。

剂型、浓度：片剂 5 mg/片。

用法用量：口服（咀嚼后服用）一次 5～10 mg，一日 3 次。餐后 1～2 h，睡前或胃部不适时服用。治疗胃和十二指肠溃疡时，一次 10 mg（嚼服），一日 4 次，在症状缓解后，至少维持 4 周。

副作用：偶见便秘、口干和食欲缺乏。

禁忌症:对本品过敏者禁用。

注意:连续使用不得超过 7 天,症状未缓解,请医疗咨询;胃肠道蠕动功能不全和严重肾功能障碍者慎用。

(二)抑制胃酸分泌及质子泵抑制剂

1. 法莫替丁

临床应用:主要用于治疗胃及十二指肠溃疡、反流性食管炎、上消化道出血等。

剂型、浓度:片剂 20 mg/片。

用法用量:口服 20 mg,一日 2 次,或一次 40 mg,临睡前使用,4~6 周为一个疗程。溃疡愈合后维持量减半。

副作用:可有口干、头晕、失眠、便秘、腹泻、皮疹、面部潮红等症状。

禁忌症:对本品过敏者、严重肾功能不全者禁用。

注意:应排除胃癌后才能使用。

2. 奥美拉唑

临床应用:主要用于十二指肠溃疡、胃溃疡、上消化道出血、返流性食道炎,与阿莫西林和克拉霉素或与甲硝唑与克拉霉素合用,可以杀灭幽门螺杆菌。

剂型、浓度:片剂 20 mg/片;注射剂 40 mg/支。

用法用量:治疗消化性溃疡,初始剂量 20 mg,每日饭前最好晚间服用 1 次,如果症状持续增加,剂量一日 40 mg。治疗消化性溃疡出血,静脉注射,一日 40 mg,每 12 h 一次,连用 3 天。

副作用:可有恶心、腹泻、头痛、皮疹等。

禁忌症:对奥美拉唑过敏者、严重肾功能不全者禁用。

注意:严重肝功能不全者慎用,必要时剂量减半。较长时间服用或误服大量此药时可发生中毒。

(三)胃黏膜保护剂

1. 硫糖铝

临床应用:用于胃及十二指肠溃疡的治疗,也用于缓解胃酸过多引起的胃痛、胃灼热感(烧心)和糜烂性胃炎等。

剂型、浓度:片剂 0.3 g/片

用法用量:口服一次 0.3 g,一日 3~4 次。餐前半小时和睡前服用。

副作用:服用本品期间口内可能带有氨味,并可使舌苔及大便呈灰黑色,停药后即自行消失;偶见恶心、便秘。

禁忌症:对本品过敏者禁用;严重肾病患者禁用。

注意:服用本品期间不得服用其他铋制剂且不宜大剂量长期服用。牛奶和抗酸药可干扰本品的作用,不能同时服用。

2. 枸橼酸铋钾

临床应用:用于胃及十二指肠溃疡的治疗,也用于缓解胃酸过多引起的胃痛、胃灼热感(烧心)和糜烂性胃炎等。

剂型、浓度:片剂 0.3 g/片。

用法用量:口服,一次 0.3 g,一日 3~4 次。餐前半小时和睡前服用。

副作用:服用本品期间口内可能带有氨味,并可使舌苔及大便呈灰黑色,停药后即自行消失;偶见恶心、便秘。

禁忌症:对本品过敏者禁用;严重肾病患者禁用。

注意:服用本品期间不得服用其他铋制剂且不宜大剂量长期服用。牛奶和抗酸药可干扰本品的作用,不能同时服用。

(四)胃肠解痉药

1. 阿托品

临床应用:本药可抑制腺体分泌、散大瞳孔、解除平滑肌痉挛、解除迷走神经对心脏的抑制,使心率加快等。故适用于缓解内脏绞痛:如胃痉挛、肠绞痛、肾绞痛、胆绞痛、胃及十二指肠溃疡等;还可以治疗心肌梗死的心率缓慢;治疗有机磷杀虫剂中毒。

剂型、浓度:片剂 0.3 mg/片;注射剂 0.5 mg/支。

用法用量:口服,0.3~0.5 mg/次,3 次/日。肌注、静注或皮下肌注,0.5 mg/次。

副作用:常见有口干、瞳孔散大、视力模糊、皮肤干燥、尿潴留、幻觉和精神病(大剂量服用)等。

禁忌症:青光眼及前列腺肥大患者、高热者禁用。情况紧急时除外。

注意:不宜用于支气管哮喘患者。有机磷中毒时可能需要大剂量。

2. 山莨菪碱【654-2】

临床应用:缓解平滑肌痉挛,主要用于治疗胃溃疡、十二指肠溃疡、胆管、胰管、输尿管痉挛引起的绞痛;治疗各种神经痛、感染中毒性休克等;也用于有机磷农药中毒,但效果不如阿托品好。

剂型、浓度:片剂 5 mg/片;注射剂 10 mg/支。

用法用量:口服,每次 5~10 mg,每天 3 次;成人每次肌注 5~10 mg;抗休克及有机磷中毒:静注,成人每次 10~40 mg,必要时每隔 10~30 min 重复给药,也可增加剂量。

副作用:常见有口干、面红、视物模糊等;少见心跳加快、排尿困难等;上述症状多在1~3 h 内消失。

禁忌症:颅内压增高、脑出血急性期、青光眼、幽门梗阻、肠梗阻及前列腺肥大者禁用。

注意:急腹症诊断未明确时,不宜轻易使用。用量过大时可出现阿托品样中毒症状,可用新斯的明或氢溴酸加兰他敏解除症状。

(五)促胃肠动力药

1. 多潘立酮【吗丁啉】

临床应用:用于治疗胃食道反流、食道炎引起的消化不良;治疗腹胀、嗳气、恶心、呕吐、腹部胀痛等。对功能性、感染性、放疗药物等原因引起的恶心呕吐有效。

剂型、浓度:片剂 10 mg/片。

用法用量:口服,成人一次 10 mg,一日 3 次,一日不得超过 40 mg,饭前 15~30 min 服用。

副作用:偶见口干、头痛、失眠、神经过敏、头晕、嗜睡、倦怠、腹部痉挛、腹泻、反流、恶心、胃灼热感、皮疹、瘙痒、荨麻疹等。

禁忌症:已知对多潘立酮或本品任一成分过敏者。机械性消化道梗阻,消化道出血、穿孔患者禁用。

注意:抗酸剂或抑制胃酸分泌药物会降低本品的口服生物利用度,不应与本品同时服用。合用时,本品应在饭前服用,抗酸剂或抑制胃酸分泌药物应于饭后服用。

2. 甲氧氯普胺【胃复安】

临床应用:本品具有强大的中枢性镇吐作用。用于各种病因所致恶心、呕吐、嗳气、消化不良、胃部胀满、胃酸过多等症状的对症治疗。也可用于海空作业引起的呕吐及晕车(船)。

剂型、浓度:片剂 5 mg/片。

用法用量:口服,一次 5~10 mg,每日 3 次,餐前 30 min 服用。

副作用:较常见昏睡、烦躁不安、疲怠无力等,还可有便秘、腹泻、皮疹等。

禁忌症:对普鲁卡因或普鲁卡因胺过敏者禁用。胃肠道出血、机械性肠梗阻或穿孔,可因用药使胃肠道的动力增加,病情加重者禁用。

注意:遇光变成黄色或黄棕色后毒性增高。肝、肾衰竭患者慎用。

3. 昂丹司琼

临床应用:船上用于预防呕吐、预防晕船。疗效优于甲氧氯普胺。

剂型、浓度:片剂 4 mg/片。

用法用量:最好呕吐刺激前服用 1 片。

副作用:可出现头痛、疲乏、便秘等表现。

禁忌症:对昂丹司琼过敏者、胃肠道梗阻患者禁用。

注意:过敏体质者慎用。

(六)利胆药

茴三硫

临床应用:适用于胆囊炎、胆结石及消化不适,并用于急、慢性肝炎的辅助治疗。

剂型、浓度:片剂 25 mg/片。

用法用量:口服,一次 25 mg,一日 3 次。

副作用:偶有发生荨麻疹样红斑、皮疹、腹痛、恶心等症状。

禁忌症:对本品过敏者、胆道完全梗阻者及严重肝功能障碍者禁用。

注意:甲状腺功能亢进患者慎用本品。

(七)泻药和止泻药

1. 泻药

(1)多库酯与塞纳

临床应用:适用于慢性便秘。船上用于避免肛裂和痔疮病人病情加重;避免服用阿片导致的便秘。

剂型、浓度:片剂(50+8)mg/片。

用法用量:口服,睡前 1~2 片,如需要可能增加到一日 2 次,一次 2 片。

副作用:个别病人可发生腹胀、腹痉挛(罕见)、腹泻等。

禁忌症:对本品过敏者禁用。疑似肠梗阻、炎性肠病、阑尾炎禁用。

注意:船上服用不超过1个星期;可能导致尿液变成黄褐色。

(2)乳果糖

临床应用:渗透性泻药。用于治疗慢性或习惯性便秘;调节结肠的生理节律。

剂型、浓度:口服液100 mL/瓶。

用法用量:每日剂量可根据个人需要进行调节。初始剂量,成人一日30 mL;维持剂量,成人一日10~25 mL,宜在早餐时一次服用。

副作用:治疗初始几天可能会有腹胀,当剂量高于推荐治疗剂量时,可能会出现腹痛和腹泻。

禁忌症:肠梗阻、急性腹痛,以及对乳果糖及其组分过敏者禁用。

注意:如果在治疗2、3天后,便秘症状无改善或反复出现,请咨询医生。

(3)开塞露

临床应用:润滑性泻药,用于轻度便秘,对于结块严重的便秘效果不显著。

剂型、浓度:灌肠剂20 mL/支。

用法用量:直肠给药,成人一次20 mL。

副作用:无过量及产生的损害。有部分病人可能感觉不适。

禁忌症:对本品过敏者禁用,过敏体质者慎用。

注意:如有肛周感染请不要使用。药物的开口要光滑,缓慢送入肛门,避免损伤直肠黏膜。

2. 止泻药

(1)盐酸洛哌丁胺【易蒙停】

临床应用:止泻药,用于各种病因引起的急、慢性腹泻。

剂型、浓度:片剂2 mg/片。

用法用量:口服,急性腹泻:4 mg起始量,以后每次腹泻后2 mg,一日总量不超过16 mg;慢性腹泻:2~4 mg/次,2~3次/日。

副作用:最常出现腹胀、腹痛、便秘等。

禁忌症:禁用于已知对本品过敏者;禁用于肠梗阻、痢疾、急性溃疡性结肠炎。

注意:服用本品应补充水电解质;用药过程中出现便秘或48 h仍无效者应停药;当痢疾严重或妨碍船舶安全航行时可服用。

(2)蒙脱石散【思密达】

临床应用:适用于治疗急、慢性腹泻。

剂型、浓度:粉剂3 g/袋。

用法用量:口服,成人一次1袋(3 g),一日3次。服用时将本品倒入半杯温开水(约50 mL)中混匀快速服完。治疗急性腹泻时剂量应加倍。

副作用:少数人可能产生轻度便秘。

禁忌症:对本品过敏者禁用。

注意:治疗急性腹泻,应注意纠正脱水。如需服用其他药物,建议与本品间隔一段时间。过量服用,易致便秘。

九、主要作用于泌尿系统的药物

(一)利尿药

1. 氢氯噻嗪【双氢克尿塞】

临床应用:主要用于各型水肿,以心源性水肿疗效较好,对肾性和肝性水肿也有效。

剂型、浓度:片剂 25 mg/片。

用法用量:口服,一次 25~50 mg,一日 1~2 次。

副作用:水、电解质紊乱所致的副作用较为常见,特别是低钾血症。

禁忌症:严重肾功能不良者应禁用。

注意:应从最小有效剂量开始用药,以减少副作用的发生;为防止电解质紊乱,宜间歇用药。注意检查血压、血糖、血尿酸等指标。

2. 呋塞米【速尿】

临床应用:用于各种水肿性疾病(包括心力衰竭导致的严重肺水肿、肝硬化、肾脏疾病)、高血压等。

剂型、浓度:片剂 20 mg/片;注射剂 20 mg/支。

用法用量:口服,开始一日 20~40 mg,一日 1~2 次,必要时 6~8 h 后追加 20~40 mg。肌内注射或静脉注射:一次 20~40 mg,必要时 1 h 内追加剂量。

副作用:脱水、电解质紊乱导致缺钾等;少见皮疹、视觉模糊、头晕等;如果静脉注射过快可出现听力障碍。

禁忌症:禁用于对本品及噻嗪类利尿药或其他磺酰胺类药物过敏者。

注意:药效发挥快(几分钟),药效持续长(2~3 h),药物剂量应从最小有效剂量开始,然后根据利尿反应调整剂量,以减少水、电解质紊乱等不良反应的发生。

(二)脱水药

甘露醇

临床应用:系渗透性利尿药,可用于治疗各种原因引起的脑水肿,降低颅内压及眼内压,应用于其他降眼内压药无效时或眼内手术前准备等。

剂型、浓度:注射剂 20%。

用法用量:利尿,成人用 20% 溶液 250 mL 静脉滴注,并调整剂量使尿量维持在每小时 30~50 mL。治疗脑水肿、颅内高压和青光眼,按体重 0.25~2 g/kg,配制为 15%~25% 浓度于 30~60 min 内静脉滴注。

副作用:水和电解质紊乱最为常见。还可引起头痛、眩晕、畏寒、视力模糊、心悸、肺水肿等。

禁忌症:已确诊为急性肾小管坏死的无尿患者,严重失水者、颅内活动性出血者(颅内手术时除外)、急性肺水肿禁用。

注意:甘露醇遇冷时易结晶,应用前应仔细检查。应关注血压、尿量等指标。

十、镇静催眠药

安定【地西泮】

临床应用:主要用于焦虑、镇静催眠,还可用于抗癫痫和抗惊厥等,船上治疗戒酒。

剂型、浓度:片剂 2.5 mg/片。

用法用量:口服,一次 2.5~5 mg,一日 2~3 次。戒酒口服 5 mg 安定,必要时须加量。

副作用:常有嗜睡、疲乏、头昏等表现,急性中毒会出现精神错乱、昏迷等。长期应用可成瘾。

禁忌症:严重呼吸道疾病、阿片中毒、严重肝病、重症肌无力。

注意:不得与酒精或阿片共同服用;服用后 24 h 避免操作机器或值班。

十一、阿片碱类解毒剂

纳洛酮

临床应用:治疗阿片类药物及其他麻醉性镇痛药(如哌替啶、美沙酮、芬太尼等)中毒。治疗镇静催眠药与急性酒精中毒。

剂型、浓度:注射剂 0.4 mg/支。

用法用量:肌注或静注一次 0.4~0.8 mg。

副作用:可出现口干、恶心呕吐、烦躁不安、血压升高和心率加快等表现。

禁忌症:高血压及心功能不良患者慎用。

注意:用药后,应密切观察病人的体征变化,如呼吸、血压、心率,并及时采取相应措施。

十二、外用药

除了上述口服药物,《国际船舶医疗指南》中还列出了一些外用药,主要如下。

1. 丁香油

临床应用:船上用于治疗牙疼。

剂型、浓度:油 50 g/支,100 g/支。

用法用量:用浸渍适量丁香油的棉签涂抹病牙。

副作用:刺激黏膜。

注意:使用不超过 48 h。

2. 0.1%氢化可的松膏

临床应用:治疗过敏或其他皮肤发炎。

剂型、浓度:乳膏 0.1%。

用法用量:均匀涂于患处,一日 2 次。几天后,一日涂抹 1 次。

副作用:长期使用皮肤变薄,皮肤色素脱失或沉着。

禁忌症:细菌、病毒或真菌导致的伤口或皮肤感染禁用。

注意:短期使用;不要涂抹眼睛。

3. 2%咪康唑膏(达克宁、硝酸咪康唑)

临床应用:治疗皮肤真菌感染。

剂型、浓度:膏2%。

用法用量:少量涂抹一日2次,症状消失后连续涂抹2周。

副作用:偶见过敏。

禁忌症:对本品过敏者禁用。

注意:用药期间注意个人卫生,防止重复感染。使用后立即洗手。

4.0.5%(或等效)羟甲唑啉滴鼻液

临床应用:治疗过敏或病毒感染引发的鼻阻塞。缓解鼻窦炎的鼻窦引流。

剂型、浓度:滴剂0.5%。

用法用量:一日2次或如果妨碍睡眠只在晚上每个鼻孔滴入2~3滴。

副作用:鼻子或咽喉刺痛或灼伤;鼻黏膜干燥;堵塞反弹等。

禁忌症:对本品过敏的患者禁用。服用抗抑郁药物禁用。

注意:不宜大量长期连续应用,每次连续使用时间不宜超过5天。

5.0.5%红霉素眼膏

临床应用:用于治疗沙眼、结膜炎、睑缘炎及眼外部感染。

剂型、浓度:膏0.5%。

用法用量:涂于眼睑内,一日2~3次,最后一次宜在睡前使用。

副作用:偶见眼睛疼痛,视力改变,持续性发红或刺激感等过敏反应。

禁忌症:红霉素过敏者禁用。

注意:避免接触其他黏膜(如口、鼻等);一个药管只限一名病人使用;药膏打开后最好冷藏保存。

6.聚维酮碘溶剂【碘伏】

临床应用:消毒皮肤和伤口。

剂型、浓度:2.5%、5%、10%药液。

用法用量:外用。用棉签蘸取少量,由中心向外周局部涂擦,一日1~2次。

副作用:个别病人用药时,创面黏膜局部可有轻微刺激。

禁忌症:碘过敏者禁用。

注意:本品为外用药,切忌口服。

7.氧化锌软膏

临床应用:用于急性或亚急性皮炎、湿疹、痱子及轻度、小面积的皮肤溃疡。船上用于保护被刺激皮肤。

剂型、浓度:膏15%、20%。

用法用量:外用,一日2次,擦涂患处。

副作用:偶见过敏反应。

禁忌症:对本品过敏者禁用。

注意:避免接触眼睛和其他黏膜(如口、鼻等)。用药部位如有烧灼感、红肿等情况应停药,并将局部药物洗净。

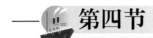

第四节

船舶常用医疗器械及使用注意事项

为了保证船舶医务室的业务开展和船员患病后能得到及时的治疗,除了常用的药物,船上还应配备必要的医疗设备和器械。

一、船舶常用医疗器械(包括部分设备)

表4-4-1为船舶常用医疗器械(包括部分设备)一览表。

表4-4-1　船舶常用医疗器械(包括部分设备)一览表

序号	项目	名称		要求	每10名船员需求数量
1	复苏设备	输氧装置	便携式氧气瓶	2L/20 MPa	1个
			压力调节器和流量表		1个
			一次性面罩		3个
2	包扎材料和缝合设备	胶布敷料		分类的创可贴	200个
		无菌压迫绷带		带有急救吸附纱布棉垫,小号/中号/大号	5卷
		弹力绷带		6 cm×4 m	3卷
		医用无菌纱布块		5 cm×5 cm	100块
		无菌凡士林纱布		10 cm×10 cm	50块
		棉签			100支
		可吸收缝合线		带有非创伤针头 1-0、3-0、4-0、5-0(约45 cm)	各10根
		无菌外科手套		6.5、7.5、8.5型号	各3双
3	器具	一次性手术刀片		无菌	20个
		剪刀		手术剪刀、绷带剪刀(不锈钢)	各1把
		持针器			1把
		止血钳			3把

(续表)

序号	项目	名称	要求	每10名船员需求数量
4	检查检测设备	听诊器		1个
		体温计	最好是电子温度计	1支
		台式血压计	最好是电子血压计	1个
		手电筒	笔形电筒	1个
5	注射、输入和插入设备	注射设备	一次性2 mL无菌注射器	50支
			一次性5 mL无菌注射器	50支
		输入设备	无菌静脉输液器	3个
			静脉注射用采血止血带	1条
		导尿设备	带有安全套导尿管、导尿袋	2个
			无菌临时导尿管	2根
			集尿袋和管	2个
6	护理设备	口罩	一次性	50个
		冰袋		1个
		换药盘	300 mm×200 mm×30 mm	1个
		酒精棉签	注射前清洁皮肤70%酒精棉签	200支
		石膏绷带	5 cm 和 10 cm×2.7 m	各12卷
		三角巾		5个
		夹板	大、中、小	各1副

二、使用医疗器械的注意事项

1. 船舶上的医疗器械(设备)存放的位置应该固定,无菌物品必须与非无菌物品分开放置,并且有明显标志。

2. 船舶上的医疗器械(设备)要有专人管理,使用前要检查,使用后要做好记录。一次性使用的无菌物品要遵循包装上标识的有效期。

3. 使用无菌的医疗器械时要严格遵循无菌操作原则。做到一套无菌物品仅供一位病人使用,防止交叉感染。

4. 一次性使用的医疗器械使用后要按规定进行密闭封装处理;可重复使用的被污染器械要及时进行消毒、灭菌处理。

5. 船舶上的医疗器械(设备)不足时要及时补充。

第五章
外来援助

现代的通信技术对救护船员生命起到了相当重要的作用。船舶远离海岸、城镇，当船员发生紧急伤病情况时，为获得及时正确的医疗指导，船长应毫不犹豫地用现代的通信技术向岸上或向配有医生的过往船舶求救，以获得医疗援助或无线电医疗服务指导。

第一节
无线电医学咨询与无线电医嘱

一、无线电医疗咨询

海上航行的所有船舶能够全天24 h获得全球口岸派驻医生的医疗建议，船上护理人员不确定最佳治疗措施时应征求医疗建议。

无线电医疗建议是通过无线电话、卫星通信、传真或互联网获得医疗建议，直接由各港口的医生发出。在特殊情况下，也可以从邻近船上的医生处得到。

为了迅速交换信息，最好采用双方通用的语言。编码信息容易被误解，所以尽可能避免使用。

给医生提供关于病人的症状细节和过往病史等所有可能的信息。必须把医生的建议及指令清楚无误地全部记录下来，重述医生的建议，确保你充分理解以避免出现差错。如有可能最好用电子录音设备记录下医生给出的所有建议和指导，求助后尽快在病人病历和船舶日志上记录交流细节。

二、请求无线电医疗建议时与医生交流病人病情或损伤内容

（一）如果是患病的病人，应询问汇报如下内容

1. 关于船舶的基本信息

（1）船名；

（2）呼号；

（3）日期及时间（国际标准时间）；

（4）航线、速度、位置和货物；

（5）距离目的港口的时间；

（6）距离最近港口的时间，距离备停港口的时间；

（7）当地的天气情况。

2. 关于病人的基本信息

（1）病人的姓名或其他名字；

（2）职务；

（3）船上工作（工作类型）；

（4）年龄和性别。

3. 关于疾病的详情

（1）疾病何时首次发作？

（2）以前是否发作？如果有，什么时候？

（3）疾病如何发病（突然、缓慢等）？

（4）病人初期的主诉是什么？

（5）记录病人所有的主诉和症状。

（6）描述病人从疾病发作到目前现有疾病的过程（现病史）。

（7）详细描述过去疾病/损伤/手术情况（既往史）。

（8）提供已知疾病的家族病史。

（9）列明病人的社会活动和曾经职业，包括兴趣。

（10）列明发病前服用过的所有药物，并标明剂量和服用频次。

（11）病人是否吸烟？如果吸烟，吸烟量和频次为多少？

（12）病人是否饮酒？如果饮酒，饮酒量（平均一周几天，每日平均多少）为多少？

（13）病人是否服用任何草药或偏方？如果是的话，如何服用？

（14）病人是否服用娱乐性药物？如果是的话，如何服用？

4. 病人的体检结果

（1）记录生命体征：体温、脉搏、呼吸、血压。

（2）描述病人的大致情况（健康、明显患病、苍白等）。

（3）描述身体发病部位的外观，可考虑传真或发电子图片的邮件。

（4）描述对身体病变部位的观察（肿胀、压痛、活动受限等）。

（5）如果有损伤，描述病变部位的情况，按轻重列出伤势。

（6）曾做过何种检测（尿液、血液、其他），检测结果如何？

（7）可以的话，提供所有以前的验血、X射线或其他检查结果。

5. 诊断

诊断结果是什么？

6. 治疗

（1）列出所有注射类型或注射频次。

(2)描述病人对治疗的反映。

7. 问题

(1)你现在担心什么问题?

(2)你需要什么建议?

8. 其他意见

略。

9. 医生意见

略。

(二)如果是外伤的病人,应询问汇报如下内容

1. 关于船舶的基本信息(同前)

略。

2. 关于病人的基本信息(同前)

略。

3. 受伤病史

(1)准确说明损伤是如何发生的?

(2)伤员是否有失血,如果有,失血量是多少?

(3)何时出现损伤?

(4)距离病人上次就餐或饮水有多长时间?

(5)病人的叙述是什么(按照重要性或严重程度列明)?

(6)详细描述过去疾病/损伤/手术情况。

(7)列明病人目前使用过的所有药物,并标明剂量和服用(注射)频次。

(8)病人是否曾经饮酒?

(9)你是否认为病人可能服用麻醉药、安非他明等?

(10)病人是否记得发生过什么? 如果不记得,最后有清晰记忆在事件发生前多长时间?

(11)如果有意识丧失,即使是非常短暂的,描写发生时间、持续时间和无意识程度。

4. 病人的体检结果

(1)记录生命体征:体温、脉搏、呼吸、血压。

(2)描述病人的大致情况。

(3)按照重要和严重程度,列明病人受伤原因。

(4)曾做过何种检测(尿液、血液、其他),检测结果如何?

(5)可以的话,提供所有以前的验血、X 射线或其他检查结果。

5. 治疗

(1)描述受伤后采取的急救和其他治疗措施。

(2)列明病人以前使用过的所有药物,并标明剂量和服用(注射)频次。

（3）病人对治疗的反应如何？

6. 问题

（1）你现在担心什么问题？

（2.）你需要什么建议？

7. 其他意见

略。

8. 医生意见

略。

第二节
直升机救援

只有病人病情严重时才需要直升机转移。除服务费用昂贵外，直升机机组人员常常冒着生命危险向航海船舶提供协助。因此直升机救援仅用于紧急情况。

一、请求直升机救援

1. 如果船舶在直升机航程范围以外，必须转向并尽快安排会合地点；

2. 尽可能提供医疗信息，尤其是关于病人的行动性；

3. 病人病情有任何变化时应立即通知。

二、直升机抵达前的准备工作

1. 病人条件允许的话，尽可能移动病人靠近直升机载人区域；

2. 确保病人带有曾服药物的详细标签；

3. 准备好随同病人转移的包括船员证书、护照、医疗记录和其他必要证件的包裹；

4. 确保移动病人到专门担架（直升机放下的）的人员准备就绪；

5. 病人脸朝上捆在担架上，如果病人情况允许应穿上救生衣。

三、直升机和船舶交换信息

1. 船舶位置；

2. 会合位置的航线和航速；

3. 当地天气情况；

4. 如何从空中识别船舶（例如国旗、橙色烟雾信号、照明灯或日光信号灯）。

四、船舶安全检查表

(一)一般应该检查事项

1. 是否固定或清除降落区域内和周围所有松散物体？

2. 是否固定或清除降落区域上空的所有天线和竖立或运转的机械?

3. 直升机飞行员可以清楚看见信号旗或风向标吗?

4. 当班驾驶员是否把船舶准备好?

5. 甲板指挥是否携带无线电对讲机与驾驶台联络?

6. 是否打开消防栓并且甲板有足够压力?

7. 是否准备好消防水管(水管接近但不在降落区域)?

8. 是否准备好泡沫软管、泡沫炮和便携泡沫设备?

9. 是否准备好干粉灭火器并且随时使用?

10. 甲板人员是否正确完整着装,并就位?

11. 消防水管和泡沫喷嘴是否不指向降落区域以避免误喷?

12. 是否已仔细安排救援队?

13. 是否准备好下降救助落水人的救生艇?

14. 身边是否有下列物品:太平斧、撬棍、剪线钳、红色紧急信号/手电筒、信号棒(夜间)、急救设备?

15. 夜间作业时是否正确开启照明灯(包括特殊航行灯),并且没有直射直升机?

16. 是否甲板人员准备好,穿戴亮色背心和安全帽,并且所有乘客远离降落区域?

17. 挂钩人员是否戴上安全帽、硬橡胶手套和穿上橡胶底鞋子以避免静电危险?

18. 降落区域的进出口处是否清爽?

19. 直升机抵达前,是否已经获得雷达信号或处于准备状态?

(二)直升机甲板降落时,应该注意的事项

1. 甲板人员是否知道直升机即将降落?

2. 降落区域是否没有浓雾和海浪?

3. 必要时,是否落下或清除护栏、遮阳棚、支柱和其他障碍物?

4. 可行时,可移动的管路是否被移除,余留的顶端是否封好?

5. 必要时,是否用绳索手动固定直升机?(注意,只有直升机驾驶员可以决定是否固定直升机。)

6. 是否已经警告所有人员远离直升机旋翼和排气装置?

第三节

舰船接送医生、病人

船对船接送医生或病人,需要非常高的航海技术才能达到安全和有效。操作时应注意:

1. 为了保证自身安全,应确保本人可见,并将本人行动告知大船船长,并迅速执行船长命令。

2. 海上航行的大型油轮和其他一些船舶需要 30 min 或者更多时间将主推进器准备就绪。满载大型油轮需要数海里才会停止前进,这个过程它很难靠近小型船艇。因此应尽快使用日光信号装置或 VHF 联系。

3. 靠近任何型号空载的船只和客船时都要小心,因为它们在停下时都会发生偏航。

4. 远离较大船舶的船头或船尾突出部分,尤其是有浪时。

5. 注意较大船舶的固定护舷。

6. 一般由有较高干舷的船舶提供登船照明和设施,并指明最佳位置。

7. 操作完成后全速离开,危险吸力作用可能导致无法离开。

第四节
与撤离病人一同转诊的信息

由病人携带的任何资料、信件、表格必须清晰易懂。因为病人和医生可能说不同的语言,所以书面资料能更清楚表达。

信件中应包括病人姓名、出生日期和船舶基本信息(船名、港口、代理商或船东的姓名)。信件中还应包括系统详细的病人的所有资料,以及在其他港口的病史复印件。

第六章
消毒与灭菌

灭菌(sterilization)是指杀灭一切活的微生物,包括芽孢。消毒(disinfection)是指杀灭病原微生物和其他有害微生物,但并不要求清除和或杀灭所有微生物。从临床角度,无论灭菌或消毒都必须杀灭所有致病微生物,达到临床无菌术的要求。通常对应用于手术区域或伤口的物品按灭菌要求处理。即预先用物理或化学方法把相关物品上所有的微生物彻底消灭掉;病人的皮肤、手术人员手臂、某些特殊手术器械、手术室的空气等按消毒的标准进行处理。去除有害微生物。

无菌术(asepsis)是临床医学的一个基本操作规范。在人体和周围环境,普遍存在各种微生物。在手术、穿刺、插管、注射及换药等过程中,必须采取一系列严格措施,防止微生物通过接触、空气或飞沫进入伤口或组织,否则就可能引起感染。无菌术就是针对微生物及感染途径所采取的一系列操作规范。

第一节
常用医疗物品的消毒和灭菌法

灭菌和消毒是两个不同的概念,灭菌可包括消毒,而消毒不能代替灭菌。消毒多用于卫生防疫方面,灭菌则主要用于医疗护理。

凡用物理方法及化学灭菌剂彻底消灭与伤口或手术区接触的物品上所附着的细菌,以防止手术感染的方法,称灭菌法。灭菌法能杀灭一切活的微生物(包括细菌芽孢等)。

用化学消毒剂消灭微生物的方法,包括器械消毒、手术室消毒、手术人员的手臂消毒及病人的皮肤消毒,称为消毒法。消毒法只能杀灭病原菌与其他有害微生物,但不能杀死细菌芽孢。从医疗的角度,既要掌握灭菌和消毒在概念上的区别,更需关注其目的和效果。灭菌和消毒都必须能杀灭所有病原微生物和其他有害微生物,达到无菌的要求。

一、手术器械、物品的灭菌消毒方法

物理消毒和灭菌方法有湿热、干热和电离辐射等。其中在医院内以高温如烧灼、煮沸消毒、高压蒸汽灭菌最为普遍(见图 6-1-1、图 6-1-2、图 6-1-3)。手术器械和应用物品如手术衣、手术巾、纱布、盆罐以及各种常用手术器械等都可用高温来灭菌。

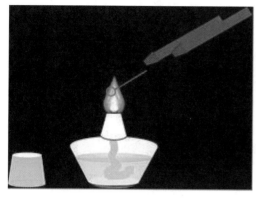

图 6-1-1 烧灼

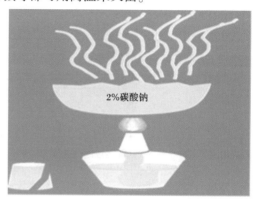

图 6-1-2 煮沸消毒

电离辐射包括紫外线(见图 6-1-4)、红外线、微波、γ 射线和高能电子束等。主要用于药物如抗生素、激素、维生素等的制备过程,还包括一次性医用敷料、手术衣和巾、容器、注射器及缝线的灭菌。紫外线可以杀灭悬浮在空气中和附于物体表面的细菌、真菌、支原体和病毒等,常用于室内空气的灭菌。某些药液的蒸气(如甲醛)可渗入纸张、衣料和被服等而发挥灭菌作用。

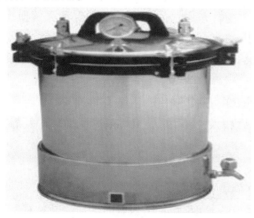

图 6-1-3 高压蒸汽灭菌法

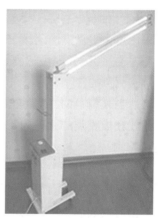

图 6-1-4 移动式紫外线消毒灯

(一)高压蒸汽灭菌法

高压蒸汽灭菌法是最好的灭菌方法,适用于大多数医用物品,包括手术器械、消毒衣巾及布类敷料等的灭菌。条件好的船舶应有一个小型高压蒸汽灭菌器,一般在蒸汽压力达到 $1.05 \sim 1.40 \ kg/cm^2$ 时,温度可达 $121 \sim 126 \ ℃$,经过 30 min,可杀死所有细菌,包括具有较强抵抗力的芽孢。

使用高压蒸汽灭菌器的注意事项：

1. 需灭菌的各种包裹体积不宜过大；

2. 灭菌器内的包裹不宜排得过密；

3. 预置专用的包内及包外灭菌批示纸带，在压力及湿度达到灭菌标准条件并维持15 min 时，指示纸带即出现黑色条纹，表示已达到灭菌的要求（见图6-1-5）；

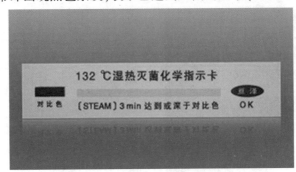

图 6-1-5　高压蒸汽灭菌用化学指示卡

4. 易燃和易爆物品如碘仿、苯类等，禁用高压蒸汽灭菌法，瓶内液体灭菌时，只能用纱布包扎瓶口，如果要用橡皮塞应插入针头以排气；

5. 已灭菌的物品应注明有效日期，有效期为2周，并需与未灭菌的物品分开放置。

(二)煮沸法

此法适用于金属器械、玻璃制品及橡胶类物品。在水中煮沸至100 ℃，并持续15～20 min，一般细菌即可被杀灭，但带芽孢的细菌至少需煮沸1 h 才能被杀灭。该方法简单易行，效果肯定，在部分基层医疗单位或急救场合采用。为节省时间和保证灭菌质量，高原地区可采用压力锅做煮沸灭菌。压力锅内的蒸汽压力可达到127.5 kPa。锅内最高温度为124 ℃左右，10 min 即可达到灭菌效果。

煮沸法灭菌的注意事项：

1. 为达到灭菌目的，物品必须完全浸没在沸水中；

2. 缝线和橡胶类的灭菌应于水煮沸后放入，持续煮沸10 min 即可取出，煮沸过久会影响物品质量；

3. 玻璃类物品需用纱布包裹，放入冷水中逐渐煮沸，以免其遇骤热而爆裂；

4. 煮沸器的锅盖应盖好，以保持沸水温度；

5. 灭菌时间应以煮沸后算起，若中途放入其他物品，则灭菌时间应重新计算；

6. 有效时间为24 h 内。

(三)蒸笼灭菌法

蒸汽为100 ℃，一般细菌30 min 到1 h 可被杀死，但不能杀死芽孢。如要达到完全灭菌，可间歇灭菌，即每日灭菌一次，每次2 h，连续3 日。

(四)干热灭菌法

适用于耐热、不耐湿、蒸汽或气体不能穿透物品的灭菌。如玻璃、粉剂、油剂等物品的灭菌。干热温度达到160 ℃，最短灭菌时间为2 h，170 ℃为1 h，180 ℃为30 min。

(五)电离辐射法

属于工业化灭菌法,主要用于无菌医疗耗材(如一次性注射器、丝线)和某些药品,常用60Co释放的射线或者加速器产生的γ电子射线起到灭菌作用。

二、化学消毒和灭菌法

化学消毒和灭菌法是指用化学消毒剂达到消毒目的的方法。按照杀灭微生物的强度,将消毒剂分为三大类:①高效消毒剂,可杀灭所有微生物的消毒剂,如戊二醛、甲醛、环氧乙烷及过氧乙酸等;②中效消毒剂,可杀灭细菌繁殖体和大多数种类的真菌及病毒,但不能杀灭细菌芽孢的消毒剂,如碘酊及碘伏、乙醇、部分含氯消毒剂等(见图6-1-6、图6-1-7);③低效消毒剂,可杀灭多种细菌繁殖体,但不能杀灭细菌芽孢及抵抗力较强的某些真菌和病毒的消毒剂,如氯己定(商品名洗必泰)、苯扎溴铵(商品名新洁尔灭)、高锰酸钾溶液等。

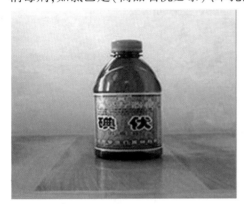

图 6-1-6 碘伏

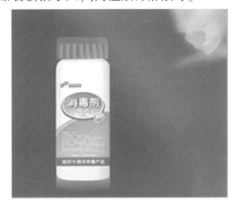

图 6-1-7 含氯消毒剂

(一)化学气体灭菌法

适用于不耐高温、湿热的医疗材料的灭菌,如电子仪器、光学仪器、内镜及其专用器械、心导管、导尿管及其他橡胶制品等物品。

1. 环氧乙烷气体法;

2. 过氧化氢等离子体低温法;

3. 低温甲醛蒸汽法。

(二)药液浸泡法

锐利手术器械、内镜等还可以采用化学药液浸泡达到消毒目的。目前临床上大多采用2%中性戊二醛作为浸泡液,30 min达到消毒效果,灭菌时间为10 h。用于消毒的其他种类浸泡液包括10%的甲醛、70%的酒精、1:1 000的苯扎溴铵和1:1 000的氯己定等。

三、消毒灭菌的注意事项

应首选物理灭菌法。在使用化学消毒法时,应注意以下问题。

1. 根据消毒对象或物品的种类和目的,选用适合的消毒剂;

2. 注意消毒剂的正确使用浓度和作用时间;

3. 许多消毒剂不稳定,在稀释使用时应现配现用。大多数用于消毒的药物虽能杀灭细菌、芽孢、真菌等一切能引起感染的微生物,但对人体正常组织常有较大损害。只有几种毒性很小的消毒药物才适用于手术人员及病人皮肤的消毒(浸泡时间30 min)。

4.器械消毒注意事项:

①浸泡前器械应予去污,擦净油脂;

②要消毒的物品应全部浸入溶液内;

③剪刀等有轴节的器械,消毒时应把轴节张开;管、瓶类物品的内面也应浸泡在消毒液中;

④使用前,需用灭菌盐水将消毒药液冲洗干净,因该类药液对机体组织均有损害作用。

思考题

1.什么叫消毒法?

2.什么叫灭菌法?

3.如何区分消毒和灭菌?

4.常用的物理消毒和灭菌方法有哪些?

5.常用的化学消毒剂有哪些?

第二节

船舶常见传染病的消毒隔离措施

在疾病早期及时采取有效消毒隔离措施,控制传染病在船舶上的播散,最大限度地保护船舶上人员的生命安全。

一、船舶上较常见的传染病的消毒隔离措施

(一)流行性感冒(简称流感)

在流感流行时,应尽可能隔离患者至热退后2天。同时加强环境消毒,减少公众集会及集体活动,以防止疫情的进一步扩散。对易感人群及尚未发病者,亦可给予药物预防。预防流感的基本措施是接种疫苗。

(二)新冠肺炎

养成"一米线"、勤洗手、戴口罩、公筷制等卫生习惯和生活方式,打喷嚏或咳嗽时应掩住口鼻,保持室内通风良好。出现发热、咳嗽、味觉减退等呼吸道症状时应立即单人单间隔离并及时到发热门诊就医。近期去过高风险地区或与确诊、疑似病例有接触史的,应主动进行新型冠状病毒核酸检测并采取相应的隔离措施。

病毒对紫外线和热敏感,56 ℃30 min、乙醚、75%的乙醇(酒精)、含氯消毒剂、过氧乙酸和氯仿等脂溶性溶剂均可有效灭活病毒。氯己定(洗必泰)是临床常用的广谱抗菌类消毒剂,但是并不能有效灭活病毒。

1. 有皮肤消毒可选用消毒酒精擦拭或者浸泡消毒。

2. 居家环境消毒可用消毒酒精或含氯消毒剂擦拭物体表面。

3. 耐热物品消毒可采用煮沸 15 min 的方法进行消毒。

4. 需注意消毒剂的有效成分及消毒剂的安全使用方法:

酒精是易燃物品。应远离火源及易燃物,并且不可喷洒或大面积消毒,否则空气中乙醇浓度升高可引起火灾。使用含氯消毒剂时应注意配置方法、稀释比例等,尤其应避免与其他消毒剂混用,可能产生大量有毒气体,具体用法依照商品说明书。

(三)病毒性肝炎

甲型肝炎自发病之日起隔离 3 周。乙型急性期最好隔离至 HBAG 阴转。恢复期不阴转者按携带者处理。丙型急性期隔离至病情稳定,尽可能调离与饮食有关的岗位。戊型自发病起隔离 3 周。丁型同甲型。同时做好环境卫生和个人卫生,加强粪便、水源管理,做好食品卫生、食具消毒等工作,防止"病从口入"。

(四)细菌性痢疾

细菌性痢疾简称菌痢,急性期病人从症状消失,粪检阴性后,连续 2 次粪培养阴性后可解除隔离。同时要搞好个人及环境卫生,注意饮食及饮水卫生以切断传播途径。

(五)霍乱

腹泻停止后 2 天,隔日做大便检查,连续 3 次阴性即可解除隔离。

同时要切断传播途径,对腹泻病人隔离治疗并进行登记、及时上报。对接触者应严密观察。改善环境卫生,加强饮水消毒和食品管理。对病人或带菌者的粪便与排泄物均应严格消毒。做好杀蛆灭蝇工作。

(六)黄热病

隔离至症状消失。

加强国境卫生检疫,黄热病作为 3 种国际检疫的传染病之一,对来自疫区的人员包括近期去过疫区的人员必须出示有效的黄热病预防接种证书,对疑似病人应进行留验观察,对来自疫区的车、船、货物,特别是进口的废旧物品如旧轮胎等必须采取必要的灭蚊措施。防蚊、灭蚊是防止本病的重要措施。

(七)急性出血性结膜炎

对确诊患者应隔离治疗,并隔离至症状消失。患病期间禁止去公共浴池及游泳池。患者用过的毛巾、手帕等煮沸消毒。接触患者后应立即用肥皂和流水洗手,防止接触性传播。工作和生活场所应倡导个人卫生和良好的生活习惯,要用肥皂勤洗手,勤洗澡,不共用毛巾和脸盆。

(八)艾滋病

要求做到洁身自爱,保持忠贞单一的性关系。发生危险性行为时正确使用避孕套,及时治疗性病。预防艾滋病的血液传播。不使用未经检测的血液及血液制品,不吸毒,不与别人共用针具吸毒。穿耳眼或身体穿刺、文身、针刺疗法或者任何需要侵入性的刺破皮肤的过程,都有一定的艾滋病病毒传播危险。

(九)疟疾

病愈后原虫检查阴性即解除隔离。

二、船舶常见传染病的消毒方法

消毒是传染病防治工作中的重要环节,是切断传染病传播途径的有效措施之一。做好消毒工作能有效阻断和控制传染病的发生。

(一)常用以下术语表示物理或化学方法对微生物的杀灭程度

1. 灭菌

灭菌是指杀灭或去除物体上所有微生物的方法,包括抵抗力极强的细菌芽孢。

2. 消毒

消毒是指杀死物体上病原微生物的方法,芽孢或非病原微生物可能仍存活。用以消毒的药品称为消毒剂。

3. 防腐

防腐是防止或抑制体外细菌生长繁殖的方法。

4. 无菌

无菌是指没有活菌的意思。防止细菌进入人体或其他物品的操作技术,称为无菌操作。

(二)消毒的种类

1. 疫源地的消毒

疫源地的消毒是指对目前存在或曾经存在传染源的地区进行消毒。其目的是杀灭由传染源排到外界环境中的病原体。可分为:

(1)终末消毒:当患者痊愈或死亡后,对其原居地进行的最后一次彻底的消毒。

(2)随时消毒:指对传染源的排泄物、分泌物及其所污染的物品及时进行消毒。

2. 预防性消毒

预防性消毒是指未发现传染源,对可能受病原体污染的场所、物品和人体所进行的消毒措施。如饮水消毒、手术室和医护人员手的消毒等。

(三)消毒的方法

1. 物理和化学消毒法

根据消毒杀灭微生物的方法和种类不同分为物理和化学消毒法,根据作用强弱又可分为灭菌、高效、中效、低效四种消毒方法。具有不同消毒效果的化学消毒剂也分为高效、中效和低效消毒剂。

①灭菌法:可杀灭外界环境中的一切微生物。该类消毒方法有热力、电离辐射、微波等物理消毒法,应用高效消毒剂的化学消毒法。

②高效消毒法:可以杀灭一切致病微生物的消毒方法。主要方法有紫外线消毒、应用臭氧消毒、含氯消毒剂消毒等。

③中效消毒法:杀灭除细菌芽孢以外的各种微生物。主要方法有超声波消毒、应用中效消毒,如含碘类、部分含氯消毒剂等也能达到这种效果。

④低效消毒法:只能消灭细菌繁殖体和亲脂病毒。此类物理学方法有通风换气、冲洗等。低效消毒剂,如新洁尔灭、洗必泰等可达到这一效果。

2.具体消毒方法

(1)物理消毒法

1)热力灭菌法

①煮沸消毒:简单易行,可杀死细菌繁殖体,但不易杀死细菌芽孢。

②高压蒸汽灭菌:效果较可靠,用于耐高温、高湿的器械和物品的灭菌。

2)辐射消毒法

非电离辐射:包括紫外线、红外线和微波。其中紫外线杀菌作用最强,可杀灭各种微生物,有广谱杀菌作用,主要用于空气、水和一般物品的表面消毒。

(2)化学消毒法

常用的液体化学消毒剂有①戊二醛、②过氧乙酸、③过氧化氢、④含氯消毒剂、⑤乙醇、⑥碘伏、⑦洗必泰等。

拓展知识

一、传染病三级预防原则

1.一级预防:病因预防或初级预防,防患于未然。

2.二级预防:即五早预防(早发现、早诊断、早治疗、早报告、早隔离)。

3.三级预防:积极治疗,预防伤残,做好康复,随访。

二、正确洗手方法(见图6-2-1)

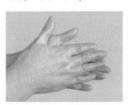
第一步:掌心相对揉搓

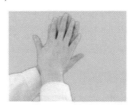
第二步:手指交叉,掌心对手背揉搓

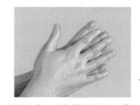
第三步:手指交叉,掌心相对揉搓

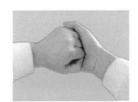
第四步:弯曲手指关节在掌心揉搓

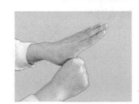
第五步:拇指在掌中揉搓

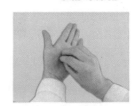
第六步:指尖在掌心中揉搓

图 6-2-1　正确洗手方法

(1)在流水下洗淋湿双手。

(2)取适量洗手液或肥皂,均匀涂抹至整个手掌、手背、手指和手缝。

(3)认真搓双手至少 15 s,具体操作如下:

①掌心相对,手指并拢,相互揉搓。

②掌心对手背沿指缝相互揉搓,交换进行。

③掌心相对,双手交叉指缝相互揉搓。

④弯曲手指指关节在另一手掌心旋转揉搓,交换进行。

⑤右手握住左手大拇指旋转揉搓,交换进行。

⑥将五个手指尖儿并拢放在另一手掌心旋转揉搓,交换进行。

(4)在流水下彻底冲洗双手。

(5)用干净毛巾或纸巾擦干双手。

三、预防传染病的十大注意点

1.合理膳食,增加营养,要多饮水,摄入足够的维生素,宜多食些富含优质蛋白、糖类及微量元素的食物,如瘦肉、禽蛋、大枣、蜂蜜和新鲜蔬菜、水果等;积极参加体育锻炼,每天散步、慢跑、做操、打拳等,使身体气血畅通、筋骨舒展、增强体质。

2.不到人口密集、人员混杂、空气污染的场所去,如:农贸市场、个体饮食店、游艺活动室等。

3.勤洗手,并用流动水彻底清洗干净,包括不用污浊的毛巾擦手。

4.每天开窗通风,保持室内空气新鲜,尤其宿舍、电脑室、教室等。

5.合理安排好作息,做到生活有规律;注意不要过度疲劳,防止感冒,以免抗病力下降。

6.不食用不清洁的食物,拒绝生吃各种海产品和肉食,及带皮水果,不喝生水。不随便倒垃圾,垃圾要分类并统一销毁。

7.注意个人卫生,不随便吐痰,打喷嚏。

8.发热或有其他不适及时服用药物,戴好口罩,常洗手,避免交叉感染(见图6-2-2)。

9.避免接触传染病人,尽量不到传染病流行疫区。

10.传染病人用过的物品及房间适当消毒,如日光下晾晒衣被,房内门把手、桌面、地面用含氯消毒剂喷洒、擦拭等。

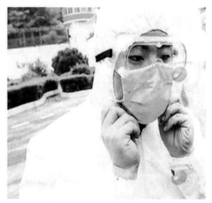

图 6-2-2　预防传染病防护

思考题

1.病毒性肝炎如何进行隔离?

2.作为传染病的传染源主要是什么?

3.提高机体的抗病能力主要是指什么?

4.急性出血性结膜炎如何进行隔离?

5.针对传染病的消毒种类有哪些?

第七章
常见急症的现场急救

第一节

窒息

窒息是指呼吸道分泌物(痰液)、异物、血凝块以及食物的反流物等误吸入气道,造成呼吸道堵塞,不能进行正常呼吸的紧急状况。气道异物阻塞是导致窒息的紧急情况,如不及时解除,数分钟内即可致死亡。过去认为只有婴幼儿因为吃东西不当会造成气道异物阻塞,而在当今现实生活中,成年人吃东西不当而造成的气管异物所占比例逐年增高。

气道异物阻塞的发生,与人体的解剖结构(见图 7-1-1)有一定的关系,咽腔是呼吸道、消化道共同共用通道,因此异物容易坠入呼吸道。气道异物完全堵塞呼吸道,导致窒息,如超过 4 min,就会危及生命,而且即使抢救成功,也常因脑部缺氧过久而至失语、智力障碍、瘫痪等后遗症。超过 10 min,其损伤几乎不可恢复。异物进入呼吸道后,大的异物多停留在气道,小的异物易嵌于支气管。

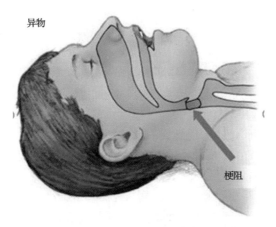

图 7-1-1　气道异物堵塞

一、发病原因

1. 饮食不慎。成年人大多发生在进餐时,因进食急促、过快;进食中嬉戏和交谈或有其他分散注意力的事件;尤其是在摄入大块的、咀嚼不全的食物时,若同时大笑或说话,很易使一些肉块、鱼团、菜梗等滑入气道。

2. 酗酒。大量饮酒时,由于血液中酒精浓度升高,使咽喉部肌肉松弛而吞咽失灵,食物团块易滑入呼吸道。

3. 个别老人因咳嗽,吞咽功能差,或不慎会将假牙、牙托误送入呼吸道。

4. 昏迷病人因舌根后坠,胃内容物等反流入咽部,也可阻塞呼吸道入口处。

5. 长期卧床或有其他系统性疾病至吞咽困难者。

二、判断

1. 异物梗阻征象

异物被吸入喉室内,因刺激黏膜而引发剧烈呛咳、反射性呕吐、气急等症状。继之,出现喉鸣、吸气时呼吸困难、声嘶等表现。在吸气时发出很响亮的"吼吼……"声。由于伤病员极度不适,常常以一手呈"V"字形地紧贴于颈前喉部,以示"痛苦和求救"。同时出现"张口结舌、双手护颈"(见图7-1-2)的典型、特殊体征。严重者咳嗽无声,不能说话与呼吸,可出现口唇、面色、指甲青紫、发绀的缺氧症状,呼吸困难加重并出现意识丧失。

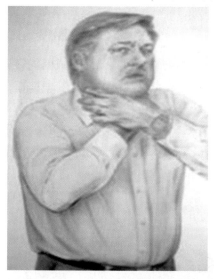

图 7-1-2　上呼吸道异物梗阻征象

2. 呼吸气道部分阻塞

患者表现为强烈的刺激性咳嗽,病人神志可保持清醒,咳嗽的间隙出现喘息,面色出现苍白、发绀。

3. 呼吸气道完全阻塞

在说话、进食、咳嗽、咯血过程中突发,病人不能说话(小儿不能哭出声)、咳嗽,并用拇指和食指抓住颈部。病人极度烦躁、惊恐,很快面色、口唇青紫、发绀,意识丧失,昏倒在地,多系气道完全阻塞性窒息。

三、现场急救措施

（一）海氏（Hei mLich）手法（腹部冲击法）

海氏手法是现场使用的简单易行、实用性强、不借助医疗设备的手法。这种抢救方法是美国著名医学家亨利·海姆立克教授（Henry J Hei mLich）发明的，故称为 Hei mLich 手法（见图 7-1-3）。该法利用腹部膈肌软组织被突然的冲击，产生向上的压力，使胸腔压力骤然升高，从而压迫两肺下部，驱使肺部残留空气形成一股气流进入气管，将堵塞气管、喉部的食物团块等异物驱除。

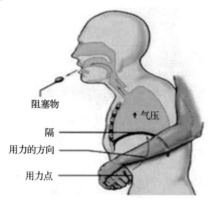

阻塞物

气压

隔

用力的方向

用力点

图 7-1-3　海氏（Hei mLich）手法（腹部冲击法）

1. 立位腹部冲击法（Hei mLich 手法）

立位腹部冲击法适用于意识清楚的患者，取立位，急救者站在患者背后，使患者略弯腰头部前倾，双手从背部插入环绕病人腰部，紧抱病人，双手握拳，拇指对着病人上腹部正中部（肚脐以上），用力冲击，压迫腹部，连续 6~10 次，驱出异物。每次冲击应是有力的动作，注意施力方向，防止胸部和腹腔内脏器损伤（见图 7-1-4）。

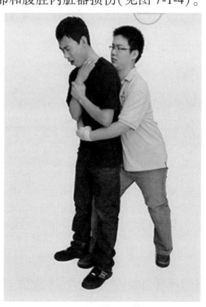

图 7-1-4　立位腹部冲击法

2. 自行腹部加压法(自救法)

若病人独处或者周围无人,本人尚有力气,在自主咳嗽的同时,采用腹部加压法,将上腹部压在椅子背部上、桌子角、栏杆等处,反复用力压迫冲击自己的腹部,异物亦有可能冲出咽喉部(见图7-1-5)。

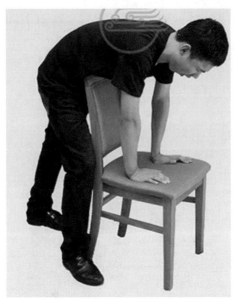

图 7-1-5　自行腹部加压法(自救法)

3. 卧位腹部冲击法

此法适用于意识不清的患者,另外,此法也适用于抢救者身体矮小,不能环抱住清醒者的腰部时。将患者置于仰卧位,使头后仰,开放气道。急救者跪在其大腿旁或骑跨在两大腿上,以一手的掌根平放在其腹部正中线肚脐的略上方,不能触及剑突。另一只手直接放在第一只手背上,两手重叠,一起快速向内向上冲击伤病者的腹部,连续6~10次,将异物排除(见图7-1-6、图7-1-7)。

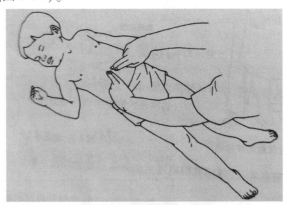

图 7-1-6　卧位腹部冲击法

(二)儿童气道异物梗阻的现场急救方法:拍背、冲胸法

如咳嗽无力,1岁以内的婴儿,用拍背、冲胸法有可能将异物排除。

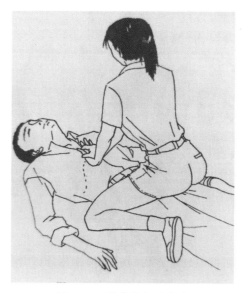

图 7-1-7　卧位腹部冲击法

1. 拍背

将患儿骑跨并俯卧于急救者的前臂上,头低于躯干,手握住其下颌,固定头部,并将其胳膊放在急救者的大腿上;然后用另一只手的掌根部用力拍击患儿两肩胛骨之间的背部 5~10 次。使呼吸道内压骤然升高,有助于松动其异物和排出体外(见图 7-1-8)。

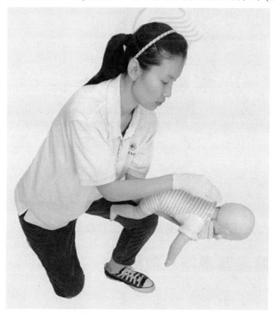

图 7-1-8　对婴儿采取背部拍打法

2. 胸部冲击

用空闲的手放到婴儿的背部,手指托住婴儿的头颈部,小心地将婴儿翻转过来,仰卧于救治者的另一前臂上,前臂放在大腿上维持头低位,实施 5 次快速的胸部冲击,位置与胸外按压的位置相同,即胸骨的中下部,拍背和胸部冲击可反复进行,直至异物排除(见

图 7-1-9)。

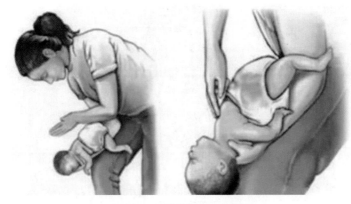

图 7-1-9　婴儿拍背、冲胸法

1 岁以上幼儿气道异物梗阻处理方法同成人,可用海姆立克法或卧位腹部冲击法(见图 7-1-10)。

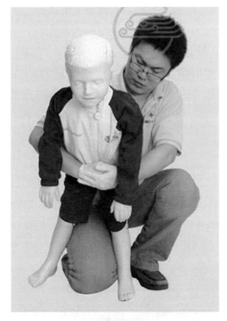

图 7-1-10　1 岁以上幼儿立位腹部冲击法

四、呼吸道异物阻塞现场急救程序

1. 简单询问病史
初步确定异物的种类、大小及发生呼吸道阻塞的时间等。

2. 体格检查
体格检查主要检查患意识清楚还是昏迷,面色是否灰白、发绀等,初步判断患者的病情。

3. 判断呼吸道阻塞的种类
通过观察患者是否有呼吸、咳嗽、说话,以及气体交换是否充足等,以判断呼吸道是否完全阻塞。

4.进行急救处理

现场主要采用"腹部冲击法(Hei mLich 手法)"。经典急救手法腹部冲击法(Hei mLich 手法),在社会公众中的推广和普及,能够大大地降低气道阻塞患者的死亡率。尚有自救法、拍背法(见图7-1-11、图7-1-12)、手取异物法、现场呼吸道异物钳取法等方法,急救手法应联合和灵活运用,如异物清除困难,可考虑进一步的抢救措施,如行环甲膜穿刺或切开术开通气道。

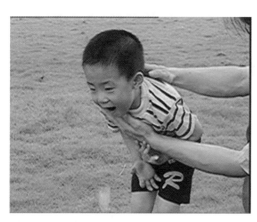

图 7-1-11 对幼儿采取背中部拍打法

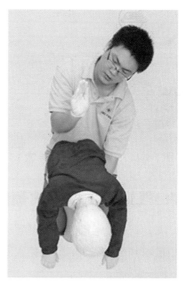

图 7-1-12 对幼儿采取背中部拍打法

五、注意事项

1.现场初步处置无效或气道阻塞仍然严重者,应立即建立人工气道;实施气管插管,紧急情况下,可行环甲膜穿刺或切开术,给予人工辅助呼吸。

2.现场初步处置有效后,救治不能中断,患者立即接受二次评估,判断是否有其他紧急情况存在,是否需要进一步救治。意识丧失、呼吸心脏骤停者立即行 CPR(见图7-1-13)(详见第五节)心肺复苏。接受过腹部冲击救治法的患者,应后续观察 2~4 h,排除肋骨骨折、胸腹腔内部脏器破裂等并发症发生。

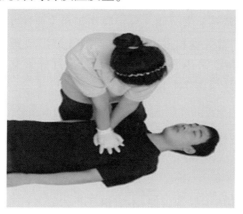

图 7-1-13 意识丧失者行 CPR

3. 对于呕血、咯血、痰液阻塞性窒息,有效的负压吸引是主要的处置策略;昏迷病人舌根后坠堵塞气道引起的窒息,将病人下颌上抬或压额抬后颈部,必要时牵拉病人的舌头(见图 7-1-14、图 7-1-15),解除舌根后坠;溺水造成的窒息按第九章第一节进行急救。

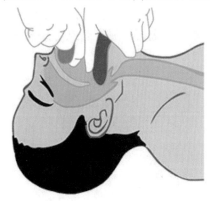

图 7-1-14　开放气道清除异物

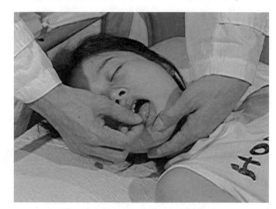

图 7-1-15　开放气道(牵拉病人舌头)

六、气道异物梗阻的预防

1. 进食切碎的食物,细嚼慢咽,尤其是带义齿者;

2. 咀嚼和吞咽食物时,避免大笑或交谈;

3. 避免酗酒;

4. 阻止儿童口含食物时行走、跑或玩耍;

5. 将易误吸入的异物放在婴幼儿拿不到处;

6. 不宜给小儿需要仔细咀嚼或质韧而滑的食物(如花生、坚果、玉米、果冻等)。

七、知识扩展

环甲膜穿刺术

环甲膜因其位于环状软骨与甲状软骨之间而得名,为体表易于触摸到的筋膜。环甲膜穿刺术是在紧急情况下的气道开放技术。其目的是通过刺开环甲膜,建立起一个新的临时呼吸道,以便紧急缓解伤病者的缺氧、窒息、呼吸窘迫等状况,从而保证现场复苏,实施生命救治。它是在现场保证呼吸道通畅的简便实用急救技术,通常在非常紧急的场景下实施,以便为后续救治赢得宝贵时间。环甲膜穿刺术主要用于急性上呼吸道梗阻,故在现场快速判断其适应症非常关键和重要。异物梗阻气道出现窒息的紧急情况时,腹部冲击手法不能使气道异物排出,环甲膜穿刺应立即进行,万分紧急时甚至可直接穿刺,但常规操作应按如下步骤进行(见图 7-1-16)。

(一)器械准备

消毒手套、治疗盘(碘酒、乙醇、棉签、局麻药)、无菌的 10 mL 注射器及 18 号粗穿刺针。

(二)操作方法

1. 患者取仰卧位,垫肩,头尽量后仰,不能耐受此体位者可取半卧位。

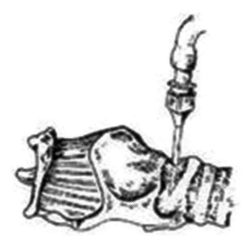

图 7-1-16 环甲膜穿刺

2.确定环甲膜穿刺点为颈中线甲状软骨下缘与环状软骨弓上缘之间。

3.用碘酒、乙醇进行常规皮肤消毒。

4.戴无菌手套,检查穿刺针是否通畅。

5.穿刺部位局部用2%的普鲁卡因麻醉;危急情况下可不用麻醉。

6.以左手固定穿刺部位皮肤,穿刺针尖朝向患者腹面,右手持18号穿刺针垂直刺入,切勿用力过猛,出现"落空感"即表示针头已进入喉腔。接上10 mL注射器,回抽确认气体抽出;有自主呼吸的患者可从针乳头处感受到气流;或用棉花纤维在穿刺针尾测试,当可见纤维随呼吸摆动时即为穿刺成功。

7.确定无疑后,适当固定穿刺针。

(三)术后处理 在固定穿刺针的前提下进行

1.可经穿刺针接氧气管给患者输氧。

2.患者情况稳定后,应尽早行普通气管切开。

(四)注意事项

1.解剖部位

对喉部的局部解剖应基本了解,甲状软骨与环状软骨之间的筋膜间隙即为环甲膜;男性的第二性征,甲状软骨标志明显,女性、婴幼儿需仔细甄别。同时在穿刺时,应注意勿刺入过深,以免造成意外损伤。

2.时间要求

实施此手术应争分夺秒。但作为一种应急措施,穿刺针留置气管内的时间不宜过长,一般不超过24 h。

3.通畅保证

穿刺针留置期间应保持其通畅,如遇血凝块或分泌物阻塞穿刺针头,可用注射器注入空气,或用少许生理盐水冲洗。

4.新型材料

目前已经有专用的环甲膜穿刺针面市,穿刺针外口可与呼吸机管路匹配,联通后可进行短时间机械通气呼吸支持。

思考题

1. 呼吸道异物阻塞现场急救程序是什么？
2. 立位腹部冲击法(Hei mLich 手法)的具体步骤有哪些？
3. 窒息的主要临床表现有哪些？

第二节

心脏骤停和心脏性猝死

心脏骤停(SCA)是指各种原因所致心脏射血功能突然终止。

心脏性猝死(SCD)是指急性症状发生后1 h内发生的以意识突然丧失为特征的、由心脏原因引起的自然死亡。无论是否有心脏病,死亡时间和形式未能预料。特点:死亡急骤、死亡出人意料、自然死亡。

心脏骤停不治是心脏性猝死最常见的直接死因。

心脏骤停后即出现意识丧失、脉搏消失及呼吸停止,经及时有效的心肺复苏,部分患者可获存活。心肺复苏(CPR)是抢救生命最基本的医疗技术和方法。包括开放气道、人工通气、胸部按压、电除颤及药物治疗等。目的是使患者自主循环恢复(ROSC),最终达到脑神经功能良好的存活。

心脏骤停发生后,由于脑血流的突然中断,10 s左右患者即可出现意识丧失,经及时治疗可获存活,否则将发生生物学死亡。正常情况下,心脏停搏4~6 min后,脑细胞开始发生不可逆的缺血损伤害;心脏骤停10 min内未行心肺复苏,神经功能极少恢复到发病前的水平。

《中国心血管病报告2018》提示我国心脏性猝死发生率为41.84/10万人。若以13亿人口推算,我国每年心脏性猝死的总人数约为54.4万人。心脏性猝死占猝死总数约75%。多数心脏骤停发生在院外,而我国目前心脏猝死院外抢救成功率小于1%,公众CPR培训率小于1%,CPR教育及培训迫在眉睫。

一、心脏骤停常见的原因

1.心血管疾病:冠心病、冠心动脉痉挛、主动脉疾病(如主动脉夹层)、心内膜疾病、心肌疾病。

2.意外事故:电击、创伤、溺水、中暑等。

3.各类休克:如感染性休克、过敏性休克、失血性休克。

4.电解质紊乱及酸碱失衡:低钾血症、高钾血症、低镁血症、高镁血症、低钙血症等。

5.各类中毒:如药物中毒、毒品滥用、一氧化碳中毒、氰化物中毒等。

心脏骤停常见的原因中心血管疾病占其中的80%,很高比例是冠心病,其他有肥厚型心肌病、扩张性心肌病、心肌炎和心律失常等。冠心病及其并发症是心脏性猝死的主要原因,其病理基础为冠状动脉阻塞、痉挛,或二者同时发生,引起心肌供血不足或心律失常。心肌病是小于35岁病人心脏性猝死的主要原因。另外,极度情绪变化、精神刺激可导致心脏骤停。

二、心脏性猝死的危险因素

1.年龄:45~75岁;

2.性别:男性多于女性;

3. 家族慢性病史;

4. 患有高血压、糖尿病、高脂血症、心血管疾病;

5. A 型性格;

6. 特殊职业人群;

7. 不良生活习惯:吸烟、酗酒、熬夜、不运动。

三、临床表现及诊断要点

(一)心脏性猝死的四个阶段(见图7-2-1)

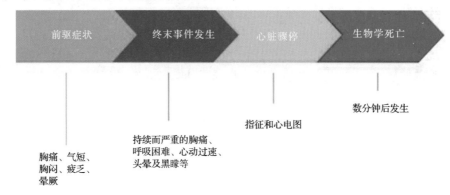

图 7-2-1　心脏性猝死的四个阶段

(二)心脏骤停的典型表现

心脏骤停的典型表现包括:意识突然丧失、呼吸停止和大动脉搏动消失的"三联征"。诊断要点如下(见图7-2-2):

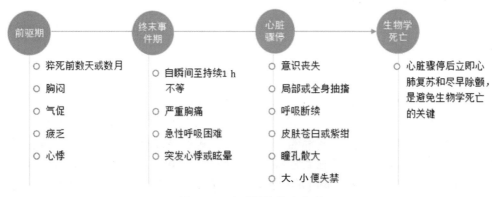

图 7-2-2　心脏骤停临床表现

1. 意识突然丧失,面色可由苍白迅速呈现发绀;

2. 大动脉搏动消失,触摸不到颈、股动脉搏动;

3. 呼吸停止或开始叹息样呼吸,逐渐缓慢,继而停止;

4. 心音消失;

5. 血压测不到;

6. 双侧瞳孔散大;

7. 可伴有短暂抽搐和大、小便失禁,随即全身松软。

（三）心脏骤停的严重后果

心脏骤停的严重后果以秒计算——时间就是生命！（黄金 4 min）

1. 3 s——头晕黑蒙；

2. 5—10 s——意识丧失突然倒地晕厥；

3. 0—45 s——瞳孔散大；

4. 1 min——自主呼吸逐渐停止；

5. 4 min——脑细胞出现不可逆转的损害；

6. 10 min——进入"脑死亡""植物状态"。

四、心脏骤停现场急救

抢救成功的关键在于尽早进行心肺复苏（CPR）治疗（见图 7-2-3 心脏骤停抢救流程）。心脏骤停的生存率很低，根据不同的情况，其生存率在 5%~6%。心肺复苏是指采用徒手和（或）辅助设备来维持呼吸心脏骤停病人人工循环和呼吸最基本的抢救方法。包括开放气道、人工通气、胸外心脏按压、电除颤以及药物治疗等，目的是尽快使自主呼吸循环恢复。归纳为 ABCD：

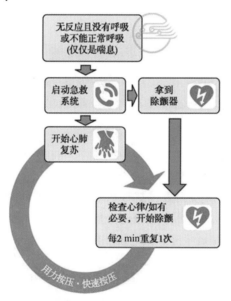

图 7-2-3 心脏骤停抢救流程

A（airway）开放气道；

B（breathing）人工呼吸；

C（circulation）胸外按压；

D（defibrillation）电除颤。

心肺复苏的基本顺序：识别判断，向 EMSS 求救后开始 CPR，顺序为 C-A-B。具体步骤如下（图 7-2-4 所示为心肺复苏生存链）：

1. 检查意识及呼吸；

2. 求助 EMSS；

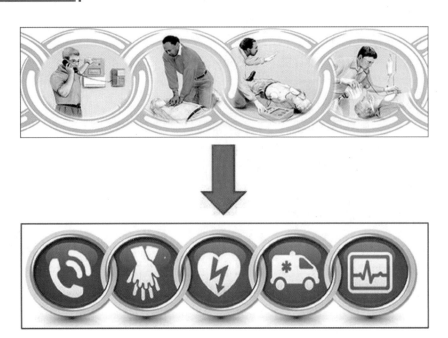

图 7-2-4　心肺复苏生存链顺序

3. 检查呼吸、脉搏；

4. 胸外按压（C）；

5. 开放气道（A）；

6. 人工通气（B）；

7. 电除颤（D）。

（详见第五节心肺复苏的操作。）

五、心脏性猝死的预防

1. SCD 的一级预防,首先应当重视其基础疾病的防治。

猝死的原因 80% 是心脏病,其中尤以冠心病居多。中青年冠心病、心律失常、病毒性心肌炎等心脏疾病的发病率近年来升高,不少中青年人心脏很可能很早就出现了问题,但自己不知道。平时看似身体"健康"的中青年人,由于他们不像老年人那样重视疾病的信号,平时也很少进行用药、检查等健康维护,因此比老年人更易被猝死"垂青"。

2. 对于冠心病一级预防措施:如戒烟、降血脂、控制糖尿病及血压。

改变不良的生活方式积极预防冠心病。年轻人也要尽量避免熬夜、戒除吸烟酗酒等不良生活习惯,避免过度劳累。

3. 对于冠心病者规律用药,必要时血运重建。

对冠心病病人进行积极药物治疗的同时,必要时进行支架植入术和搭桥术等血运重建预防心肌梗死。

4. 对先心病、慢性风湿性瓣膜病,应尽早行介入或手术治疗。

5. 缓慢性心律失常患者植入心脏起搏器,快速性心律失常者行射频消融术。

6. 健康饮食保持情绪稳定和生活规律,减轻工作压力。

应激状态下可发生心脏骤停,应激源是引起应激反应的各种因素,包括化学因素（各种严重的中毒、脓毒症）、物理因素（低温等）、自主神经因素（如交感风暴、交感及迷走神经机能亢进等）、机械因素（如心脏震击综合征、颅脑损伤等）、代谢因素（如缺氧、低血糖、高血钾等电解质紊乱），以及剧烈运动时都可以成为心脏骤停的应激源。在这种状态下如果依然存在加班熬夜、过度劳累、吸烟、酗酒等不健康生活方式，可能导致应激状态下心脏骤停发生。

7. 植入式心律转复，除颤器是预防 SCD 的最有效和唯一可靠的手段。

第三节
冠状动脉粥样硬化性心脏病——心绞痛

冠心病是动脉粥样硬化导致器官病变的最常见类型，也是世界上最常见的死亡原因之一。掌握冠心病定义、心绞痛和心肌梗死的诊断和处理原则对心血管急症（ACS）紧急救治极为重要。

一、冠心病的概念

冠状动脉粥样硬化性心脏病是指冠状动脉粥样硬化使血管狭窄或阻塞，和（或）冠状动脉功能性改变（痉挛）导致心肌缺血缺氧或坏死而引起的心脏病，统称冠状动脉性心脏病，简称冠心病，亦称缺血性心脏病（见图 7-3-1、图 7-3-2）。

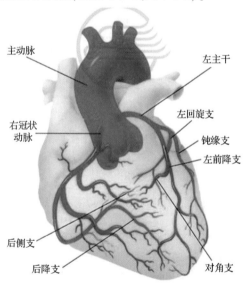

图 7-3-1　冠状动脉

二、分型

根据冠状动脉病变的部位、范围、血管阻塞程度和心肌供血不足的发展速度、范围和程度的不同，本病可分为以下五种临床类型。

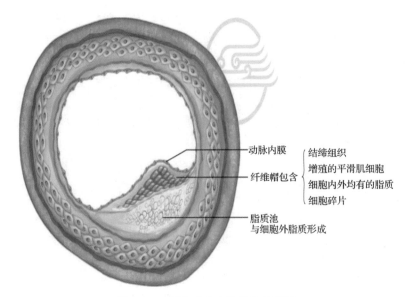

动脉内膜 ── 结缔组织
　　　　　　增殖的平滑肌细胞
纤维帽包含 ── 细胞内外均有的脂质
　　　　　　细胞碎片

脂质池
与细胞外脂质形成

图 7-3-2　冠状动脉斑块结构示意图

1. 无症状性冠心病

没有心绞痛的临床症状,但有心肌缺血的客观证据(心电活动、心肌血流灌注及心肌代谢等异常)的冠心病,称隐匿型冠心病或无症状性冠心病。

2. 心绞痛

在冠状动脉固定性严重狭窄基础上,由于心肌负荷的增加引起心肌急剧的、暂时的缺血缺氧的临床综合征。

3. 心肌梗死

急性心肌缺血性坏死(STEMI),在冠脉病变的基础上,发生冠脉血供急剧减少和中断,使相应的心肌严重而持久地急性缺血所致。

4. 缺血性心肌病

冠心病的一种特殊类型或晚期阶段,是指由冠状动脉粥样硬化引起长期心肌缺血,导致心肌弥漫性纤维化,产生与原发性扩张型心肌病类似的临床表现。

5. 猝死

略。

三、发病机制

当冠脉狭窄或部分闭塞时,其血流量减少,对心肌的供血量相对比较固定。在休息时尚能维持供需平衡可无症状。在劳动、情绪激动、饱食、受寒等情况下,心脏负荷突然增加,使心率增快、心肌张力和心肌收缩力增加等而致心肌耗氧量增加,而存在狭窄冠状动脉的供血却不能相应地增加以满足心肌对血液的需求时,即可引起心绞痛。暂时的缺血缺氧可引起心绞痛,而持续严重的心肌缺血可引起心肌坏死,即心肌梗死(见图 7-3-3、图7-3-4)。

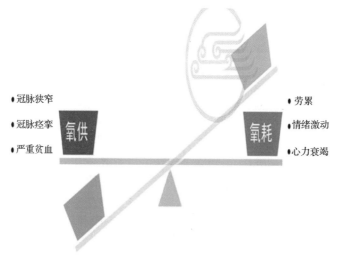

图 7-3-3 心绞痛发病机制示意图

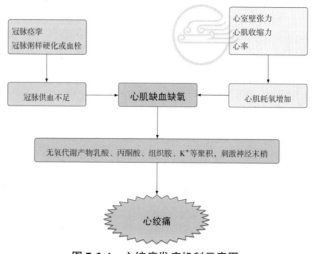

图 7-3-4 心绞痛发病机制示意图

四、心绞痛的诊断

(一)心绞痛定义

在冠状动脉固定性严重狭窄基础上,由于心肌负荷的增加引起心肌急剧的、暂时的缺血缺氧的临床综合征(见图 7-3-5)。

(二)心绞痛临床表现

1. 症状

以发作性胸痛为主要临床表现。

2. 部位

主要在胸骨后部;可放射至心前区,有手掌大小范围,甚至横贯前胸,界限不是很清楚;常放射至左肩、左臂内侧达无名指和小指,或至颈、咽或下颌部(见图 7-3-6)。

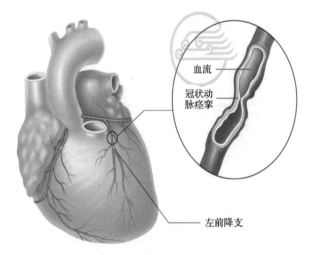

图 7-3-5　冠状动脉痉挛示意图

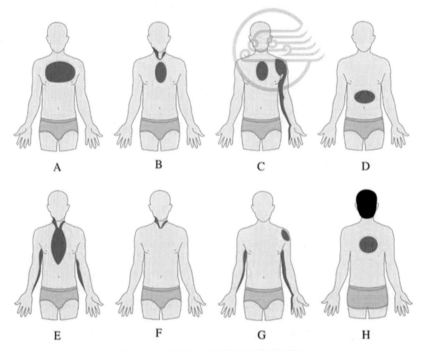

图 7-3-6　常见心绞痛发生部位示意图

3. 性质

胸痛常为压迫、发闷或紧缩性,也可有烧灼感,但少有锐性痛,偶伴濒死的恐惧感觉。

4. 诱因

常由体力劳动或情绪激动(如愤怒、焦急、过度兴奋等)所诱发,饱食、寒冷、吸烟、心动过速、休克等亦可诱发。

5. 持续时间

一般持续数分钟至十余分钟,多为 3~5 min,很少超过半小时。

6. 缓解方式

停止活动,舌下含用硝酸酯类几分钟缓解。

7. 伴随症状

心率增快、血压升高、表情焦虑、皮肤冷或出汗。

8. 辅助检查

（1）实验室检查：血糖、血脂检查可了解冠心病危险因素；胸痛明显者需查血清心肌损伤标志物与急性心肌梗死相鉴别。

（2）心电图检查（见图7-3-7）：通过心绞痛发作时的心电图、心电图负荷试验、心电图连续动态监测等可发现心肌缺血改变。

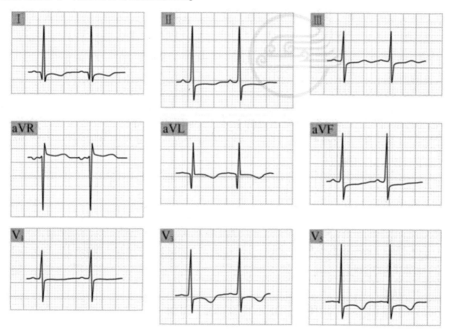

图 7-3-7　心绞痛发作时的心电图

（3）多层螺旋CT冠状动脉成像（CTA）：用于判断冠状动脉管腔狭窄程度和管壁钙化情况。对判断管壁内斑块分布范围和性质有一定的意义。

（4）超声心动图：多数无异常。

（5）有创性检查-冠脉造影：目前仍然是诊断冠心病的"金标准"。一般认为管腔直径减少70%~75%或以上，会严重影响血供。

五、心绞痛的处理原则、现场急救及治疗

针对心绞痛的治疗原则是改善冠状动脉的血供和降低心肌的耗氧，同时治疗动脉粥样硬化。治疗目的有两个：一是预防心肌梗死和猝死，改善预后；二是减轻症状和缺血发作，提高生活质量。

（一）现场急救（发作期的治疗）

1. 休息

发作时立刻休息，坐下或卧床休息，一般病人在停止活动后症状即逐渐消失。如在室外，应原地蹲下或躺下休息。思想尽量放松，避免过分精神紧张，如在冬季野外发病时应注意保暖。

2. 药物治疗

立即从备用的急救药盒中取出硝酸甘油,首次 0.5 mg 舌下含服,3~5 min 可重复使用,最多 3 个剂量。同时可口服 1~2 片安定,以起到镇静和镇痛作用。如病人无凝血功能障碍,且无明确过敏史,可给予阿司匹林 150~300 mg 阿司匹林咀嚼。

服用中成药也可以缓解心绞痛,常用的有:速效救心丸 10~15 粒含服或复方丹参滴丸 10 粒含服。

在剧烈疼痛时,可将亚硝酸异戊酯(小玻璃管药)放在手绢或纱布内压碎,放在鼻孔前吸入,疼痛会迅速缓解。但因降压作用明显,故应慎用。

3. 无急救药处理

一时无急救药时,可针刺或指掐内关穴(在前臂掌侧,腕横纹上 2 寸处),也有止痛、镇静、活血的作用。

4. 硝酸甘油静脉滴注

有条件的船舶可用硝酸甘油静脉滴注,以 10 ug/min,每 3~5 min 增加 10 ug/min,直至症状缓解或出现血压下降。

5. 处理不稳定心绞痛

对不稳定心绞痛(胸部不适的性质与典型的稳定型心绞痛相似,通常程度更重,持续时间更长)的患者应立即送达医院,使患者处于医生的监控之下。心绞痛疼痛发作频繁及高危患者病情发展常难以预料,因为它是一种心肌梗死的先兆,在这种情况下治疗救治的同时,通过通信系统与岸上医生联系,指导治疗并尽快靠岸送医院治疗。

(二)缓解期的治疗

1. 生活方式的调节

尽量避免各种诱发因素。调节饮食,特别是一次进餐不应过饱;禁忌烟酒。调整日常生活与工作量;减轻精神负担;保持适当的体力活动,但以不致发生疼痛症状为主。谨慎安排进度适宜的运动锻炼有助于促进侧支循环的形成,提高体力活动的耐受量而改善症状。一般不需卧床。

2. 改善缺血、减轻症状的药物

a. β 受体阻滞剂:目前常用的有美托洛尔 25~100 mg;2 次/日;缓释片 47.5~95 mg,1 次/日;阿替洛尔 12.5~25 mg,1 次/日;比索洛尔 2.5~5 mg,1 次/日。

b. 硝酸酯类药物:有硝酸异山梨酯(消心痛)5~20 mg,3 次/日;单硝酸异山梨酯 20~40 mg,2 次/日。

c. 钙通道阻滞剂:地尔硫卓 30~60 mg,3 次/日,其缓释制剂 45~90 mg,2 次/日。

d. 中医中药及改善代谢药物:麝香保心丸 2 粒,3 次/日;复方丹参滴丸 5 粒,3 次/日等。

3. 预防心肌梗死,改善预后的药物

a. 抗血小板药物治疗:阿司匹林片 75~300 mg,1 次/日;氯吡格雷片 75 mg,1 次/日。

b. 降低血脂药物治疗:他汀类药物如阿托伐他汀 10~40 mg,1 次/日;辛伐他汀 20~40 mg,每晚 1 次。

c. 血管紧张素转换酶抑制剂(ACEI)或血管紧张素受体拮抗剂(ARB):卡托普利 12.5~25 mg,每日 2~3 次;依那普利 5~10 mg,每日 2 次;贝那普利 10~20 mg,每日 1 次等,不能耐受 ACEI 药物者可使用 ARB 药物。

d. β 受体阻滞剂:美托洛尔 25~100 mg,2 次/日,缓释片 47.5~95 mg,1 次/日。

4. 冠状动脉血运重建术(血运重建治疗)

(1)经皮冠状动脉介入术(PCI):包括冠状动脉球囊扩张术、支架植入术(见图 7-3-8)和斑块旋磨术。

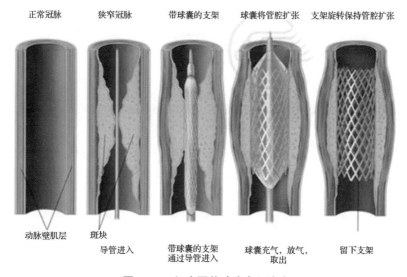

| 正常冠脉 | 狭窄冠脉 | 带球囊的支架 | 球囊将管腔扩张 | 支架旋转保持管腔扩张 |

| 动脉壁肌层 | 斑块 | | | |
| | 导管进入 | 带球囊的支架通过导管进入 | 球囊充气,放气,取出 | 留下支架 |

图 7-3-8 经皮冠状动脉介入治疗

自 1977 年首例 PTCA(经皮冠状动脉腔内成形术)应用于临床以来,PCI 术成为冠心病治疗的重要手段。以往的临床观察显示,与内科保守疗法相比 PCI 术能使病人的生活质量提高(活动耐量增加)。

(2)外科手术治疗:冠脉搭桥术,即冠状动脉旁路移植术(CABG)(见图 7-3-9)。

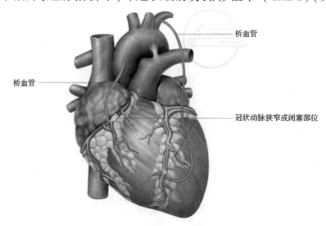

桥血管

桥血管

冠状动脉狭窄或闭塞部位

图 7-3-9 冠状动脉旁路移植术

通过取病人自身的大隐静脉作为旁路移植材料。一端吻合在主动脉,另一端吻合在病变冠状动脉段的远端;术后心绞痛症状改善者可达 80%~90%。且 65%~85% 的病人生活质量有所提高。这种手术创伤较大，有一定的风险。

六、拓展知识

（一）舌下含化硝酸甘油注意事项

（1）心绞痛急性发作时，可立即舌下含化 1 片硝酸甘油，如不见效，隔 5 min 再含化 1 片，可以连续应用 3 次，一般不超过 3 次。注意连续含化 3 片硝酸甘油，心绞痛仍无缓解时，要想到其他疾病的可能。

（2）由于硝酸甘油有扩张血管的作用，平卧位时会因回心血量增加而加重心脏负担，影响疗效，而站位时会由于心脑供血不足易出现晕厥。因而服药姿势采取坐位含药。

（3）硝酸甘油用量过大，会引起面色潮红、搏动性头痛、心悸、血压降低等不良反应，此时应减少用量。也有的患者对硝酸甘油比较敏感，即使是小剂量使用也会出现上述症状。

（二）冠状动脉疾病的其他表现形式

1. 冠状动脉痉挛

冠状动脉痉挛是一种特殊类型的冠状动脉疾病。一般具有自行缓解的特性，心电图和冠状动脉造影难以捕捉。造影正常或粥样硬化病变部位均可发生痉挛。

病人常较年轻，本病表现为静息心绞痛，无体力劳动和情绪激动等诱因，心电图为一过性 ST 段抬高。

2. 心肌桥

冠状动脉通常走行于心外膜下的结缔组织中。如果一段冠状动脉走行于心肌内，这束心肌纤维被称为心肌桥。走行于心肌桥下的冠状动脉被称为壁冠状动脉（见图 7-3-11）。

冠状动脉造影显示该节段血管管腔收缩期受挤压，舒张期恢复正常，被称为"挤奶现象（milking effect）"。

冠状动脉造影时心肌桥检出率为 0.51%~16%，尸体解剖时检出率高达 15%~85%，说明大部分心肌桥并没有临床意义。由于壁冠状动脉在每一个心动周期的收缩期被挤压，如挤压严重可产生远端心肌缺血，临床上可表现为类似心绞痛的症状、心律失常或猝死。由于心肌桥存在，导致其近端的收缩期前向血流逆转，而损伤该处的血管内膜，所以该处容易形成动脉粥样硬化斑块。

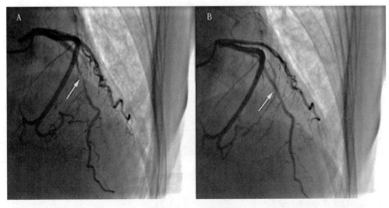

图 7-3-11 心肌桥

第四节
急性冠脉综合征——心肌梗死

急性心肌梗死是指急性心肌缺血性坏死,大多数是在冠脉病变的基础上发生冠脉血供急剧减少或中断,使相应的心肌严重而持久的急性缺血所致(见图7-4-1)。心肌梗死属于急性冠脉综合征的一种。冠状动脉粥样硬化不稳定斑块破裂或糜烂导致冠状动脉内急性血栓形成,被认为是大多数急性冠脉综合征发病的主要病理基础。心梗是造成心脏性猝死的主要原因之一,只有识别心梗,才能第一时间施救。

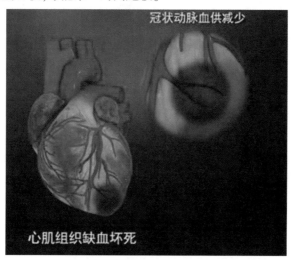

图 7-4-1 心肌梗死示意图

(一)病因和发病机制

1. 不稳定性粥样斑块溃破,斑块内出血和管腔内血栓形成和/或血管持续性痉挛,使冠状动脉完全闭塞。

2. 少数病因:冠状动脉栓塞、炎症、先天畸形、痉挛、冠状动脉口堵塞。

3. 促使斑块破裂出血及血栓形成的诱因:

(1)交感活性增加(晨起6时至12时),儿茶酚胺分泌增多,心肌需氧需血量猛增,冠脉供血明显不足;

(2)饱餐后,血脂升高,血黏度升高;

(3)重体力活动、情绪过分激动、血压剧升或用力排便时,致左心室负荷明显加重。

(二)临床表现

1. 先兆表现

乏力、胸部不适、烦躁、心绞痛等,多见初发型和恶化型心绞痛。在急性心肌梗死发病前的几小时或几天内出现的异常情况,如果能够早期发现、早期识别、早期在现场采取正确的急救措施,很多情况下能够使患者免于心肌梗死。

(1)心绞痛首次发作:疼痛性质为挤压性闷痛,有时在左肩、左臂、左背同时感到疼痛。休息和含服硝酸甘油之后疼痛可以缓解。

(2)原有心绞痛患者发作性质加重:心绞痛发作程度加剧;发作次数增多;发作持续时间延长;以往含服硝酸甘油的有效剂量不够,需要增加剂量;定时发作,而且没有明显诱因。

(3)心绞痛发作时出现新的症状:在心绞痛发作时出现严重的胸闷、气短、出汗、恐惧、恶心、呕吐、心率增快或减慢,这些情况在以往心绞痛发作时未出现过。

(4)多数患者发病前1~2周就会有以下异常:

①与活动相关的疼痛不适

在体力活动、情绪激动时加重,休息后缓解。有的患者可能不会出现典型的胸痛表现,也可能是胸闷难受、肩膀疼、后背疼、胃疼、牙疼等。

②不明原因的症状改变

心绞痛患者出现症状发作次数增多、症状加重、不易缓解等。

比如以前吃1片药可以缓解症状,现在吃2片也不管用,以前休息5 min就好了,现在要休息更长时间等。

③毫无征兆的心慌胸闷

没有心脏病的人突然出现胸闷、心慌、不明原因的难受;不活动时也出现憋闷、喘气困难;每天定时胸痛,比如吃饭后、睡觉前等。

2. 发病后的临床表现

有持久的胸骨后剧烈疼痛、发热、白细胞计数和血清心肌坏死标记物增高以及心电图进行性改变;可发生心律失常、休克或心力衰竭,属冠心病的严重类型。

(1)疼痛

疼痛是最先出现的症状,诱因不明显,程度较重,持续时间较长,可达数小时或更长,休息和含用硝酸甘油多不能缓解。患者常烦躁不安、出汗、恐惧,或有濒死感。心梗最常见的疼痛主要集中在前胸,往往伴有肩膀和后背的放射性疼痛。部分患者疼痛位于上腹部,被误认为胃穿孔、急性胰腺炎等急腹症。患者疼痛放射至下颌、颈部、背部上方,被误认为骨关节痛。

(2)全身症状

全身症状有发热、心动过速、白细胞增高和红细胞沉降率增快等,由坏死物质吸收所引起,一般在疼痛发生后24~48 h出现,体温一般很少超过39 ℃,持续约一周。

(3)胃肠道症状

胃肠道症状疼痛剧烈时常伴有频繁的恶心、呕吐和上腹胀痛,与迷走神经受坏死心肌刺激和心排血量降低组织灌注不足等有关。

(4)心律失常

心律失常多发生在起病1~2天,而以24 h内最见,可伴乏力、头晕、晕厥等症状。各种心律失常中以室性心律失常最多,室颤是急性心肌梗死早期入院前主要的死因。

(5)低血压和休克

低血压和休克疼痛期中血压下降常见,未必是休克。如疼痛缓解而收缩压仍低于

80 mmHg。有烦躁不安、面色苍白、皮肤湿冷、脉细而快、大汗淋漓、尿量减少、神志迟钝，甚至晕厥者，则为休克表现。休克多在起病后数小时至1周内，主要是心源性。

（6）心力衰竭

心力衰竭主要是急性左心衰竭，可在起病最初几天内发生，或在疼痛、休克好转阶段出现。为梗死后心脏舒缩力显著减弱或不协调所致，出现呼吸困难、咳嗽、发绀、烦躁等症状，严重者可发生肺水肿、右心衰竭表现。

（7）心电图变化

心电图变化有特征性和动态性变化：S-T段抬高，T波倒置，病理性Q波。

（三）心绞痛和急性心肌梗死的鉴别诊断要点（见下表7-4-2）

表7-4-2 心绞痛和急性心肌梗死的鉴别诊断

<table>
<tr><td colspan="2">鉴别诊断项目</td><td>心绞痛</td><td>急性心肌梗死</td></tr>
<tr><td rowspan="6">疼痛</td><td>1.部位</td><td>胸骨中上段之后</td><td>相同，但可在较低位置或上腹部</td></tr>
<tr><td>2.性质</td><td>压榨性或窒息性</td><td>相似，但更剧烈</td></tr>
<tr><td>3.诱因</td><td>劳力、情绪激动、受寒、饱食</td><td>不常有</td></tr>
<tr><td>4.时限</td><td>短，1~5 min 或 15 min 以内</td><td>长，数小时或1~2天</td></tr>
<tr><td>5.频率</td><td>频繁发作</td><td>不频繁</td></tr>
<tr><td>6.硝酸甘油疗效</td><td>显著缓解</td><td>作用较差</td></tr>
<tr><td colspan="2">气喘或肺水肿</td><td>极少</td><td>可有</td></tr>
<tr><td colspan="2">血压</td><td>升高或无显著变化</td><td>常降低，甚至发生休克</td></tr>
<tr><td colspan="2">心包摩擦音</td><td>无</td><td>可有</td></tr>
<tr><td colspan="2">血清心肌酶增高</td><td>无</td><td>有</td></tr>
<tr><td rowspan="3">坏死物质吸收的表现</td><td>1.发热</td><td>无</td><td>常有</td></tr>
<tr><td>2.白细胞增加（嗜酸性粒细胞减少）</td><td>无</td><td>常有</td></tr>
<tr><td>3.血沉增快</td><td>无</td><td>常有</td></tr>
<tr><td colspan="2">心电图变化</td><td>无变化或暂时性心性 ST 段和 T 波变化</td><td>有特征性和动态性变化</td></tr>
</table>

（四）急性心肌梗死处理流程

1. 治疗原则（见图7-4-2）

治疗原则是尽快恢复心肌的血液灌注，到达医院后30 min内开始溶栓或90 min内开始PIC能及时处理严重心律失常、泵衰竭和各种并发症，防止猝死，使患者不但能渡过急性期，且康复后还能保持尽可能多的有功能的心肌。

2. 院前或转运中处理

为预防急性心肌梗死病人发生心脏骤停，院前急救应注重"生存链"的概念，包括早期识别求救，早期CPR，早期除颤和早期高级心血管生命支持，为后期院内综合治疗奠定基础。

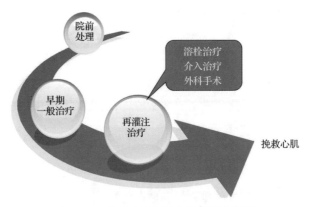

图 7-4-2 急性心肌梗死急诊处理流程图

院前急救人员需给怀疑心肌梗死的病人咀嚼 150~300 mg 阿司匹林。如有条件常规做 12 导联心电图(ECG),院前急救人员可与所送医院联系,通报病情,传输心电图等。

3. 早期监护和一般治疗

(1) 绝对卧床休息,避免任何体力活动和情绪激动,此外还应特别注意避免自己步行如厕,大小便应在床上进行,心肌梗死后往往由于排便、排尿而触发室颤,要注意保持大便通畅。

(2)吸氧:采用鼻导管或面罩给氧。

(3)监测:患者应立即进行心电、血压和呼吸的监测,除颤仪应随时处于备用状态。

(4)镇静:急性心肌梗死发生后,患者出现一系列的情绪应激反应,如烦躁、恐惧、焦虑,使病情恶化,除言语安抚外,可应用西地泮 10 mg 肌肉注射。

(5)扩张冠状动脉:用硝酸甘油舌下含服或静脉滴注(方法同心绞痛的治疗)。

4. 解除疼痛

剧痛有可能导致严重后果,有条件给吗啡 4~8 mg 皮下注射或哌替嗪 50~100 mg 肌肉注射。心肌再灌注疗法是解除疼痛极有效的办法。

5. 抗凝治疗

急性心肌梗死时血小板活性增加,抗凝剂早已作为院前急救急性心肌梗死时常规药物,常用的药物有阿司匹林。有条件现场急救人员必须尽快给怀疑患心肌梗死的患者嚼服 150~300 mg 阿司匹林,以加快该药的吸收。

6. 送医院进一步治疗

无线电联系海上救护中心,火速送达医院进一步治疗,进行再灌注心肌治疗。心肌梗死起病 3~6 h,最多在 12 h 内,开通闭塞的冠状动脉,使得心肌得到再灌注,挽救濒临坏死的心肌或缩小心肌梗死的范围,减轻梗死后心肌重塑是心肌梗死患者最重要的治疗措施之一。在实际情况下,心肌细胞的死亡与心肌缺血的时间成正比,一般而言,心肌缺血超过 20 min 就会开始坏死,超过 2 h 后,心肌细胞大部分都已经坏死,因此在从患者发生胸痛开始 2 h 内,要尽早恢复心肌细胞的血供。2 h 是心梗抢救的"黄金窗口"。

①经皮冠状动脉介入治疗(PCI):直接 PCI 是目前最安全有效恢复心肌再灌注的手段,再通率高于溶栓(就诊后 90 min 内开始)。

②药物溶栓:静脉途径,冠脉途径(就诊后 30 min 内开始)。

③冠状动脉旁路移植术(CABG):溶栓或 PCI 后仍有持续或反复胸痛,高危病变(如 LM),并发室间隔穿孔或严重二尖瓣反流者。

7. 送急性心肌梗死患者去医院的原则

①患者得到现场急救后才能送往医院,不采取措施立即转院是十分危险的。

②最好选择有心脏内科或介入治疗条件的医院,进行再灌注治疗,包括介入治疗、溶栓治疗、冠状动脉旁路移植术等,这是对患者生命的基本保障。

③明确告知患者所患疾病的严重性和增加体力活动的危险性,让患者避免一切活动,不能自主活动,尤其禁止步行上救护车。搬运时要准备足够人手,避免患者强力支撑身体而增加心脏做功。

(五)心肌梗死的预防

1. 在正常人群中预防

在正常人群中预防动脉粥样硬化和冠心病属于一级预防。

(1)一般防治:合理的膳食,控制危险因素(饮食、戒烟限酒,控制体重),适当的体力劳动和体育活动,合理安排工作和生活,提倡戒烟限酒。

(2)药物治疗:调整血脂药物有他汀类、贝特类、依折麦布等。

抗血小板药物:抗血小板黏附和聚集的药物,可防止血栓形成,有助于防止血管阻塞性病变发展,用于预防动脉血栓形成和栓塞。

2. 已有病史者预防

已有冠心病和心梗病史者还应预防再次梗死和其他心血管事件,称之为二级预防。二级预防采取 ABCDE 方案。ABCDE 对于指导二级预防有帮助。

(1)A:抗血小板、抗心绞痛治疗,阿司匹林和 ACE/ARB;

(2)B:β 受体拮抗剂预防心律失常、减轻心脏负荷等,控制血压;

(3)C:控制血脂和戒烟;

(4)D:控制饮食和糖尿病治疗;

(5)E:健康教育和运动。

3. 及早发现,及早住院

强调及早发现,及早住院,并加强住院前的就地处理。在发病早期识别心梗是完全可能的。

对于没有专业医学知识的普通人,首先要做的是熟悉自己的心梗危险因素,如果危险因素较多,建议半年到一年进行一次体检——心脏 CT 能够看出血管堵塞情况。冠状动脉造影仍是诊断冠心病的重要方法,可以直接显示冠状动脉狭窄程度,对决定治疗策略有重要意义。

只要出现类似症状或时常感到胸闷胸痛,应第一时间前往最近的医疗机构进行心电图检查,避免漏诊,急诊的心肌酶检测也能尽早识别心肌的损伤情况。

4. 管理好心梗的危险因素

管理好心梗的危险因素是预防心梗的最好方法。

绝大多数心梗都是因为动脉硬化,而动脉粥样硬化有明确的危险因素:年龄、性别、高血压、吸烟、糖尿病、胆固醇指标偏高等。"三高"+吸烟是能够通过生活方式来实现管理的。通过生活方式的管理和医生的帮助,将血压、血糖、血脂控制在标准范围内,并且避免不健康的生活习惯——尤其是吸烟,就能有效预防心梗的发生。

(六)拓展知识

经皮冠状动脉介入术(PCI)——支架植入术。

1. 开通血管恢复心肌血供的方法

目前开通血管恢复心肌血供的方法主要有 3 种。

(1)药物溶栓；

(2)支架植入保证血流；

(3)急诊开胸搭桥。

2. 冠脉支架植入

冠脉支架植入是目前最有效的开通血管的方法之一(见图 7-4-3、图 7-4-4)。

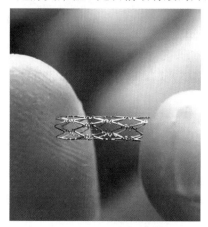

图 7-4-3　支架实物

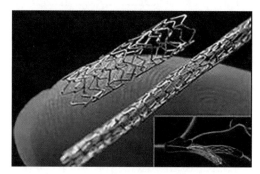

图 7-4-4　支架实物

药物溶栓疗法(保守治疗)主要适用于血管堵塞情况不严重但是合并有冠脉痉挛的患者。如果预计直接 PCI 时间大于 2 h，则首选溶栓策略，力争在 10 min 内给予病人溶栓药物。急诊开胸搭桥一般适用于无法进行支架植入的患者。目前阶段临床上也有一些不使用支架的血管开通技术，包括单纯球囊扩张、药物球囊治疗、冠状动脉旋磨术、血栓抽吸术等，它们多半有很大的局限性，在急性心梗患者的抢救中应用领域相当有限。就目前阶段，对于急性心梗患者，没有任何技术能够跟支架技术的高效、简便效果进行比较。大约90%的心梗患者都是接受支架治疗的，是目前最有效的开通血管的方法。

3. 支架植入术操作方法

通过导引导丝送入输入系统(球囊+支架)，球囊预扩后，血管内的斑块被挤压紧贴血管壁，球囊带支架可顺利通过。输送系统到达预定位置后，医生使用压力泵加压，撑开支架(见图 7-4-5、图 7-4-6)。

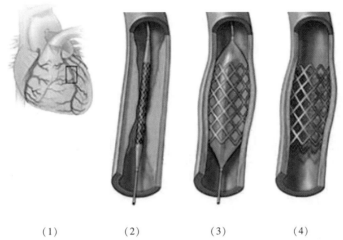

（1）　　　　（2）　　　　（3）　　　　（4）

（1）病变狭窄的冠状动脉；（2）球囊带支架进入病变位置；（3）展示加压后球囊扩张，支架被撑开；（4）撤出球囊和导丝后，支架留在血管内

图7-4-5　PCI（支架植入）操作方法

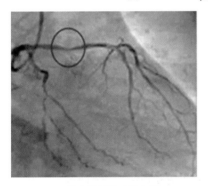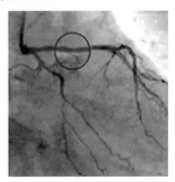

（1）狭窄的冠状动脉血管　　　　　　（2）放入支架后变粗，使得血流正常通过

图7-4-6　支架植入后血流正常

4. 预防支架内血栓

因支架本身是金属异物，植入人的血管内有产生即刻与长久血栓形成的风险，需要用两种预防支架内血栓的药物——阿司匹林和氯吡格雷（双抗）。曾经有报道称：1%的患者接受支架植入术后，可能会形成继发血栓，血管再次堵塞，但是发生率极低。

第五节
心肺复苏术

复苏是复活与苏醒之意，即"死而复生"。心肺复苏术（Cardiopulmonary Resuscitation，CPR）是针对心跳、呼吸骤停者所采取的生命抢救技术，心脏骤停4~6 min之后，人体脑组织及其他脏器将发生不可逆的损害，稍有延误和疏漏即可能造成不可挽回的后果与损失。为了对心肺复苏术进行规范和统一，美国心脏协会（American Heart Association，AHA）对这一技术在2020年10月22日进行了更新。公布了《2020心肺复苏和心血管急救指南》

（以下简称《指南》）。

心肺复苏的方法包括开放气道、人工呼吸、胸外按压、快速除颤等，目的是促进血液循环，使血液可以携带氧到人体重要脏器（尤其是脑），保障重要脏器基本功能，以维持生命，为进一步复苏创造条件。

心肺复苏术的主要步骤是 A、B、C、D，即 A（Airway，畅通气道），B（Breathing，人工呼吸），C（Circulation，胸外心脏按压），D（Defibrillation）电除颤。《指南》将心肺复苏顺序确定为 C—A—B。如果能立即获得 AED，则优先使用 AED 进行 D（电除颤），再行 CPR。

一、心肺复苏术的具体操作步骤及注意事项

（一）检查意识及反应

发现突然意识丧失倒地者，现场人员首先要确定现场有无威胁病人和急救者安全的因素，如有应及时躲避或脱离危险。在没有危险的环境中尽可能不移动病人，判断患者意识通过动作或声音刺激，即拍病人肩膀（禁止摇动患者头部，防止损伤颈椎），同时施救者在被救者两耳旁分别高声呼唤"你怎么啦？"，观察病人有无意识动作或动作反应，也可掐压人中或合谷穴。对有反应者使其采取自动恢复体位，无反应病人为意识丧失，立即高声呼救："快来救人！"请求拨打求救电话和协助进行心肺复苏术。将患者放置心肺复苏体位：患者仰卧于坚实平面如木板上或地面上，双手放于躯干两侧，解开衣物、领带等。如果患者为俯卧位，翻动患者时身体必须整体转动，头、颈、躯干呈直线，防止扭曲，尤其注意保护颈部，抢救者一手托住其颈部，另一手扶其肩部，使患者平稳地转动为仰卧位（如图 7-5-1、图 7-5-2、图 7-5-3、图 7-5-4 所示）。

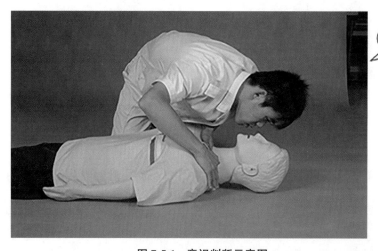

图 7-5-1　意识判断示意图

（二）求救 EMSS（Emergency Medical Service System 急救医疗服务体系，简称 EMSS）

单人急救者发现病人无意识、无反应，应立即拨打急救电话启动 EMSS，嘱携带除颤器，立刻返回患者身边行 CPR。拨打急救电话时，急救人员应该向 EMSS 调度员说明发病现场的位置、事情经过、发病人数及相应的病情以及采用的急救措施等。如是未经 CPR 培训的现场救助人员可听从调度员的电话指导。两个以上急救人员在场，一位立刻行 CPR，另一位启动 EMSS（见图 7-5-5、图 7-5-6）。

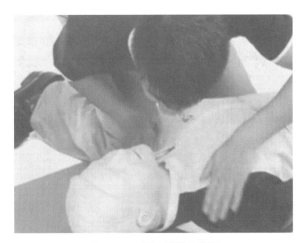

图 7-5-2 意识判断示意图

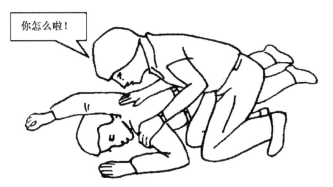

图 7-5-3 意识判断示意图

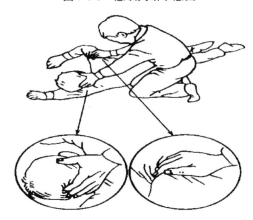

图 7-5-4 心肺复苏体位示意图

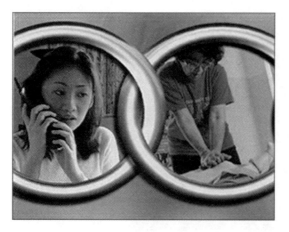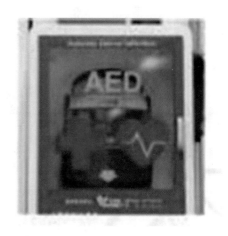

图 7-5-5　求救、嘱携带除颤器

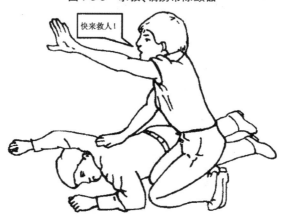

快来救人！

图 7-5-6　呼救

(三)检查呼吸、脉搏

检查有无呼吸或是否为叹气样呼吸(即濒死的无效呼吸),同时检查大动脉搏动,时间限制在 10 s 之内。判断已无呼吸或仅有异常呼吸,且不能明确触及大动脉搏动时,应立即开始 CPR。

突发意识丧失,伴有大动脉搏动消失,是心脏骤停的主要诊断指标。

通过触摸颈动脉有无搏动的方法判断是否心脏骤停,具体操作方法如下:食指与中指先触及气管正中部位(男性在喉结),再旁开侧移 2~3 cm 的软组织深处(在气管与颈部肌肉之间的凹陷里),触摸颈动脉有无搏动,如在 10 s 内未触及,即为心跳停止(见图 7-5-7、图 7-5-8)。用脸颊或耳贴近伤病者的口鼻感觉有无气息,同时侧脸观察其胸部有无起伏以判断有无呼吸,即"一看二听三感觉"(见图 7-5-9)。心脏骤停时无呼吸或仅是喘息(即呼吸不正常),10 s 内可同时检查呼吸和脉搏。

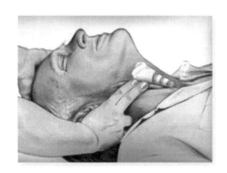
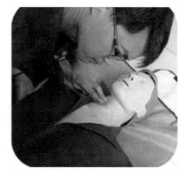

图 7-5-7　检查脉搏、观察胸部有无起伏以判断有无呼吸

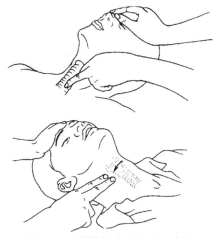
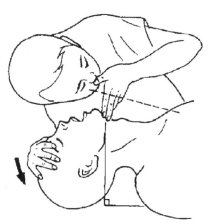

图 7-5-8　触摸颈动脉方法示意图　　　　图 7-5-9　呼吸评估示意图

（四）胸外心脏按压（C）

胸外心脏按压是通过增加胸腔内压力和/或直接按压心脏驱动血流,有效胸外按压能产生 60~80 mmHg 动脉压(见图 7-5-10、图 7-5-11)。通过以上方法判断患者有无意识,10 s 内没有明确触摸到脉搏,无呼吸,则应立即开始心肺复苏。先按压 30 次,再开放气道和人工呼吸,具体方法如下。

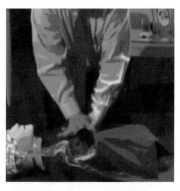

图 7-5-10　胸外心脏按压（C）

（1）复苏体位:心肺复苏(CPR)时将病人放置平卧位,平躺在坚实平面上。

（2）按压部位:采用胸骨中线中下 1/3 交界处定位方法,即两乳头连线与胸骨中线交

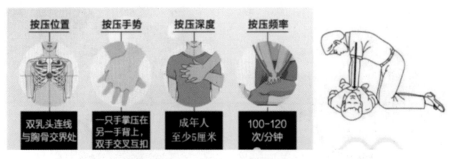

图 7-5-11　胸外心脏按压（C）

界处（见图 7-5-12）。

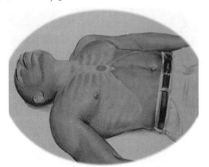 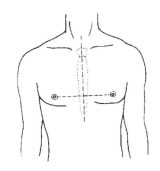

图 7-5-12　按压部位：在胸骨下 1/3 处，即乳头连线与胸骨中线交叉处

（3）按压手法：急救人员跪在病人一侧身旁，一个手掌根部置于按压部位，另一个手掌根部叠放其上，双手指紧扣进行按压（见图 7-5-13、图 7-5-14、图 7-5-15、图 7-5-16）；身体稍前倾，使肩、肘、腕位于同一轴线上，与病人身体平面垂直，用上身重力按压，按压与放松时间相等，放松时手掌不离开胸壁。

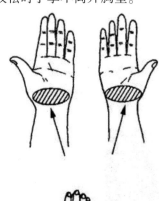

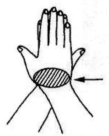 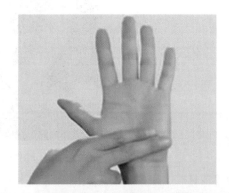

图 7-5-13　掌根示意图　图 7-5-14　掌根位置——褶纹上两横指这个位置

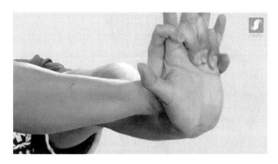

图 7-5-15　按压掌位

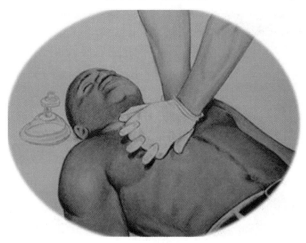

图 7-5-16　按压部位及手法

（4）按压姿势：身体前倾，伸直上肢，垂直下压（肩、肘、腕三关节呈一垂直线）（见图7-5-17、图 7-5-18、图 7-5-19）。

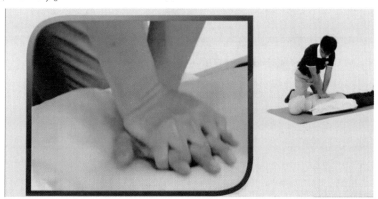

图 7-5-17　按压姿势

（5）按压幅度：胸骨下陷深度 5~6 cm。

（6）按压频率：以 100~120 次/min 的速率实施胸外按压。边按边大声数 1—2—3—4—5 等。按压和人工呼吸联合进行，按压与通气比例为 30∶2。

（7）按压平面：硬质平面（如平板或地面），若在床上，应在病人背部垫一块硬板或抬到地上。

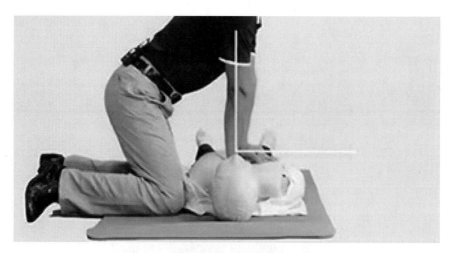

图 7-5-18　按压姿势

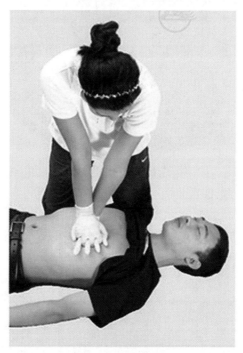

图 7-5-19　按压姿势

（8）按压轴心：以髋关节为整个按压的活动轴心。

（9）按压间隔：压松相等，间隔比为 1∶1 时，产生有效灌注压。

（10）按压连贯：按压中保持双手位置固定不移位，每次按压后使胸廓充分回弹，胸部起伏时手不要离开胸壁。尽量减少中断，按压中断时间不得大于 10 s。

（11）按压/通气比：按压/通气比为 30∶2（见图 7-5-20、图 7-5-21）。

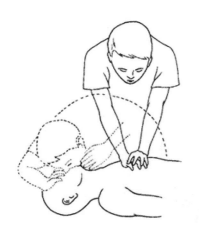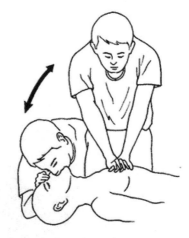

图 7-5-20　单/双人实施胸外心脏按压与人工呼吸示意图

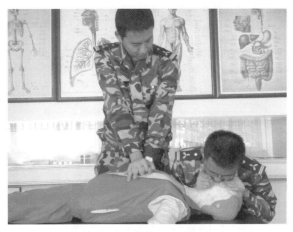

图 7-5-21　双人实施胸外心脏按压与人工呼吸

（五）开放气道（A）

首次胸外心脏按压 30 次后（C），进行开放气道（A）和人工呼吸（B）。

检查口腔，如伤员的咽部和气管，如被血块、泥土或呕吐物等堵塞应立即清除，病人无意识时，舌根后坠、软腭下垂会阻塞气道（见图 7-5-22），因此检查呼吸或人工通气前需开放气道。

1. 仰头抬颏法

如果患者无明显头、颈部受伤可使用仰头抬颏方法，这也是最常用的方法。手放在患者前额，用手掌把额头向后推，使头部后仰。另一只手的食指、中指放在下颌颏骨体上。向上抬起下颏，使患者的口张开，让下颌尖、耳垂连线与地面呈垂直状态，舌根离开咽后壁，避免舌根后坠以畅通气道（见图 7-5-23、图 7-5-24、图 7-5-25）。勿用力压迫下颌部软组织，否则有可能造成气道梗阻（见图 7-5-26、图 7-5-27）。

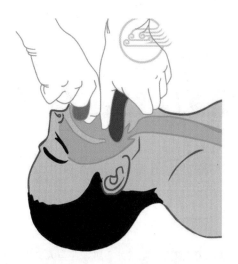

图 7-5-22　开放气道清除异物

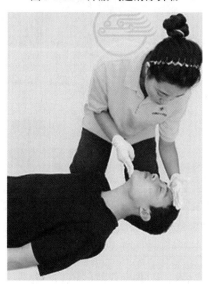

图 7-5-23　下颏到耳垂的连线与地面垂直

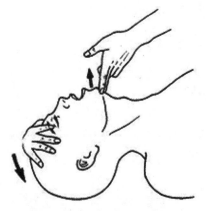

图 7-5-26　仰头抬颏法(正确)

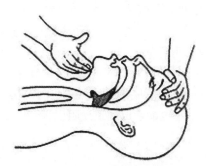

图 7-5-27　仰头抬颏法(错误)

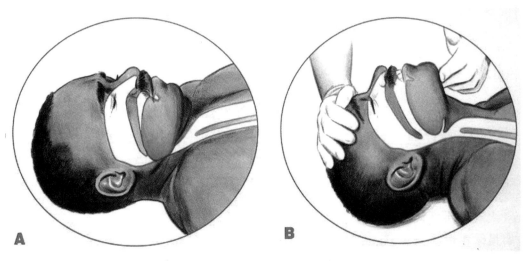

图 7-5-24 仰头抬颏法——无颈部损伤者

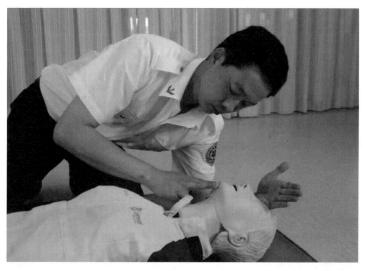

图 7-5-25 压额举颏法——开放气道

2. 仰头抬颈法

病人仰卧,抢救者一手抬起病人颈部,另一手以小鱼际侧下压患者前额,使其头后仰,气道开放(见图 7-5-28、图 7-5-29)。

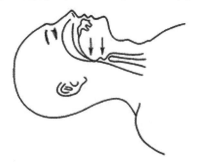

图 7-5-28 舌根后坠阻塞呼吸道

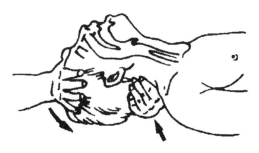

图 7-5-29 仰头抬颈法

3.双手托颌法

双手托颌法,在高度怀疑患者颈部受伤时使用。伤员平卧,急救者位于伤员头侧,拇指置于患者口角旁,其余四指托住患者下颌部位,在保证头部和颈部固定的前提下,用力将伤员下颌向上抬起,使下齿高于上齿,避免搬动颈部(见图7-5-30、图7-5-31)。

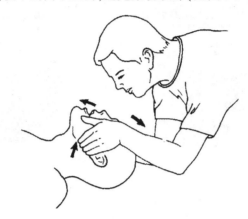

图7-5-30 双手托颌法

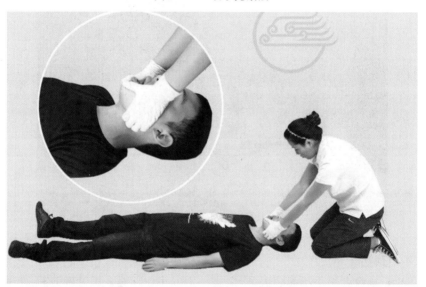

图7-5-31 双手托颌法——颈部损伤者

(六)人工呼吸(B)

胸外心脏按压30次(C)和开放气道(A)前提下进行人工呼吸(B)。

1.口对口人工呼吸

口对口人工呼吸,是最有效的人工呼吸法,主要原理是抢救者将呼出气(空气中氧含量为20.95%,我们呼出去的气体氧含量仍有16.4%~18%)吹入患者肺内而使肺扩张,利用肺及胸廓自身弹性回缩使病人将气体呼出。开放气道后,应立即给予人工呼吸2次(见图7-5-32、图7-5-33)。

操作方法:一手托起病人下颌,使头后仰,口张开,保持呼吸道通畅,用放在患者额部上的手的食指和拇指捏住病人的鼻孔,急救者深吸一口气后,用口封罩住病人的口唇部,

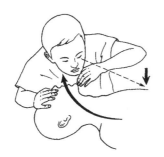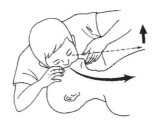

图 7-5-32　口对口人工呼吸法

平稳地向患者口腔吹气,超过 1 s,吹完后立即松开捏鼻孔的手,让其自行呼出,气体呼出时看到胸廓回落。如此反复进行,30 次心脏按压后 2 次人工呼吸,即按压与通气比为 30∶2。

2. 口对鼻人工呼吸

口对鼻人工呼吸,用于口唇受伤或牙关紧闭者,急救者稍上抬病人下颌使口闭合,用口封罩住病人鼻子,将气体吹入病人鼻中(见图 7-5-34)。

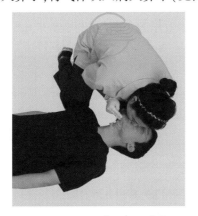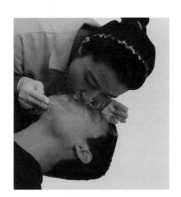

图 7-5-33　口对口人工呼吸　　　**图 7-5-34　口对鼻人工呼吸**

3. 口对面罩人工呼吸(如图 7-5-35 所示)

4. 简易呼吸器人工呼吸法(如图 7-5-36 所示)

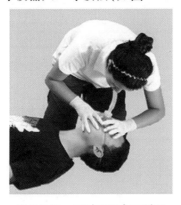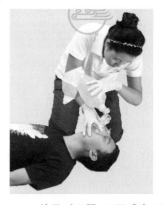

图 7-5-35　口对面罩人工呼吸　　　**图 7-5-36　简易呼吸器(面罩球囊)通气**

3. 注意事项

（1）每次吹气持续时间 1 s 以上，并能明显看到胸廓起伏。

（2）吹气量：500~600 mL（6~7 mL/kg），避免过大，以免由此产生的气道压过高，导致胃充气。

（3）对于有自主循环（可触到脉搏）的病人，人工呼吸维持在 10~12 次/min，大致 5~6 s 给予一次人工通气。每 2 min 应重新检查一次脉搏。建立人工气道后呼吸频率为 8~10 次/min，胸外按压频率为 100~120 次/min，此时不再需要按压通气 30∶2 的比例进行。

（4）心脏骤停最初数分钟之内，血中氧合血红蛋白还保持一定水平，心、脑的氧供更多取决于血流量降低程度，所以心肺复苏最初阶段的胸外按压比人工通气相对更重要，应尽可能避免中断胸外心脏按压。

（5）人工通气时要注意始终保持气道开放状态。

（七）重复进行心脏按压及人工呼吸

（1）按压周期：每五组 30∶2 的 CPR 为一个周期，时间约为 2 min。首轮做一个周期后即 5 个 30∶2 的 CPR，进行复苏效果判断（要求迅速，时间 5~10 s）。

（2）按压轮换：2 人以上 CPR 时，每隔两分钟，应交替做 CPR，以免按压者疲劳使按压质量和频率降低，轮换时要求动作快，尽量减少按压的中断（见图 7-5-37）。

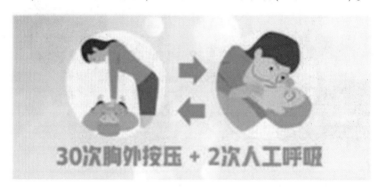

图 7-5-37　重复进行心脏按压及人工呼吸

（八）电除颤

心脏骤停 80%~90% 由心室颤动所致，单纯胸外按压一般不可能终止心室颤动和恢复有效血流灌注，电击除颤是终止心室颤动最有效的方法，早期电击除颤是决定心脏骤停病人能否存活的关键因素。除颤每延迟 1 min，病人存活率下降 7%~10%。心肺复苏与 AED 的早期有效配合使用，是抢救心跳呼吸骤停病人最有效的手段。其中 AED 不仅使用简单，还能大大提高心源性猝死患者抢救成功的概率，因此我国正在加强公共场所自动体外除颤仪的配置和使用（见图 7-5-38、图 7-5-39）。AED 使用注意事项如下（具体使用方法详见第 148 页 AED 的使用）。

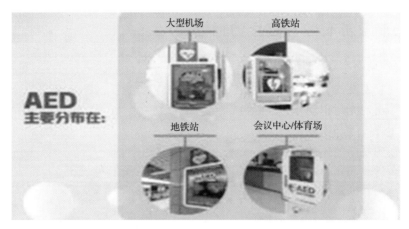

图 7-5-38 AED(除颤器)分布

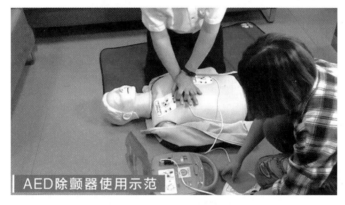

图 7-5-39 AED(除颤器)使用

(1)当院外发生心脏骤停时,如果有 AED(自动体外除颤器),经过培训的急救人员应立即进行 CPR 和尽早电击除颤。

(2)当发现心室颤动时,急救人员应先电击除颤 1 次,后立即进行 5 组的 CPR(约 2 min),之后再检查心率和脉搏,必要时再行电击除颤。

(3)注意电极位置为右侧放置于病人右锁骨下区,左侧电极放置于病人左乳头侧腋中线;电击前警告在场所有人员不要接触病人身体;放电时电极板用力贴紧皮肤表面。见图 7-5-40 AED(除颤器)的使用。

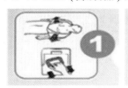 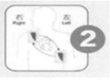 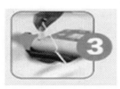 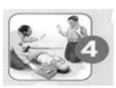

开　　　　　　　　贴　　　　　　　　插　　　　　　　　电

图 7-5-40 AED(除颤器)的使用

二、心肺复苏有效和终止的指征

(一)心肺复苏术效果评估

(1)昏迷程度变浅,出现各种反射;

(2)肢体出现无意识动作、呻吟等;

(3)自主呼吸逐渐恢复;

(4)触摸到规律的颈动脉搏动;

(5)面色转红润;

(6)双侧瞳孔缩小,对光反射恢复;

(7)心电图证实恢复窦性心律。

(二)终止心肺复苏术的情形

(1)自主呼吸和心跳已有效恢复出现反应或呻吟或有其他专业人员接替抢救。

(2)开始进行 CPR 前,能确定心跳停止达 15 min 以上者。

(3)心肺复苏持续 30 min 以上仍无心搏和自主呼吸,双瞳孔散大固定,现场无进一步救治和送治条件。

(4)终止心肺复苏的决定还要注意到一些特殊的病员,如:溺水,雷、电击,低温导致的心脏骤停。因这些病员没有心、肺基础病,存活的可能性较大,甚至需要超过一般 CPR 需要的时间。

三、心肺复苏注意事项

(1)如心脏骤停时间不到 1 min,因其尚无明显缺氧,胸前捶击的强烈刺激即有可能使心脏复苏。在按压前可先行心前区叩击法复律,急救者用握拳的尺侧(小指侧)距病人胸壁 20~30 cm 处,迅速捶击胸骨中下 1/3 交界处 1~2 次(见图 7-5-41),如无效果(摸不到大动脉搏动和心跳),立即行胸外心脏按压。

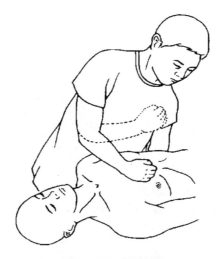

图 7-5-41　胸前捶击

(2)按压速率:以 100~120 次/min 的速率实施胸外按压,保证每次按压后胸部回弹,尽可能减少胸外按压的中断。

（3）胸外心脏按压的位置必须准确,不准确容易损伤其他脏器。按压的力度要适宜,按压深度不应小于5 cm(2 英寸),或大于6 cm(2.4 英寸),按压的力度过轻,胸腔压力小,不足以推动血液循环。

（4）施行心肺复苏术时应将患(伤)者的衣扣及裤带解松,以免引起内脏损伤。

（5）复苏后体位(侧卧位):伤病员经抢救后有自主呼吸及心跳但仍处于昏迷状态时,应将伤病员放置于侧卧的体位,或头部旁偏,以防止呕吐物引起窒息。同时穿好衣服、盖上被毯注意保暖(如图 7-5-42、图 7-5-43 所示)。

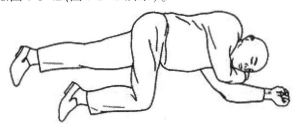

图 7-5-42　心肺复苏后体位——侧卧位

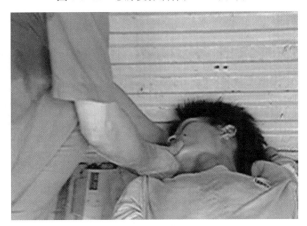

图 7-5-43　心肺复苏后体位——平卧头偏向一侧

四、《指南》再次针对性强调重点

1. 建议非专业人员对可能的心脏骤停患者实施 CPR。

鼓励迅速识别无反应情况,启动紧急反应系统,及鼓励非专业施救者在发现患者没有反应且没有呼吸或呼吸不正常(如喘息)时开始心肺复苏的建议得到强化。非专业施救者无法准确确定患者是否有脉搏,而不采取对无脉搏患者实施 CPR 的风险,超过不必要胸外按压所造成的伤害。如果成人猝倒或无反应者呼吸不正常,无法准确确定患者是否有脉搏,而应按发生心脏骤停,对患者尽早实施 CPR。

2. 确定了心肺复苏术流程(见图 7-5-44),单一施救者的施救顺序的建议:单一施救者应先开始胸外按压再进行人工呼吸(C—A—B 而非 A—B—C),以减少首次按压的时间延迟。单一施救者开始心肺复苏时应进行 30 次胸外按压后做 2 次人工呼吸。

3. 建议的胸外按压速率是 100~120 次/min。

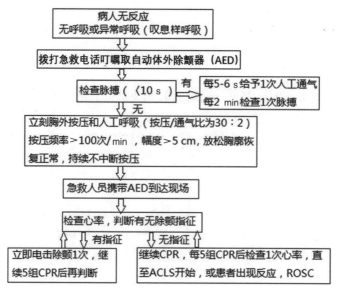

图 7-5-44　心肺复苏术流程图

4.建议的成人胸外按压幅度是至少 5 cm,但不超过 6 cm。此前成人胸骨应至少按下 2 英寸。

5.尽可能减少对按压的干扰和中断。继续强调了高质量心肺复苏的特点:以足够的速率和幅度进行按压,保证每次按压后胸廓完全回弹,放松时,救助者的掌根不离开伤员胸部,但不能用力倚靠在胸部,按压和放松的时间相等。在整个抢救过程中,应尽可能保证胸外按压不间断,或尽可能缩短按压中断的时间(如进行人工呼吸时、更换按压人员时、使用 AED 时等)。

五、拓展知识

自动体外除颤器 AED(Automated External Defibrillator)使用

室颤为最严重的致命性心律失常,室颤时,由于丧失了心脏的有效收缩,表现为心脏停搏,应紧急抢救。最关键的抢救措施之一就是除颤,首选方法就是电击除颤,而且刻不容缓。除颤是治疗心脏性猝死的唯一有效的疗法。但现实中却有 95% 的心脏性猝死病人,由于除颤时间延迟最终导致死亡。

AED 即自动体外除颤仪,是一种便携式、易于操作、稍加培训即可熟练使用、专为现场急救设计的急救设备。能够自动监测心率,并通过快速电击让心跳从异常恢复到正常。其最大特点是无需使用者具有高水平判读心电图能力,只要根据语音提示,接通电源,按动放电按钮,即可完成心电图自动分析、除颤。一般非医务人员在接受一定时间学习演练后都能完全掌握。目前,国内很多大城市人流量较大的场所,均配置有 AED,国内许多马拉松赛事,也会安排携带 AED 的急救员,在危机时刻营救发生心脏骤停的人(见图 7-5-45)。

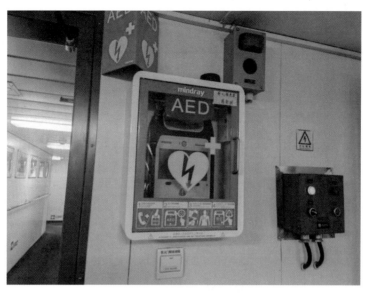

图 7-5-45 大连海事大学校船配备的 AED

在心脏性猝死发生后前几分钟除颤通常可成功转复,即电击越早越好。在心脏骤停发生 1 min 内除颤,患者存活率可达 90%,而 5 min 后则下降至 50%左右,超过 12 min 的只有 2%~5%。如证实已发生心脏骤停,立即通知急救人员取 AED。

(一)自动体外除颤仪特点

1. 操作方便,便于携带,操作者无需具备识别心电图能力,接受过培训的非专业人员均可使用,可尽量缩短室颤发作至实施电除颤的时间。

2. 无需能量选择,仪器自动设置,操作方法简便。无论来自哪个国家、厂家,是什么品牌、型号,其操作大同小异(见图 7-5-46(a)和图 7-5-46(b))。

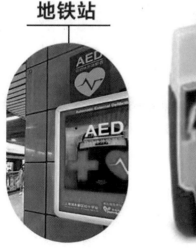

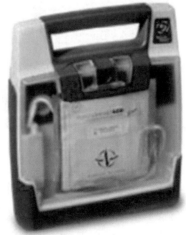

图 7-5-46(a) 公共场所安防的急救设备——AED

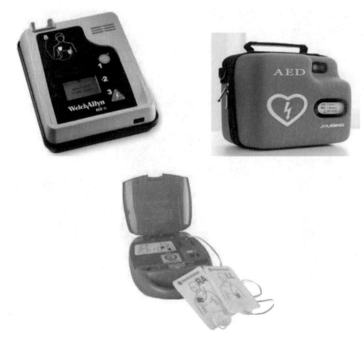

图 7-5-46(b)　公共场所安防的急救设备——AED

(二)自动体外除颤 AED 操作步骤

1.开机:打开 AED 电源开关,按照声音和(或)屏幕提示操作,如果可能的话,在安装的时候,让其他人继续进行 CPR(见图 7-5-47)。

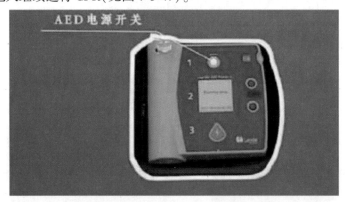

图 7-5-47　打开 AED 电源开关

2.连接(粘贴除颤电极板):按照 AED 生产厂家推荐的方式连接除颤电极,一个位于胸骨右侧,右锁骨下方;另一个放在左侧乳头外侧,电极板的中心在腋中线上位置。(必要时对患者进行皮肤准备,保证皮肤干燥,有胸毛者应迅速剔除,有助于电击与皮肤接触良好)。上缘距腋窝 7 cm 按 AED 提示将电极线插入 AED 的相应插口处(见图 7-5-48、图 7-5-49、图 7-5-50、图 7-5-51)。

3.分析(自动心电图分析):大声说"请让开!"。在 AED 进行心电图(ECG)分析期间保证无人接触患者,以防止 ECG 分析期间出现人为的错误(见图 7-5-52)。

4.电击:如建议电击,在保证所有人员都离开患者后,按照提示,按下放电按钮(见图

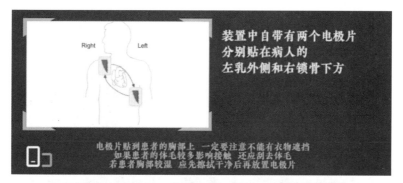

图 7-5-48　AED 装置中自带有两个电极片分别贴在病人的右锁骨下和左乳外侧

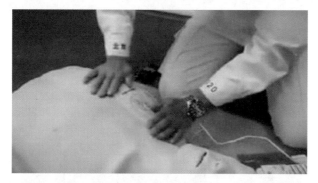

图 7-5-49　AED 装置中自带有两个电极片,一个贴在右锁骨下

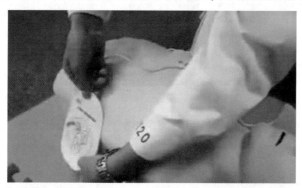

图 7-5-50　AED 装置中自带有两个电极片,另一个贴在病人的左乳外侧

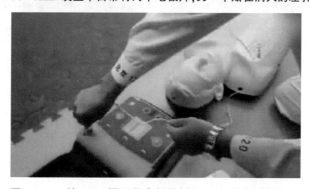

图 7-5-51　按 AED 提示将电极线插入 AED 的相应插口处

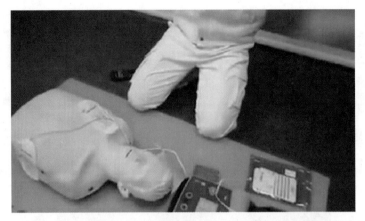

图 7-5-52 大声说:"请让开!"等待 AED 自动分析患者是否需要进行除颤

7-5-53、图 7-5-54),如果判断患者不需要除颤/电击,AED 就不会充电工作。(如果不需要除颤 AED 是不会做出提示的,即使我们错误地去点击了除颤键,仪器也不会放电,AED 是一个安全的抢救仪器。)

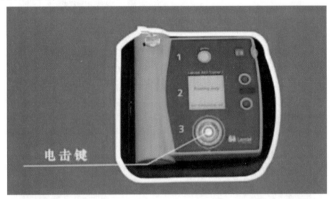

图 7-5-53 确定无人接触患者后,按照提示,按下"电击"按钮

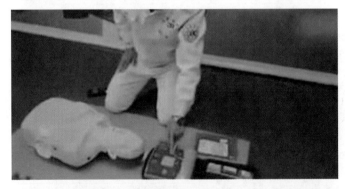

图 7-5-54 确定无人接触患者后,按照提示,按下"电击"按钮

5.按照声音——屏幕提示继续操作。AED 在第一次放电之后,仪器会在 2 min 之后自动再次识别是否需要放电。注意观察患者的意识和呼吸,如果患者没有恢复正常的心跳,在此期间要进行心肺复苏操作(见图 7-5-55)。如果不建议电击,继续进行 CPR。按压/通气比例 30∶2,直到患者恢复自主呼吸、意识或"120"、医务人员到达现场并接替操作(在此期间不要关闭 AED,电极片可随救护车转运,不需要取下)。

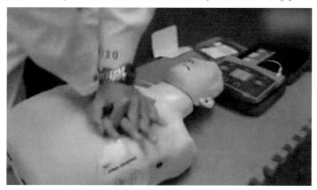

图 7-5-55　AED 在第一次放电之后,要进行心肺复苏操作

6. 注意事项:

(1)先电击还是先 CPR? AED 是能够自动监测心率,并通过快速电击让心跳从异常恢复到正常的急救工具,出现心脏骤停时,如果能立即获得 AED,则优先使用 AED 再行 CPR。

(2)电击后立即恢复 CPR。电击后急救者不应为了检查心率和脉搏而延迟胸外心脏按压。应在 5 个 CPR 循环(约 2 min)后再分析心律,电击使室颤终止后,大多数患者会出现为时数分钟的非灌注心律(无脉电活动),亦即除颤后心肌还需要一定时间反应,此时恰当的处置是立即进行 CPR。

(3)首次电击一次还是连续电击三次。采用一次电击,而不是连续三次电击,其原因为:如果首次电击不能终止室颤再次电击的获益可能远不如立即 CPR。通常首次采用一次电击+立即 CPR 方案。然后再按 AED 声音——屏幕操作。

第八章
创 伤

院前急救(prehospital emergency)是指创伤发生到伤员进入医院前这段时间现场或转运(transport)中的救治。其目的是挽救生命和稳定伤情,处理复杂伤情时应优先解除危及伤员生命的情况,然后再进行后续处理以稳定伤情,为转送和后续确定性的治疗创造条件。必须优先抢救的急症主要包括心跳呼吸骤停、窒息、大出血、张力性气胸和休克等。常用的急救技术主要有清创缝合、通气、止血、包扎、固定和搬运等(见图8-1-1)。

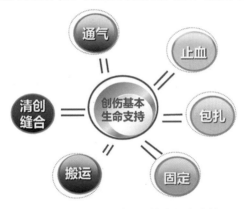

图 8-1-1　创伤现场急救(基本生命支持)

第一节
创伤的现场急救

一、现场心肺复苏

对有呼吸困难或呼吸停止的,应紧急开放气道;心脏骤停者进行连续心脏按压及口对口人工呼吸;有条件时用呼吸面罩及手法加压给氧(见图8-1-2);AED除颤。胸外心脏按压:一手掌根部置于伤员胸骨中、下1/3交界处,另一手掌呈直角交叉压于其上,前臂与伤员胸部垂直,以上身前倾的力量向脊柱方向按压。速度为每分钟大于100次,按压/松开时间1:1,每按压30次,行人工呼吸2次。必要时行电击除颤。详见第七章五节。

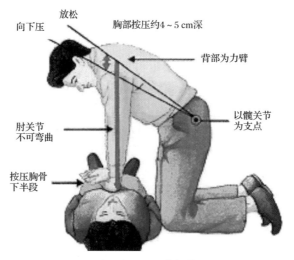

图 8-1-2 心肺复苏

二、通气

呼吸道发生阻塞,可在很短时间内使伤员窒息死亡,故抢救时必须争分夺秒地解除各种阻塞原因,维持呼吸道的通畅。

对呼吸道阻塞的伤员必须果断地,以最简单、最迅速有效的方式予以通气。常用的方法如下:

①手指掏出法,适用于颌面部伤所致的口腔内呼吸道阻塞。

②双手托颌法或压额提颏法,抬起下颌可解除呼吸道阻塞。适用于颅脑伤后,舌根后坠及伤员深度昏迷而窒息者(见图 8-1-3),详见第七章第五节心肺复苏术开放气道的方法。

③环甲膜穿刺或切开:在情况特别紧急,或上述两项措施不见效而又有一定抢救设备时,可用粗针头做环甲膜穿刺(见图 8-1-4),详见第七章第一节窒息的急救方法。

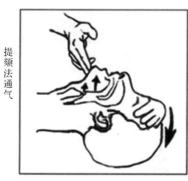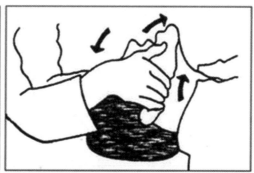

图 8-1-3 开放气道的方法

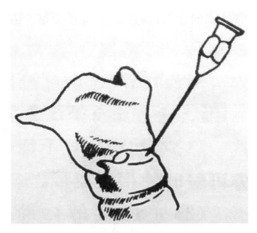

图 8-1-4　环甲膜穿刺通气

三、止血

大出血可使伤员迅速陷入休克甚至死亡,需及时止血。注意出血的性质,有助于出血的处理,动脉出血呈鲜红色,速度快,呈间歇性喷射状;静脉出血多为暗红色,持续涌出;毛细血管出血都会渗血,呈鲜红色,自伤口缓慢流出。常用的止血方法有指压止血法、加压包扎止血法、填塞止血法和止血带法等(见图 8-1-5)。

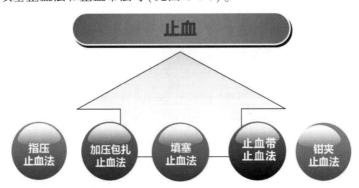

图 8-1-5　止血的方法

1. 指压止血法

指压止血法是用手指压迫动脉经过骨骼表面的部位,达到止血目的。指压法是应急措施,因四肢动脉有侧支循环,故其效果有限且难以持久。因此,应根据情况适时改用其他止血方法。人体指压法止血部位见图 8-1-6。

2. 加压包扎止血法

加压包扎止血法最为常见,一般小动脉和静脉损伤出血均可用此法止血。此方法是先将灭菌纱布或辅料填塞或置于伤口上,外加纱布垫压,再以绷带加压包扎。包扎的压力要均,范围应够大。包扎后将伤肢抬高,以增加静脉回流和减少出血。

3. 填塞止血法

填塞止血法用于肌肉骨端等渗血,先用 1~2 层大的无菌纱布覆盖伤口,以纱布条或绷带充填其中,再加压包扎。此法止血不够彻底,且可能增加感染机会。另外,在清创去

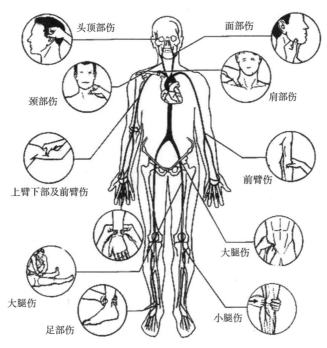

图 8-1-6　指压止血法部位
（用于动脉出血的临时止血）

除填塞物时,可能由于凝血块随同填塞物同时被取出,又可出现较大出血(见图 8-1-7)。

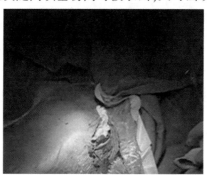

图 8-1-7　填塞止血法

4.止血带法

止血带止血法一般用于四肢伤大出血,且加压包扎无法止血的情况。使用止血带时,接触面积应较大,以免造成神经损伤。止血带的位置应靠近伤口的最近端,在现场止血中可选用旋压式止血带,操作方便,效果确定。而在急诊室或院内救治中,止血带中以局部充气式止血带最好,其副作用小。在紧急情况下,可使用橡皮管、三角巾或绷带等代替,但应在止血带下放好衬垫物,禁止用细绳索或电线充当止血带(见图 8-1-8)。

使用止血带应注意以下事项:

(1)不必缚扎过紧以能止住血为度;

(2)应每隔 1 h 放松 1~2 min,且使用时间一般不应超过 4 h;

(3)上止血带的伤员必须有显著标志,并注明启用时间,优先护送;

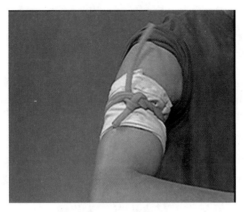

图 8-1-8　止血带止血法

（4）松解止血带之前应先输液或输血补充血容量，准备好止血用器材，然后再松止血带；

（5）因止血带使用时间过长远端肢体已经发生坏死，应在原止血带的近端加上新止血带，然后再行截肢术。

四、包扎

1. 包扎的目的

包扎的目的是保护伤口，减少污染，压迫止血，固定骨折、关节和敷料并止痛。

2. 包扎的材料

（1）绷带：长度和宽度有多种规格。

（2）三角巾：三角巾制作简单，使用方便。用边长为 1 m 的正方形白布，将其对角剪开即成两块三角巾（见图 8-1-9、8-1-10）。

（3）尼龙网套：主要用于头部的包扎与固定，操作简单方便。

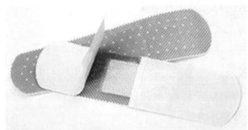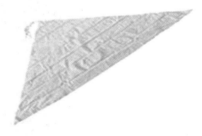

图 8-1-9　包扎材料（创可贴、三角巾）

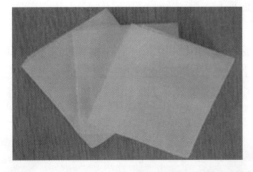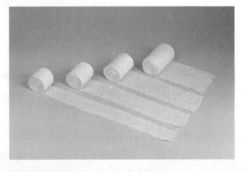

图 8-1-10　包扎材料（纱布、绷带）

3. 包扎方法

（1）绷带包扎法（见图8-1-11）。

（2）三角巾包扎法（见图8-1-12、图8-1-13、图8-1-14）。

（3）便捷材料包扎（干净毛巾、包袱布、手绢儿、衣服等）。

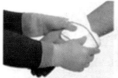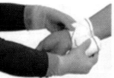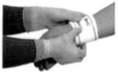

回返包扎　　　　　　　　　　环形包扎

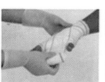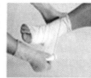

蛇形包扎　　　　　　　螺旋包扎　　　　　　螺旋反折包扎

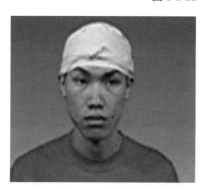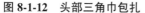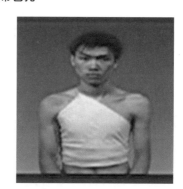

"8"字包扎

图8-1-11　绷带包扎

图8-1-12　头部三角巾包扎　　　　**图8-1-13　胸部三角巾包扎**

4. 进行伤口包扎时

（1）动作要轻巧，松紧要适宜、牢固，既要保证敷料固定和压迫止血，又不影响肢体血液循环。

（2）包扎敷料应超出伤口边缘5~10 cm。

（3）遇有外露污染的骨折的断端或腹内脏器，不可轻易还纳。若系腹腔组织脱出，应先用干净器皿保护后再包扎，不要将敷料直接包扎在脱出的组织上面。而对于眼部损伤

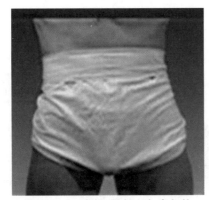

图 8-1-14　腹部、臀部三角巾包扎

伤员,需要首先用硬质眼罩保护眼睛,然后再行包扎。

五、固定

固定的目的是限制受伤部位的活动度,避免骨折端损伤血管和神经,便于转运,减轻在搬运与运送中增加伤者的痛苦,并有利于防治休克和搬运后送。根据骨折部位选择适宜的夹板,并辅以棉垫、纱布、三角巾、绷带等来固定。现场可用卷式可塑性夹板固定,多用于上、下肢骨折(见图 8-1-15),具体固定方法见第八章第二节骨折。

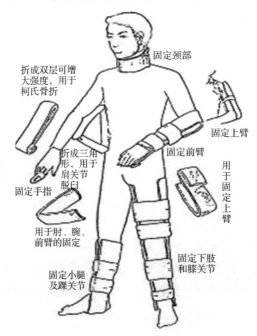

图 8-1-15　卷式可塑性夹板固定方法

(该方法一般作为现场临时固定,到达医院后应改用制式固定)

六、搬运

伤员经过初步处理后,需从现场送到医院接受进一步检查和治疗。正确的搬运可减少伤员痛苦,避免继发损伤。多采用担架或徒手搬运。对骨折伤员,特别是脊柱损伤者,搬运时必须保持伤处稳定,切勿弯曲或扭动,以免加重损伤。搬运昏迷伤员时,应将其头偏向一侧,或采用半卧位或侧卧位,以保持呼吸道通畅。

1. 徒手搬运法(病情轻、距离短)

（1）单人搬运法:挽扶、背、抱等方法(见图 8-1-16)。

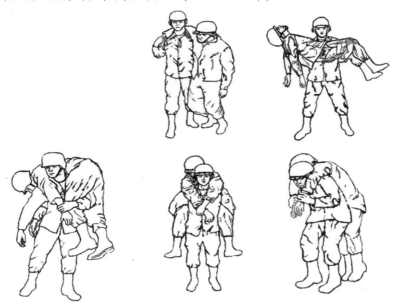

图 8-1-16　单人搬运法

（2）双人搬运法:双人椅托式、平托式、拉车式(见图 8-1-17、图 8-1-18)。

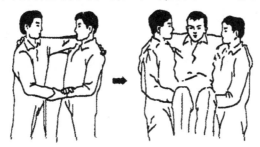

图 8-1-17　双人搬运法(椅托式)

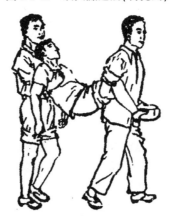

图 8-1-18　双人搬运法(拉车式)

（3）多人搬运法：平卧托运（见图8-1-19）。

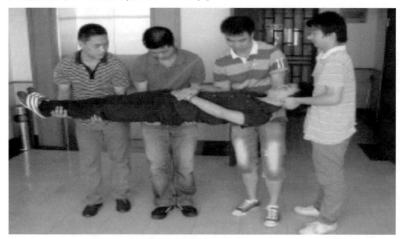

图 8-1-19　多人搬运法

2. 担架搬运法

担架搬运法（病情重、路途远），如图8-1-20、图8-1-21所示。

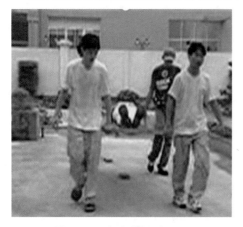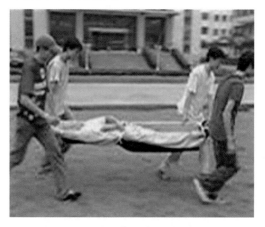

图 8-1-20　担架搬运法（一）　　　　图 8-1-21　担架搬运法（二）

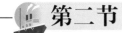 ## 第二节

骨折

一、概述

骨的完整性和连续性中断，称为骨折。外伤可使正常骨质发生骨折。根据受伤后局部疼痛、肿胀、功能障碍以及畸形、骨擦感、反常活动等临床表现可做出骨折的初步诊断。骨折的一般处理是就地包扎、止血和固定。注意防止并发症的发生，加重损伤。要及时发现和处理危及生命的合并伤。骨折固定术就是针对大多数骨折所采取的减少疼痛、保护

骨折部位,防止骨折断端再移位引起血管及神经继发损伤的操作技术。

二、成因

骨折是由创伤和骨骼疾病所致。

(一)创伤性骨折

1. 直接暴力

直接暴力,如图 8-2-1 所示。

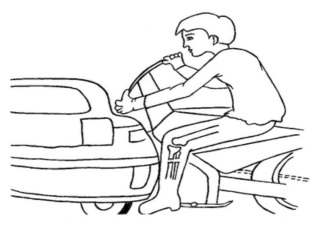

图 8-2-1　直接暴力致小腿胫腓骨骨干骨折

2. 间接暴力

间接暴力,如图 8-2-2、图 8-2-3、图 8-2-4 所示。

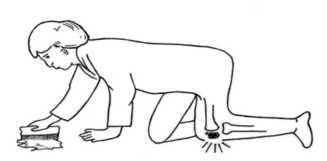

图 8-2-2　间接暴力致髌骨骨折(一)

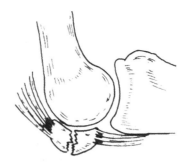

图 8-2-3　间接暴力致髌骨骨折(二)

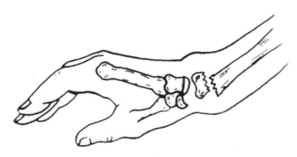

图 8-2-4　间接暴力致桡骨远端骨折

3. 积累性劳损

略。

(二)骨骼疾病

如骨髓炎、骨肿瘤所致骨质破坏,称为病理性骨折。

三、骨折的分类

1. 根据骨折处皮肤、黏膜是否完整,骨折端是否与外界相通,可分为闭合性骨折和开放性骨折。

(1)闭合性骨折:骨折处皮肤或黏膜完整,骨折端不与外界相通为闭合性骨折(见图8-2-4)。

(2)开放性骨折:骨折处皮肤或黏膜破裂,骨折端与外界相通为开放性骨折(见图8-2-5、图8-2-6)。

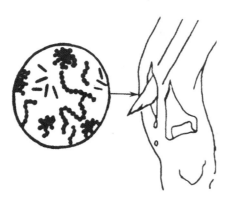

图 8-2-5 股骨下段开放性骨折

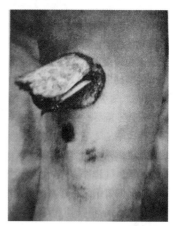

图 8-2-6 股骨下段开放性骨折

2. 根据骨折的程度和形态分类,按骨折线的方向形态可分为(见图8-2-7、图8-2-8、图8-2-9、图8-2-10):

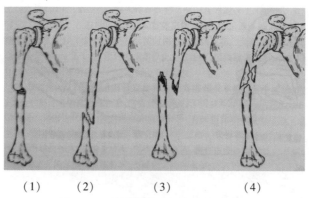

(1)　　(2)　　　(3)　　　　(4)

图 8-2-7 肱骨骨折不同的分类示意图

(1)横形骨折;(2)斜形骨折;(3)螺旋形骨折;
(4)粉碎性骨折

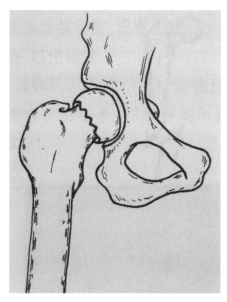

图 8-2-8 股骨颈嵌插骨折（完全骨折）

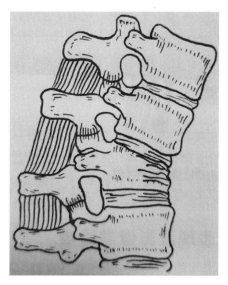

图 8-2-9 脊柱压缩性骨折

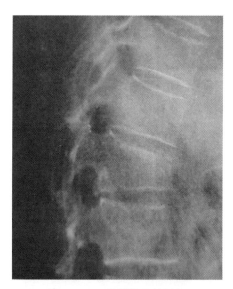

图 8-2-10 脊椎体压缩骨折

（1）横形骨折：骨折线与骨干纵轴接近垂直。

（2）斜形骨折：骨折线与骨干纵轴成一角度。

（3）螺旋形骨折：骨折线呈螺旋状。

（4）粉碎性骨折：骨质碎裂呈 3 块以上。

（5）青枝骨折：发生在儿童的长骨，受到外力时，骨干变弯，但无明显的断裂和移位。

（6）嵌插骨折：骨折片相互嵌插，多见于股骨颈骨折，即骨干的密质骨嵌插入松质骨内。

（7）压缩性骨折：松质骨因外力压缩而变形，多见于脊柱骨的椎体部分。

（8）骨骺损伤。

3. 根据骨折端稳定程度分类

（1）稳定性：骨折端不易发生移位的骨折，如裂缝骨折、青枝骨折、横形骨折、压缩性骨折、嵌插骨折等。

（2）不稳定性：骨折端易发生移位的骨折，如斜形骨折、螺旋形骨折、粉碎性骨折等。

四、骨折的表现

大多数骨折只引起局部症状，严重骨折和多发性骨折可致全身反应。

1. 全身表现

（1）休克：骨折所致休克的主要原因是失血（见图 8-2-11），尤其是骨盆骨折、股骨多发性骨折容易发生，若同时伴有内脏实质器官的损伤，则休克的发生率更高，病情更严重。骨折引起的疼痛可诱发或加剧休克。

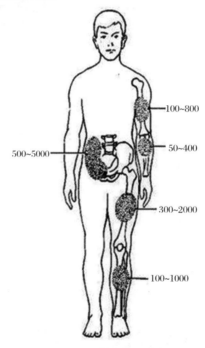

100~800

500~5000

50~400

300~2000

100~1000

图 8-2-11　不同部位骨折的失血量

（2）发热：骨折后体温一般正常，血肿吸收期可出现低热。开放性骨折伴感染可出现高热。

2. 局部表现

（1）一般表现：表现为局部疼痛、肿胀、瘀斑和肢体功能障碍。

①疼痛与压痛：骨折处均有疼痛，在移动躯体时，疼痛加剧；触诊时，骨折处有局限性压痛。

②局部肿胀与瘀斑：骨折后，骨髓、骨膜及周围软组织内的血管破裂出血，导致局部肿胀。由于血红蛋白的分解，可呈紫色、青色或黄色。

③功能障碍：骨折后，由于肢体内部支架的断裂和疼痛，使肢体丧失部分或全部功能。

（2）骨折特有体征:表现为畸形、异常活动、骨擦音或骨擦感。

①畸形:骨折端移位可使患肢外形发生改变,主要表现为缩短、成角或旋转畸形,如:桡骨远端骨折(是指距桡骨下端关节面 3 cm 以内的骨折);典型畸形姿势,即侧面看呈"银叉"畸形,正面看呈"枪刺样"畸形(见图 8-2-12 桡骨远端骨折后的畸形)。

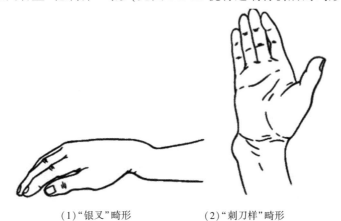

（1）"银叉"畸形　　　　　　（2）"刺刀样"畸形

图 8-2-12　桡骨远端骨折后的畸形

②异常活动:正常情况下肢体不能活动的部位,在肢体没有关节的部位,骨折后出现不正常的活动。

③骨擦音或骨擦感:骨折后,两骨折端相互摩擦时,可产生骨擦音或骨擦感。检查的手在产生骨擦音时的感觉叫骨擦感。

三种骨折特有体征只要出现一种即可诊断骨折,另外局部的疼痛、肿胀、出血和休克、发热也可以增加骨折判断的准确性,但不能作为判断的依据。

五、常见骨折的现场处理原则及方法

（一）骨折的现场处理原则

1.抢救休克:尽量减少搬动,有条件时应立即输液、输血。

2.包扎伤口:开放性骨折,伤口出血绝大多数可用加压包扎止血。大血管出血,加压包扎不能止血时,可采用止血带止血。

3.固定及转运:

骨折固定的目的:①避免骨折端在搬运过程中对周围重要组织,如血管、神经、内脏的进一步损伤;②减少骨折端的活动,减轻病人疼痛;③便于运送。

骨折的现场急救除了注意骨折的处理外,更重要的是及时发现和处理危及生命的合并伤。用简单而有效的方法抢救生命、临时包扎固定并迅速转运到医院。

（二）骨折的现场处理方法

1. 一般处理

原则是就地包扎伤口、止血和固定骨折。首先抢救生命,如心脏骤停、窒息、大出血、休克及开放性气胸等,应有针对性地进行急救。控制出血,输血输液,尽量减少病人的搬动。保持呼吸道通畅并准备迅速地转移病人。

2. 伤口的处理

开放性骨折伤口的出血可用加压包扎止血。大血管出血时用止血带止血或血管钳钳夹止血。伤口用无菌敷料或清洁布类包扎。骨折断端戳出伤口者,不允许立即复位,以免污物带到伤口深处。

3. 骨折的临时固定

(1)固定材料

①夹板:常用的有铁丝夹板、木质夹板、塑料制品夹板和充气式夹板、真空夹板等。

②敷料:衬垫,如棉花、衣物等;固定可用三角巾、绷带等。

③颈托、颈围或器具。

④就地取材,如木棒、树枝等。若无任何可利用的材料时,上肢骨折可将伤肢固定于胸部;下肢骨折,可将伤肢与对侧健肢捆绑固定;脊柱骨折,采用滚动式搬动并俯卧位搬运。

(2)固定注意事项

①凡疑有骨折者,均应按骨折处理,特别注意骨折断端损伤血管和神经;急救时,不必脱去伤肢的衣裤和鞋袜,以免过多地搬动伤肢增加疼痛,若伤肢肿胀严重,可用剪刀将伤肢衣袖和裤脚剪开,减轻压迫。

②固定范围一般应包括骨折处远和近端的两个关节,既要牢固不移,又不可过紧。

(3)伤口出血者,应先止血并包扎,然后再固定

开放性骨折固定时,外露的骨折端不要还纳伤口内,以免造成污染扩散。骨折有明显畸形,并有穿破软组织或损伤附近重要血管、神经的危害时,可适当牵引伤肢待稳定后再行固定。

(4)固定的夹板不可与皮肤直接接触

需垫以衬物,尤其是夹板两端、骨凸出部和悬空部位,以防止组织受压损伤。另外急救时的固定多为临时固定,在到达救治机构,经处理后进行治疗性固定。

(三)迅速转运病人

经初步处理、妥善固定后,应尽快地转运至最近的医院进行治疗。脊柱骨折须平卧硬板,不宜用普通担架。特别是颈椎骨折要固定好头颈部。骨折患者的运转注意如下事项。

1. 运转骨折患者时,要根据患者的具体情况,选择合适的搬运方法和工具。对脊柱、骨盆骨折的患者要选择平整的硬板或担架。途中尽量减少震动,以免增加患者的痛苦和进一步的损伤。

2. 固定骨折为运转最重要的一环。运转时要固定骨折。注意观察肢体的颜色、温度、感觉、肿胀及活动功能。如肢体发紫、温度发凉、皮肤感觉迟钝或消失、肿胀明显,说明固定过紧,应将固定夹板横带放松。

3. 密切观察患者的病情。注意其神志、呼吸、面色、脉搏的变化情况。在必要时做急救处理。

六、骨折临时固定方法

发生骨折,要做临时固定后,再转送医院,否则,会造成更大的损伤,增加伤员的痛苦。发生骨折最多的部位是四肢。常见骨折固定方法如下。

1. 锁骨骨折的固定法:用绷带在肩背做横"8"字形固定,腋下夹垫。先于两侧腋下各安置一个较大的圆柱垫,用宽绷带从患肩前部经上背部及对侧腋下,绕过健侧肩前部,从

背后返回患侧腋下,再绕过患侧肩前部,如此反复5~7层。然后用宽10 cm的胶布长条,按上述途径拉紧粘贴,加强固定(见图8-2-13)。

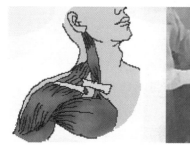
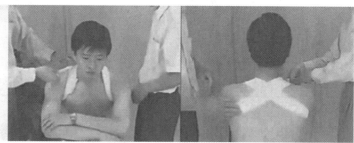

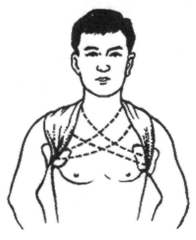

图 8-2-13 锁骨骨折"8"字形绷带粘贴胶布固定

2. 肱骨骨折的固定法:用2块夹板置于上臂内、外侧,3~4道布带捆扎固定后用三角巾或布条将其悬吊于胸前(见图8-2-14)。

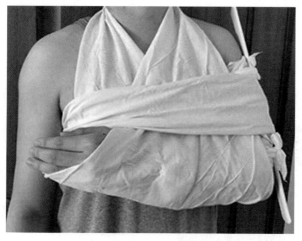

图 8-2-14 肱骨骨折的固定法

3. 前臂骨折:肘关节屈成直角,拇指朝上。前臂前后布置夹板,板长从肘到掌,用两条带子固定,一条在骨折处上端绕两圈做结,一条在手腕处做"8"字形捆扎,在背侧做结,再用大三角巾托起前臂(见图8-2-15)。

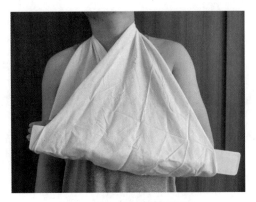

图 8-2-15　前臂骨折固定法

4. 指骨骨折：把压舌板放在指的掌侧，然后用胶布固定。

5. 股骨折的固定：用一块从足跟到腋下的长木板放于伤腿外侧，另一块从大腿根部到膝下的夹板于伤肢内侧，然后多道布带捆扎固定（见图 8-2-16）。

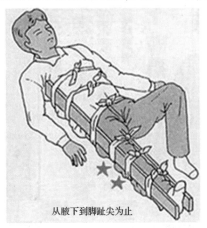

从腋下到脚趾尖为止

图 8-2-16　股骨折的固定

6. 小腿骨折的固定：取两块从足跟到大腿的夹板，放在肢体的内侧、外侧（如只有一块夹板，可放在小腿后面托住骨折），足与小腿成直角，然后多道布带捆扎固定。在无固定材料的情况下可用自体固定法，即将伤肢同健肢用绷带或三角巾捆扎在一起。应注意将伤肢拉直，并在两下肢之间骨突出处放上棉垫或海绵，以防局部压伤（见图 8-2-17，图 8-2-18）。

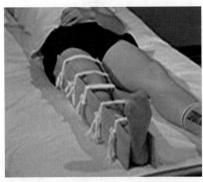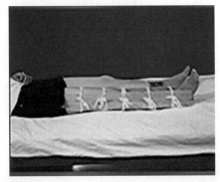

图 8-2-17　小腿骨折的固定法

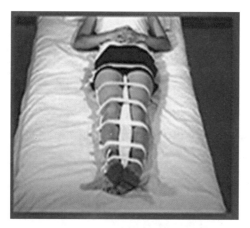

图 8-2-18 小腿骨折健肢固定法

7. 足部骨折:脱鞋,在小腿下面,自膝至足跟放一个垫好棉花的直角形夹板。再以三条带子固定膝下、踝及足部。

8. 其他支持物固定:如颈托、腰托、固定带、吊带、支具等(见图 8-2-19、图 8-2-20、图 8-2-21、图 8-2-22、图 8-2-23、图 8-2-24、图 8-2-25、图 8-2-26、图 8-2-27、图 8-2-28)。

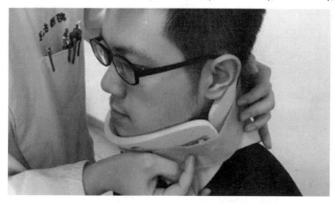

图 8-2-19 颈托固定颈部

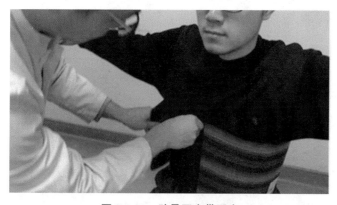

图 8-2-20 肋骨固定带固定

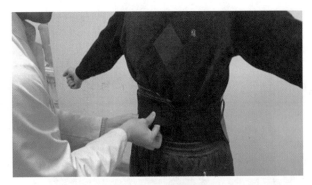

图 8-2-21　腰托固定

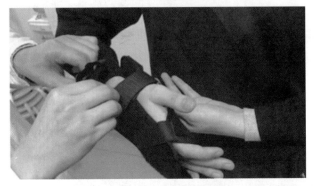

图 8-2-22　腕关节支具固定

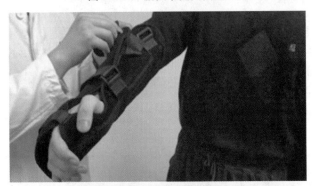

图 8-2-23　前臂支具固定

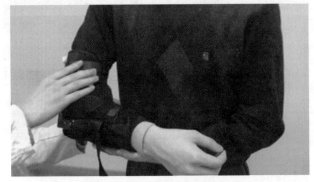

图 8-2-24　肘关节支具固定

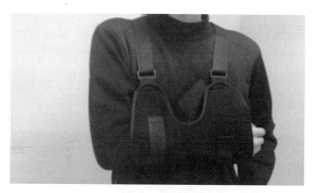

图 8-2-25 肩肘吊带固定

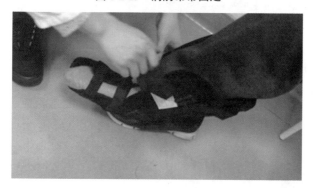

图 8-2-26 踝部支具固定

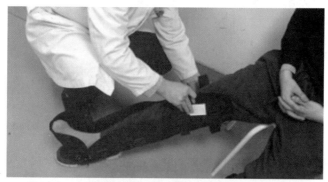

图 8-2-27 胫、腓骨支具固定

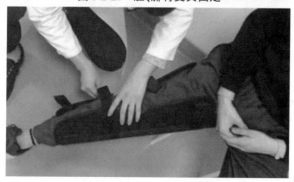

图 8-2-28 膝部下肢支具固定

七、骨折的后续治疗

1. 复位

复位是将移位的骨折段恢复正常或近乎正常的解剖关系，重建骨的支架作用。包括：手法复位外固定；切开复位内固定（见图8-2-29）。

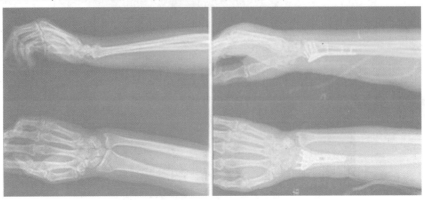

图 8-2-29　桡骨远端骨折切开复位内固定

2. 固定

将骨折维持在复位后的位置，使其在良好对位情况下达到牢固愈合。

3. 功能锻炼及康复

功能锻炼及康复是在不影响固定的情况下，尽快地恢复患肢肌、肌腱、韧带、关节囊等软组织的舒缩活动。

八、断肢的处理

完全离断的指（肢）体，除非污染严重，一般无需冲洗，应使用无菌或清洁的布料、毛巾等物品包裹。如现场距离医院较远可用干燥冷藏法保存，即先用无菌或清洁布类包裹断指（肢）；放入塑料袋中；再放入保温桶等加盖的容器内，其外围放置冰块保存。

注意：一是断指（肢）不能与冰块直接接触，以防冻伤；二是不要把断指（肢）泡入酒精或盐水中；三是没条件低温保存时，仅用清洁物包裹速送即可。

一般断指（肢）再植手术距外伤的时间，以 6~8 h 为限。若外伤后，早期即开始冷藏保存，可适当延长时限；在断指（肢）的急救处理中，很好地保存断指（肢）是再植是否成功的重要保证。

思考题

1. 试述骨折的临床表现、骨折现场处理原则。

2. 试述上臂、前臂、大腿骨折的临时固定方法。

3. 试述骨折患者的运转注意事项。

第三节

关节脱位

脱臼即关节脱位的俗称,是指组成关节的各骨之间失去了正常的对合关系。关节脱位的原因是直接暴力和间接暴力。关节脱位是关节错位和关节脱臼的总称。按脱位的程度可分为完全脱位和不完全脱位两种。前者是关节不完全分离,后者是完全分离。

关节脱位后,最有效的抢救办法是及时而准确地将其复位。复位要越早越好,早期的局部肿胀不明显,整复容易,功能恢复快而好,有时甚至不需要麻醉。如是一般的脱位,救护人员能够复位,可以在现场进行。复位后需将肢体固定在关节不宜脱位的位置,根据脱位关节的不同,一般固定时间为 1~4 周不等。手法不能早期复位者,须及时通过无线电通信联络,联系转送医院治疗。如延误过久,可造成复位困难或失败,由此引起关节僵硬、功能丧失等不良后果。

一、判断

不同部位的关节脱位其表现形式各有不同,但其共同特点如下。

1. 有受伤或牵拉史。

2. 疼痛、肿胀:由于骨端的错位,周围软组织受到牵拉。所以肿胀、疼痛剧烈(尤其是外伤性脱位),脱位复原后疼痛可以立即减轻或消除。

3. 功能障碍:脱位关节的功能出现不同程度的限制障碍,原有的关节运动功能就会出现不同程度的丧失。如肩关节脱位,肱骨头原来在关节腔内,脱位后到了关节腔外,而关节周围的软组织亦随之受到了不应有的牵拉,因此关节运动就丧失了。

4. 关节出现畸形:脱位的关节失去了正常的形态状,甚至在局部可以触摸到脱位的骨端,但在肌肉较多的部位或半脱位状态下表现不明显。

5. 弹性固定:脱位的关节固定于一种特殊的非正常位置而不愿活动。

二、常见关节脱位表现及处置方法

(一)下颌关节脱位

1. 症状:伤员上、下牙齿对合不齐,嚼肌紧张,下颌前移。

2. 复位方法:伤员正坐,头略低。救护人员先将双手拇指缠绕纱布数层,放在伤员的两侧下臼齿上,拇指下压两侧臼齿,其余四指握下颌弓,当感觉关节松动时.即将下巴向后上方推送。待听到滑动声响,表示已经复位,速将拇指抽出,以免因咬肌反射性收缩而被咬伤。复位后,伤员上、下牙齿能对齐,可以自由张嘴。但需注意,在一个月内要避免张口超过 1 cm(见图 8-3-1)。

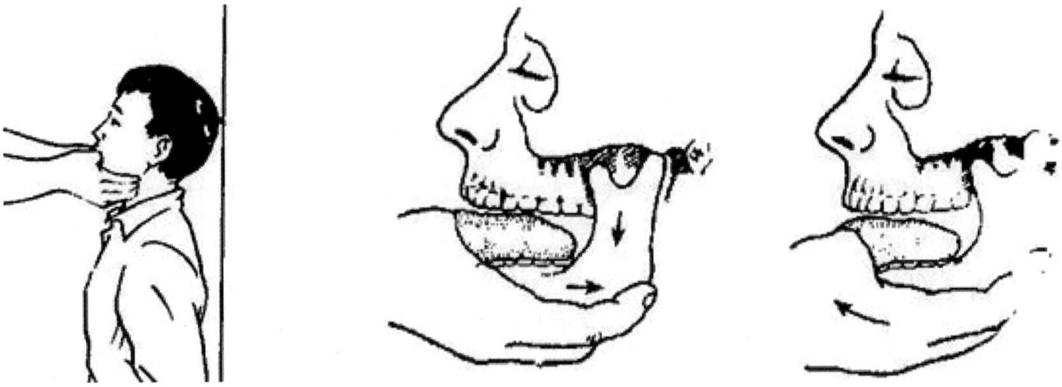

图 8-3-1　关节脱位口内复位动作

(二)肩关节脱位

肩关节是全身活动度最大的关节,因此最不稳定,也最容易发生脱位。肩关节脱位约占全身关节脱位的40%,大多发生于青年人,男性多于女性,创伤是肩关节脱位的主要原因,间接暴力和直接暴力均可引起脱臼,但以间接暴力为多见。肩关节脱位的病理变化主要为肩关节囊破裂和肱骨头移位,当伤员跌倒时,手掌撑地,躯干向前外侧倾斜,整个肱骨干属于外展外旋位,当力量从手掌传递到肱骨头时,暴力使肱骨头突破关节囊而发生脱位。若上肢处于后伸位跌倒,或肱骨后上方直接撞击在硬物上,也可发生肩关节脱位。

1. 症状

(1)有明确的外伤,特别是跌倒时手掌撑地,肩部处于外展外旋位受伤史。

(2)肩部疼痛、肿胀,不同程度功能障碍、肩关节活动受限。病人有以健手托住患侧前臂、头向患侧倾斜的特殊姿势即应考虑有肩关节脱位的可能。

(3)方肩畸形。因肱骨头向前脱位,肩部失去平常圆浑的轮廓,间峰特别突出而形成典型的方肩畸形,用手扪及肩部,原肩胛盂处有空虚感。

(4)弹性固定。上臂有明显的外展、内旋畸形,弹性固定于这种畸形位置。患侧肘部不能贴胸去摸另一侧肩(见图 8-3-2)。

2. 治疗

对肩关节前脱位应首选手法复位加外固定治疗;对肩关节后脱位手法往往不能顺利复位,可行切开复位加外固定方法治疗。手法复位前应准确判断是否有骨折,以防漏诊。

(1)手法复位:一般采用局部浸润麻醉,用拔伸足蹬(Hippocrates)法复位。此法复位动作切忌粗暴,以防损伤臂丛神经。复位方法:脱位后可用拔伸足蹬法复位。

方法如下:伤员仰卧床上。术者立于伤侧,两手握住患腕部,腋窝处垫棉垫,并以脱鞋后穿袜的足(右侧脱位用右足,左侧脱位用左足)抵入伤侧的腋窝内靠胸壁处作为反牵引力。在肩外旋、稍外展位置沿伤臂纵轴方向缓缓而有力地牵引,牵引一段时间后肩部肌肉逐渐松弛,此时徐徐内收、内旋。利用足跟为支点的杠杆作用,将肱骨头挤入关节盂内,当有回纳的感觉时(感到有弹跳和听到响声),即告复位成功。在足蹬时不可用暴力,以免引起腋窝的血管神经损伤(见图 8-3-3)。复位后疼痛立即减轻,伤员方肩变圆肩,患侧肘可以贴近胸壁,手可以摸到健侧肩头。

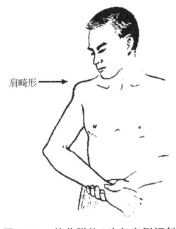

肩畸形 →

图 8-3-2 关节脱位（头向患侧倾斜）

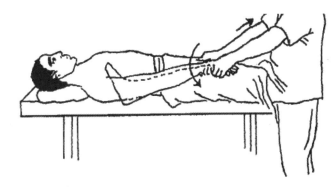

图 8-3-3 肩关节脱位复位方法

（2）固定方法：单纯肩关节脱位复位后，肘关节屈曲 90°，腋窝处垫棉花，用三角巾悬吊上肢于胸前屈肘位固定 3 周（见图 8-3-4），部分病例关节囊破损明显，或肩带肌力不足者，宜用搭肩位胸肱绷带固定（见图 8-3-5）。

（三）肘关节脱位

肘关节由肱骨下端、尺骨上端和桡骨小头共同组成，包括肱尺关节、肱桡关节和近端尺桡关节，这三个关节共在一个关节囊内。肘关节脱位发生率仅次于肩关节，在肩、肘、髋、膝四大关节中发生脱位的概率位列第二。为肘部常见的损伤，多发生于青少年，间接暴力和直接暴力均可引起，但以前者为常见。当跌

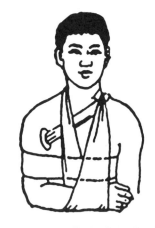

图 8-3-4 肩关节脱位复位后固定法

倒时，手掌撑地，肘关节完全伸直，前臂旋后位，力量传递至尺、桡骨上端，尺骨鹰嘴的顶端猛烈冲击肱骨下端的鹰嘴窝，形成力的支点，造成肘关节后脱位（见图 8-3-6）。

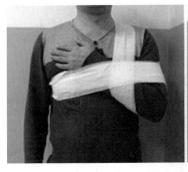

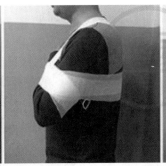

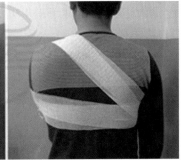

图 8-3-5 搭肩位胸肱绷带固定

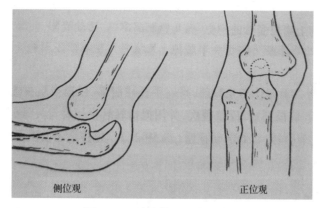

图 8-3-6　肘关节脱位后的畸形

1. 症状

（1）有明确的外伤，特别是跌倒时手掌撑地，肘关节伸直前臂旋后位受伤史。

（2）肩部疼痛、肿胀，肘关节活动受限，伤者以健手托住患侧手臂。

（3）畸形及弹性固定。患侧肘关节处于半屈曲位，并有弹性固定；不能完全伸直或屈曲肘部，被动活动时疼痛明显；肘部后方空虚，可扪到凹陷处；鹰嘴部向后明显突出，肘窝部饱满。

2. 治疗

（1）保守治疗：手法复位，外固定

①复位方法如下：救护人员在伤者的前面，提起伤者的患肢，环抱术者的腰部，使肘关节置于半屈曲位。以一手捏住伤者腕部，沿前臂从轴做持续牵引，另一拇指压住尺骨鹰嘴突，亦沿前臂从轴方向做持续推挤动作直至复位（见图 8-3-7）。复位后，疼痛立即减轻。肘部畸形消失。在救护者保护下患肘可以勉强屈伸活动。

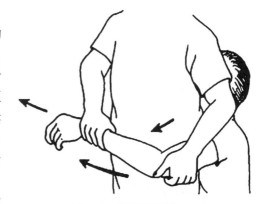

图 8-3-7　肘关节脱位复位法

②固定方法：可用三角巾将患肘屈时90°悬吊胸前，限制活动 2 ～ 3 周（见图 8-3-8、图 8-3-9）。局部可以外涂跌打伤药，或外涂红花油配合治疗。

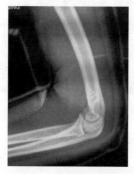
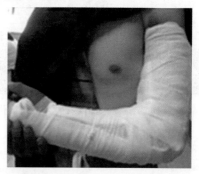

图 8-3-8　肘关节脱位复位后及固定

（2）手术治疗

肘关节在功能锻炼时，如屈曲位超过 30°，有明显肘关节不稳或脱位趋势时，应手术重建肘关节韧带。

3. 注意事项

（1）复位原则：放松局部肌肉，按受伤时作用力的相反方向缓缓牵引，等到关节松动再旋转、推送，注意用力不要过猛。

（2）关节复位结束后一定要检查：畸形是否消失，功能是否恢复，弹性固定现象是否还存在，如果这三项体征仍然存在，就说明复位失败，应另行复位。

（3）在复位时，要"求顺莫逆"。就是说在用力时，要做到轻巧适当，当复位失败时，要考虑调换一下用力的方向和牵引的角度，重新试行复位，直至成功。

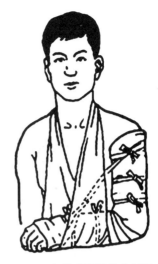

图 8-3-9 复位后肘关节夹板固定

（4）关节复位后固定时间应足够。一般需要 1～4 周或更长时间，待脱位时撕裂的关节囊及软组织修复愈合后才能解除固定，否则容易发生再脱位或习惯性脱位。在活动无痛、保证脱位关节良好固定前提下，适当进行功能锻炼，活动上、下关节，经常在关节周围按摩，防止肌肉萎缩或关节僵硬。

（5）现场复位要慎重。复位后易发生脱位或不易复位者不能强行复位，此时可能有软组织或骨折碎片夹于关节内，需立即到医院拍摄 X 线片或进一步检查，要及时与海上救护中心联系，经适当的固定后，就近岸上治疗。

思考题

1. 试述关节脱位的临床表现。

2. 试述肩关节脱位的复位方法。

第四节
脊柱损伤

一、概述

脊柱外伤是指外力直接作用或间接传导至脊柱造成的脊柱损伤，包括脊柱各个部位的骨折和椎骨脱位。脊柱骨折包括颈椎、胸椎、胸腰段及腰椎的骨折，约占全身骨折的 5%～6%，其中胸腰段骨折最多见。脊柱骨折可以并发脊髓或马尾神经损伤，特别是颈椎骨折-脱位合并脊髓损伤可高达 70%，能严重致残甚至危及生命。

急性脊髓损伤则是脊柱骨折脱位的严重并发症，伤情常危重复杂，可导致不同部位的截瘫。任何能够引起脊柱过度屈曲、伸展、旋转或侧屈的暴力，都可造成脊柱损伤。

发生因素，最常见为人体高空坠落时足部或臀部着地，上半身的体重加冲力，造成脊柱过度屈曲;其次,高空坠落的重物直接砸落在人体的头部或肩背部,也可引起脊柱过度屈曲;其他原因则多由一些意外情况如车祸、塌方、地震、爆炸、跳水和体育技巧运动等引起的脊柱损伤(见图8-4-1)。

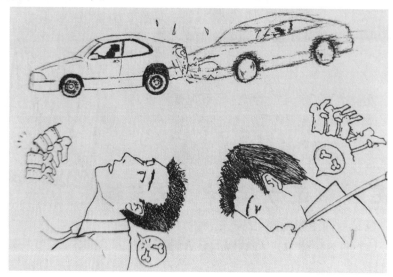

图 8-4-1　车祸后颈椎损伤

脊柱损伤伤情多严重复杂,易导致脊髓损伤(见图8-4-2、图8-4-3)。脊髓损伤导致截瘫,高位脊髓损伤甚至可导致伤员立即死亡。对脊柱损伤病人的救治必须掌握一定的救护知识及技巧,否则很可能因为第一线救护措施不当而造成损伤加重,甚至发生截瘫或死亡。

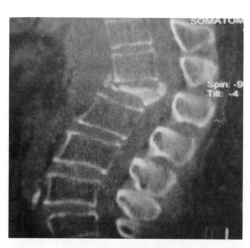
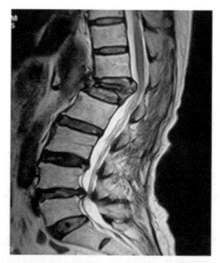

图8-4-2　CT 显示锥体爆裂性骨折,骨折碎片突入椎管　　图8-4-3　MRI 检查显示 L1 锥体压缩性骨折合并脊髓损伤

二、脊柱损伤的临床表现和治疗诊断要点

1.临床表现

有高空坠落或重物直接砸落等脊柱受伤的外伤史,出现以下症状和体征可判断为脊

柱损伤。

（1）局部疼痛、肌肉痉挛、活动受限，胸腰椎损伤后腹胀、腹痛伤员大多意识清楚，颈椎损伤时，伤员自觉头颈部疼痛，不敢活动，常用两手扶住头部。胸、腰椎损伤时，伤员自觉受伤部位局部疼痛，腰背部肌肉痉挛，不能起立，翻身困难，感觉腰部软弱无力。

（2）压痛：从上至下逐个按压或叩击棘突，如发现位于中线部位的局部肿胀和明显的局部压痛，提示脊柱损伤。

（3）畸形：同时可发现骨折处肿胀，脊柱向后凸出畸形。

（4）感觉、运动异常等：检查肢体的痛觉、触觉、温度觉及肌力，若合并有脊髓损伤则在损伤部位以下出现肢体、躯干的感觉、运动等功能障碍。伤员不能感觉到损伤以下部位的疼痛，肢体无力或完全不能运动。甚至出现大、小便异常（见图8-4-4、图8-4-5）。

（5）颅脑、胸、腹和盆腔脏器的合并损伤。

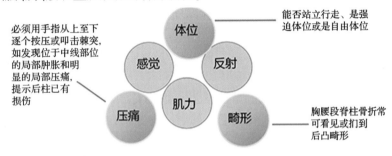

图 8-4-4　脊柱损伤症状

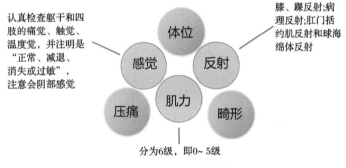

图 8-4-5　脊柱损伤体征

2. 检查、判断

（1）详细询问病史、受伤方式、姿势及伤后有无感觉、运动障碍。

（2）注意多发伤。

（3）检查应全面。

①检查脊柱时用手指从上到下逐个按压棘突，于中线处可发现局部肿胀及明显压痛。胸、腰段脊椎损伤时常有向后突畸形。颈椎损伤时肿胀和后突畸形并不明显，但有明显压痛。

注意：不能用过度旋转和摆动的方法来检查颈椎损伤的伤员。

②如有脊髓损伤，施救者现场查伤时，可发现伤者具有三无征象：不能感觉到疼痛、不能感受到温度变化、不能随意运动肢体。

三、现场抢救

脊柱外伤的现场抢救必须及时有效,措施得当,程序规范。这对治疗后果有着至关重要的影响。

1. 脊柱外伤现场抢救原则

(1)评估受伤者的伤情及施救者的能力。

(2)但凡怀疑有脊柱损伤者,均应按脊柱骨折处理。

(3)根据伤员主诉,对脊柱进行由上而下的快速检查,包括四肢的感觉、运动及有无大、小便失禁等。合并有呼吸心脏骤停、出血的伤员,应予心肺复苏、止血等急救措施。

(4)根据现场实际情况选用器具(如:颈托、沙袋、衣服卷塞紧等)固定脊柱在正直位,临时固定,以免加重或新发脊柱与脊髓的损伤。应多人协同妥善固定后用门板或脊柱板搬运伤员,平稳转送到有救治能力的医院进一步治疗。

2. 固定、搬运方法

将脊柱外伤者从受伤现场搬至救治医院,整个过程必须采用正确的搬运方法,以防骨折的进一步错位,加重神经的损伤。

(1)固定:对颈椎受伤的伤者,严禁随便强行搬动头部。颈托固定颈部,不屈不伸不旋转。如没有颈托用衣物、枕头、沙袋、卷叠的衣服卷等挤在头颈两侧,使之固定不能乱动。要有专人托住头部并沿纵轴略加牵引与躯干一致姿势下搬动。或由伤员自己双手托住头部,缓慢搬移。即搬运时要有专人用手固定伤者颈部。保证伤员躯体平起、平落,防止躯干扭转。然后将沙袋(衣服卷、固定器)固定在伤员的躯体两侧,以防在搬运过程中因颠簸而导致肢体摆动,从而加重脊髓的损伤;或用大幅的宽布将伤员与担架绑在一起,这样即使担架歪斜翻转,伤员也能保持平躺的姿势。平地搬运时头部在后,上楼、下楼、上、下坡时头部在上。搬运中严密观察伤员,防止伤情突变(见图8-4-6、图8-4-7)。

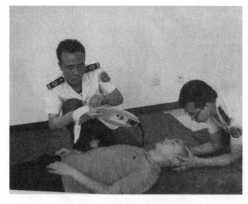

图 8-4-6　颈托固定颈部

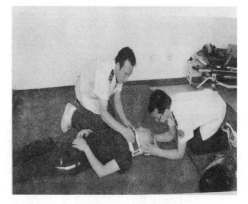

图 8-4-7　颈托固定颈部

(2)正确的搬运方法:采用门板、黑板、脊柱板等不变形的器具运送。先将伤员的下肢伸直,双上肢也伸直放在身旁;然后木板放在伤员的一侧,两至三人扶伤员躯干、骨盆、肢体使之成一整体平移至木板上。即多人同时用手将伤员平托移放在木板上,在整个搬运过程中要求动作要"轻柔、协调、同步",以防止躯干扭转(见图8-4-8、图8-4-9、图8-4-10、图8-4-11)。严格禁止采用抱持、拖拽、背驮等增加脊柱弯曲、变形和移位的搬运方式。

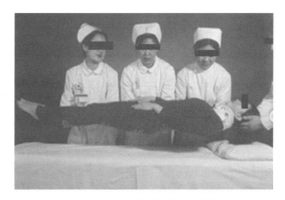

图 8-4-8 脊柱损伤病人的搬运

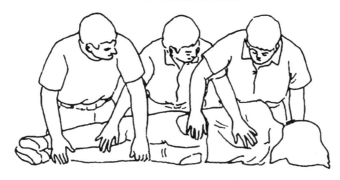

图 8-4-9 脊柱损伤病人的翻身

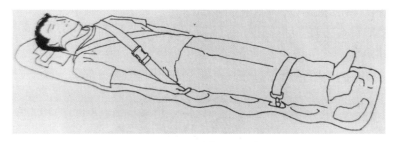

图 8-4-10 脊柱损伤病人约束带固定

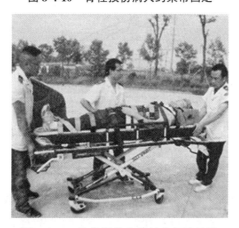

图 8-4-11 将伤员推向救护车迅速转院

四、脊柱损伤的处理和搬运注意事项

（1）急救和搬运不当可使脊髓损伤平面上升或由不完全损伤变为完全性脊髓损伤。搬动时病人要躺在硬板床上一起搬。在转送伤员的途中,注意保持病人脊柱平直和肢体位置不变。

用木板或平板担架搬运。如用帆布担架,可使伤员俯卧。但颈部损伤以及有呼吸困难等,不可俯卧。

加强途中监护,搬动中要观察呼吸道有无阻塞并及时排除,并检查呼吸、心率和血压等变化并予以纠正。观察病人脸部表情变化,若病人清醒,可反复直呼其名,询问有何不适,以了解伤情,发现问题,及时处理。

（2）如诊断为单纯脊柱骨折(横突、棘突、椎板骨折)一般可卧床制动,应严格卧硬板床休息约 8 周,当疼痛症状缓解后可下地活动。日常生活包括进食,大、小便都应在床上进行,以防止骨折移位造成继发脊髓损伤。其他类型的骨折,包括手术治疗和非手术治疗。

（3）伤势很重或伤情十分复杂的伤员。也可以让伤员就地平躺,不要搬动,在呼吸道通畅等保证生命的前提下,火速电话通知海上救护中心救送及治疗。

五、脊柱骨折的后续治疗

1. 压缩性骨折

压缩性骨折(见图 8-4-12)包括非手术治疗和手术治疗。非手术治疗主要是卧床及加强腰背肌功能锻炼。若脊柱前柱压缩近 II 度或以上,后凸成角>30°,则需手术治疗复位固定及脊柱融合。

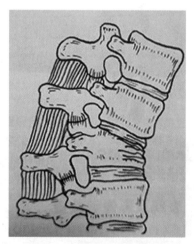

图 8-4-12　脊椎体压缩骨折

2. 爆裂骨折

椎管受累<30%,神经检查正常,行保守治疗。病人椎管受累超过 30%,脊柱后凸明显,或有神经症状,则需行脊柱前路或后路复位、减压、内固定和植骨融合术。

3. 骨折-脱位

无论有无脊髓神经损伤,都应行后路切开复位内固定以恢复脊柱正常解剖序列,对合并神经损伤的病人还需行椎管减压手术。

4. 附件骨折

脊柱横突、棘突、椎板骨折可卧床制动8周,当疼痛症状缓解后可下地活动。

六、脊柱损伤的并发症的防治

脊柱损伤的并发症为外伤性截瘫。多是在发生脊柱骨折的同时损伤脊髓所致,但也有可能是由于急救或搬运时处理不当所导致,应防止发生。脊髓损伤是脊柱骨折的严重并发症,由于椎体的移位或碎骨片突入椎管内,使脊髓或马尾神经产生不同程度的损伤。胸腰段损伤使下肢的感觉与运动产生障碍,称为截瘫;而颈段脊髓损伤后,双上肢也有神经功能障碍,为四肢瘫痪(见图8-4-13)。

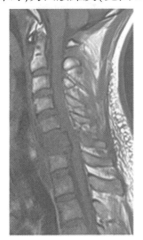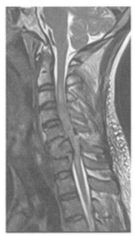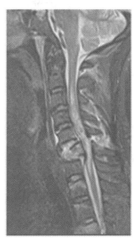

图 8-4-13 颈 6 骨折导致脊髓损伤

思考题

1. 脊椎损伤可造成哪部分功能障碍?
2. 试述脊椎损伤的正确搬运方法。
3. 试述肘关节脱位的复位方法。

第五节

软组织损伤

各种急性或慢性的直接或间接暴力导致局部皮肤、皮下组织、肌肉、肌腱、韧带等周围软组织损伤称为软组织损伤。可分为闭合性和开放性软组织损伤。

急性软组织损伤由于是受到急性的暴力所导致,故表现为急性症状如局部肿胀、淤血、皮肤瘀斑,疼痛较剧烈,而慢性软组织损伤多为肌肉肌腱受到慢性间接暴力反复作用所引起,故多表现为慢性疼痛,反复发作,迁延不愈。

一、开放性软组织损伤

开放性软组织损伤是由于外界的各种暴力作用于人体,使皮肤、黏膜等软组织裂开,深部组织与外界相通。在创腔内有异物存留,易造成感染。如同时合并神经和肌腱损伤,应速送医院。所有的伤口和创面均需清洁和消毒,尽量消除污染物质。然后根据具体情况施行各种手术处理,如清创、缝合、植皮等。这种手术处理是预防感染等并发症和保障伤口愈合的关键性措施。

(一)伤口分类

1. 污染伤口:细菌污染但尚未构成感染清创后一期缝合或二期缝合。

2. 感染伤口:伤口已发生感染先引流,再做其他处理。

(二)创伤的处理——清创术

1. 伤口深、污染重的患者,必须到医院注射破伤风抗毒素。

2. 若损伤较重,有大出血者,须先行止血后,再做处理。

3. 所有的伤口和创面均需清洁和消毒,尽量消除污染物质。然后根据具体情况施行各种手术处理,如清创、缝合等处置。

(三)常见的开放性软组织损伤临床表现及处理方法

1. 擦伤

(1)症状:是外力沿身体表面近乎平行的方向擦过皮肤而造成皮肤表层的损伤。受伤皮肤的表面有少量小的出血点和擦痕,一般损伤较轻。由于皮肤受强力摩擦所致,皮肤组织被擦破出血,或有组织液渗出。伤口大都浅而脏,损伤面大小不一,且不规则。它是外伤中最轻也是最常见的一种损伤。

(2)处理方法:小面积擦伤可用2%红汞或1%~2%龙胆紫溶液涂抹,不需包扎。大面积擦伤一般用生理盐水冲洗,若擦伤部位有碎石、砂粒或煤渣等物嵌入皮肤,要用消毒的毛刷将污物洗出。创面清洁后,用凡士林纱布敷盖,用绷带包扎。若伤口不深、不大,亦可以用创可贴贴住伤口,经数日后即可愈合。

2. 撕裂伤

(1)症状:撕裂伤是指暴力牵拉和(或)扭转造成的皮肤和(或)软组织撕破或裂开。包括撕伤和裂伤两个概念,撕伤是指平行或基本平行于皮肤的外力,撕扯作用于皮肤及组织造成的损伤,常常暴露出深层的组织结构。裂伤是指垂直于皮肤的锐器切割、划伤皮肤、钝性打击组织所致的损伤,其严重程度视伤口的深度不同而各异。由于两者在临床表现上很相似,所以常常统称为撕裂伤。撕伤和裂伤均易导致伤口周围的软组织严重损害,并且发生感染的概率较大。

(2)处理方法:应先采用压迫法止血。新鲜伤口应争取于伤后12~24 h进行清创缝合。

伤口小或无条件缝合时的处理方法:

①先做清洁消毒处理。用生理盐水棉球蘸干净组织裂隙,再用70%酒精或碘伏消毒外周皮肤。

②如伤口边缘整齐,伤口不在关节处,可用蝶形胶布将伤口拉拢固定,再用敷料包扎。10日左右除去胶布。

③仅有皮肤裂口,也可以用创可贴,但应注意皮肤的消毒。

④伤口较大、有较大缺损、出血较多要慎重处理。如能进行清创缝合最好。如有困难,可用消毒敷料填塞覆盖,加压包扎止血,并联系速送医院清创缝合处理。

（3）注意事项

①在撕裂伤的现场抢救中判断有无血管、神经、肌腱等重要组织的损伤至关重要,它决定在现场急救中所需采取的相应的急救手段和处置措施。

②撕裂伤的现场救治一般是简单的、初步的处理。最终治疗应在医院内进行,这是为了防止在现场处置中未能发现或无法确认的问题。能够在医院得到全面的、准确的检查和治疗以防止出现伤情的遗漏。

③而对于污染严重的创面,不要试图在现场清洗干净。这不仅耽误急救时间,而且常常会出现无法预料的意外。

④所有撕裂伤的伤口处理后均应注射破伤风抗毒血、抗毒素。同时抗感染治疗也是必要的。

3. 刺伤

（1）症状:由细长的锐器如针、刺刀、木刺等尖细物件插入软组织所致;所致的损伤,可造成深部组织的损伤。如损伤了大血管及重要脏器时,可危及生命。致伤物常可折断而造成异物的残留。其特点是伤口小而深,可伤及肌腱、神经、血管、内脏等组织,伤道易阻塞,容易发生破伤风等厌氧菌感染。刺伤常造成伤口的污染,尤其是锈铁钉、竹签、旧钢筋等刺入深部组织后可将污物和细菌带入,易发生厌氧菌感染,如破伤风、气性坏疽等,应早期积极防治。

（2）处理方法:

①清创。判断是否存在深部大血管或脏器组织的损伤,应急时控制出血和纠正休克。如无脏器组织的损伤,也应尽早地进行清创术,用3%过氧化氢(双氧水)反复冲洗伤口,扩大伤口的外部,取尽残留的异物,并充分地进行引流,以利伤口的尽早愈合。

②常规注射破伤风抗毒素及必要的抗感染治疗。

③大而深、伤及大血管等重要组织、器官的伤口,应采用无菌敷料包扎,迅速转送到医院做相应的处置与急救。

4. 切割伤

（1）症状:由刀刃、玻璃等锐利刃器具切割所造成的损伤。可造成周围神经、血管和肌腱的破损和断裂。

（2）处理方法:伤口小、污染轻微者,可经皮肤消毒和伤口清洁后行一期缝合或参照撕裂伤口的处理方法;如伤口较大且深,有血管、神经等组织损伤可能,污染又重的,应在伤后8~12 h内进行清创缝合。

5. 撕脱伤

（1）症状:撕脱伤是指暴力牵拉和(或)扭转造成的皮肤和(或)软组织与其组织脱

离。如发辫或衣袖等突然被卷入高速旋转的机器中,使大片头皮或手足的皮肤、肌腱从深层组织撕脱下来。此类损伤极为严重,多伴有广泛的出血,并常出现休克。

(2)处理方法:急救时应抗休克,行创口包扎,并将撕脱的皮肤包好冷藏,速送医院进一步处理。

(四)拓展知识

清创缝合术步骤:

(1)时机:伤后6~8 h内,越早越好。

(2)步骤:

①先用无菌敷料覆盖伤口,清洗周围皮肤,取出明显可见的异物、血块及脱落的组织碎片,常规消毒铺巾(见图8-5-1)。

②沿原伤口切除创缘皮肤1~2 mm,必要时可扩大(见图8-5-2)。

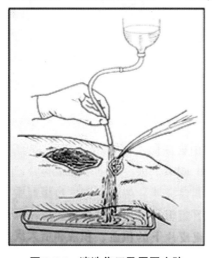

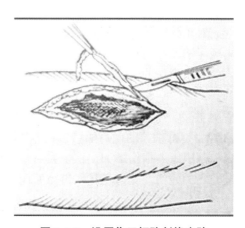

图 8-5-2　沿原伤口切除创缘皮肤

图 8-5-1　清洗伤口及周围皮肤

(3)切除失活组织,清除血肿、凝血块和异物,对损伤的肌腱和神经可酌情进行修复或仅用周围组织掩盖(见图8-5-3)。

(4)彻底止血后,用生理盐水反复冲洗伤腔(见图8-5-4)。

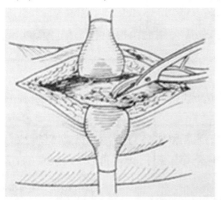

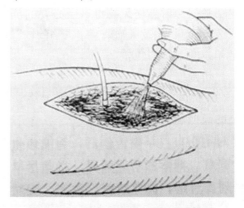

图 8-5-3　切除失活组织,清除血肿和异物

图 8-5-4　彻底止血后,反复冲洗伤腔

（5）缝合筋膜（见图 8-5-5）。

（6）缝合伤口,并置引流条（见图 8-5-6）。

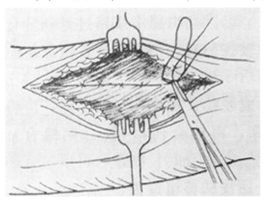

图 8-5-5 缝合筋膜

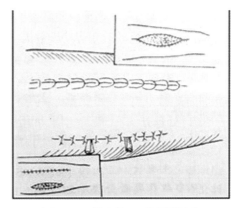

图 8-5-6 缝合伤口,并置引流条

二、闭合性软组织损伤

闭合性软组织损伤包括由跌、闪扭、冲撞、碾压等原因造成的肌肉、肌腱、韧带和关节囊的闭合性损伤。

（一）临床表现

局部疼痛、肿胀、触痛,或有皮肤发红继而转为皮下青紫瘀斑。严重者可出现较重的功能障碍,疼痛初轻后重,一般持续 24 h。疼痛、肿胀的程度因人而异,与淋巴、血液渗出的多少、局部神经损伤的情况及部位有密切关系。

（二）治疗

（1）常用物理疗法（初期局部冷敷,后期热敷或理疗）。

（2）挫伤后有血肿形成时,可加压包扎。

（3）强大暴力所致挫伤,检查深部组织器官有无损伤。

（4）制动:在伤后的一定时间内,应用夹板、牵引、绷带包扎、固定体位等方法,限制伤处的活动,以减轻疼痛、避免继发性出血加重损伤。制动的肢体宜抬高 15°～30°,以利静脉血及淋巴液的回流,减轻肿胀。

（5）重要部位闭合性创伤,须仔细检查诊断、治疗。要排除有无脏器的损伤,如胸部挫伤有无肋骨骨折并发血、气胸;腹部有无腹内脏器的破裂出血;腰背部有无肾挫伤和脊柱骨折等,如有脏器损伤应及时确诊处理。

（三）常见的闭合性软组织损伤及处理

1. 挫伤

（1）症状:钝性暴力作用下,未能造成皮肤损伤,引起皮下组织、肌肉和小血管的损伤。其病理改变的主要特征是组织内血肿和创伤性炎症反应,表现为淤血、青紫、肿胀或血肿、疼痛和功能障碍。

（2）处理方法:肌肉、韧带或关节挫伤后,应局部制动;24 h 内,挫伤后有血肿形成时,可冷敷和加压包扎,抬高患部,止痛;48 h 后,可开始热敷、理疗、中药外敷和按摩;可外敷跌打散、三七粉等中药,肿胀基本消除后,可拆除固定,开始活动肢体。功能完全恢复后,方可逐步进行正常活动。挫伤部位皮肤的颜色在受损顶峰时呈蓝色或黑色,第5天左右,皮肤颜色逐渐泛黄。这是由胆红素从受损红细胞中漏出所致,无需做特殊处理。对广泛的挫伤,皮肤颜色的改变可持续数周。

2. 扭伤

(1)症状:关节周围韧带损伤。轻者韧带部分撕裂,重者韧带完全断裂。表现为关节局部肿胀、皮肤青紫、关节活动障碍等。多见于手指、腕、踝、膝关节及腰部。

(2)处理方法:一般的扭伤,可用正骨水、跌打酒等中药外涂或外敷,必要时用夹板固定,限制关节活动2~3周,以利于损失的韧带修复。若韧带完全断裂需进行手术缝合,并固定4~6周。

3. 挤压伤

(1)症状:富有肌肉的肢体或躯干受长时间(1~6 h以上)重物挤压导致广泛的组织破坏,造成以肌肉出血、渗出、肿胀、坏死为主要表现的软组织创伤。轻者只有局部表现而无全身症状,表现为受伤组织进行性肿胀,皮肤张力高,严重者有水疱形成。严重者由于肌肉组织坏死分解产生大量的代谢产物(如肌红蛋白、钾离子、肌酸等),出现以肌红蛋白血症、肌红蛋白尿、高钾血症和急性肾功能衰竭为典型特征的综合征,称为挤压综合征。损伤极为严重,易并发休克和急性肾功能衰竭,如不及时抢救可危及生命。

(2)处理方法:挤压伤应立即解除压迫、局部制动、局部冷敷、全身治疗,肿胀引起肢体远端循环障碍时,应及时行切开减压。

思考题

1. 试述急、慢性软组织损伤的特点。
2. 试述开放性软组织损伤的急救方法。

第九章
环境及理化因素损伤

第一节

淹溺

淹溺又称溺水,是由大量的水灌入呼吸道和肺内,或冷水刺激引起喉痉挛,造成窒息或缺氧,若不及时救治,4~6 min 即可造成呼吸、心脏骤停死亡。因此,遇到溺水时,必须争分夺秒地进行现场急救,切不可急于送医院而失去宝贵的抢救时机。

一、定义

1. 淹溺(drowning)

人体浸没于水或其他液体后,反射性引起喉痉挛和/或呼吸障碍,发生窒息性缺氧的临床死亡状态。

2. 淹没综合征(immersion syndrome)

突然浸没至少低于体温 5 ℃的水后出现心脏停搏或猝死。

3. 淹没后综合征(postimmersion syndrome)

淹没一段时间恢复后,因肺泡毛细血管内皮损伤和渗漏引起肺部炎症反应、肺泡表面活性物质减少或灭活出现的呼吸窘迫,是 ARDS 的一种类型。

二、病因

(1)水上运动意外;

(2)跳水致头颈或脊髓损伤;

(3)潜水员急性发病致神志丧失;

(4)下水前饮酒或服用损害脑功能药物;

(5)水中运动过度疲劳;

(6)水灾、交通意外或投水自杀。

三、发病机制

发生溺水后，首先是本能地屏气，以避免水进入呼吸道。不久，由于缺氧，不能继续屏气，水随着吸气而进入呼吸道和肺泡，可有两种情况(见图9-1-1、图9-1-2)：①湿性淹溺，喉部肌肉松弛吸入大量水分，充塞呼吸道和肺泡发生窒息。约占淹溺者的90%；②干性淹溺，喉痉挛导致窒息，呼吸道和肺泡很少或无水吸入，约占淹溺者的10%。冰水淹溺迅速致死原因常为心动过缓或心脏停搏，身体与淹溺介质温差越大，患者预后越差(见图9-1-3)。

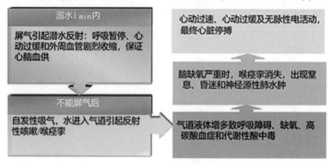

图 9-1-1　发病机制

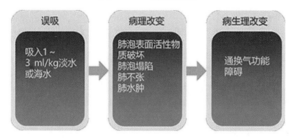

图 9-1-2　(淡水淹溺与海水淹溺)发病机制

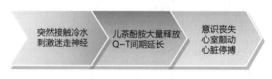

图 9-1-3　冰水淹溺

四、溺水的分类

溺水分为淡水淹溺和海水淹溺。

淡水淹溺和海水淹溺的不同点是：血容量、血电解质浓度和心血管功能变化不同。淡水淹溺时，淡水不含盐分，淡水较血浆或其他体液渗透压低，属低渗液。淡水进入肺泡后，经肺部毛细血管进入血液循环中，使血容量增加，血液稀释，造成溶血。红细胞破坏后引起大量钾离子析出，钾离子浓度增高易发生心室纤颤，造成心跳停止。海水淹溺时，海水含钠量是血浆的3倍以上，属高渗液。因此，吸入的海水较淡水在肺泡内停留时间长，不能吸收到血液循环，反而能使血液中的水进入肺泡腔，产生肺水肿。相同点是：都可引起肺顺应性降低、肺水肿、肺内分流、低氧血症和混合性酸中毒。发生严重脑缺氧者，还可促使神经源性肺水肿发生(见图9-1-4、图9-1-5、图9-1-6)。

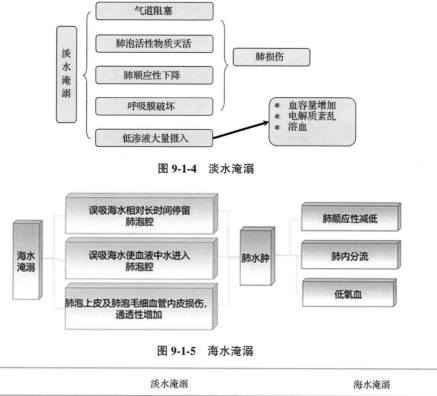

图 9-1-4　淡水淹溺

图 9-1-5　海水淹溺

	淡水淹溺	海水淹溺
吸入液体渗透压	低于血浆或体液	血浆的3倍以上
液体腔隙转移	迅速吸收入血	血液中水进入肺泡腔
溶血反应	相对重	相对轻
电解质紊乱	钠、钙、镁、氯离子减少,钾离子增加	钠、钙、镁 氯离子增加

表 9-1-6　海水淹溺与淡水淹溺的区别

五、临床症状

淹溺者处于临床死亡状态:神志丧失、呼吸停止、大动脉搏动消失。近乎淹溺者可有头痛或视觉障碍、剧烈咳嗽、胸痛、呼吸困难和略粉红色泡沫样痰。溺入海水者口渴明显,可有寒战和发热,根据落水时间长短,溺水常常表现为以下三种程度:

1. 轻度溺水

溺水仅片刻,溺水者仅吸或吞入少量液体,有反射性呼吸暂停,神志清楚,血压升高,心率加快,面色苍白。

2. 中度溺水

中度溺水时间约 1~2 min,溺水者有剧烈呛咳、呕吐,神志模糊或烦躁不安,呼吸表浅或不规则,血压下降,心跳减慢。

3. 重度溺水

重度溺水时间为 3~4 min,被救者已处于昏迷状态,面色青紫或苍白肿胀,皮肤发绀、球结膜充血和肌张力增加,四肢厥冷,血压测不到,口腔或鼻腔充满血性泡沫,可有抽搐;呼吸、心跳微弱或停止;胃扩张上腹膨隆。

六、现场急救

溺水的急救包括五个关键的环节:预防、识别、提供漂浮物、脱离水面、现场急救(见图 9-1-7)。

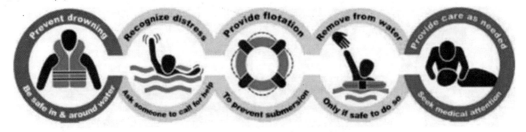

图 9-1-7　淹溺急救生存链

(一)呼救及自救法

1. 呼救

当发生淹溺事件,第一目击者在早期营救和复苏中发挥关键作用。首先,向周围群众呼叫求援,有条件的尽快通知附近的专业水上救生人员或 119 消防人员,同时尽快拨打 120 急救电话。在专业救援到来前,可向遇溺者投递竹竿、衣物、绳索、漂浮物等。拨打 120 急救电话首先立刻大声呼救,让更多的人参与急救。除非万不得已,最好避免单独下水营救(见图 9-1-8)。

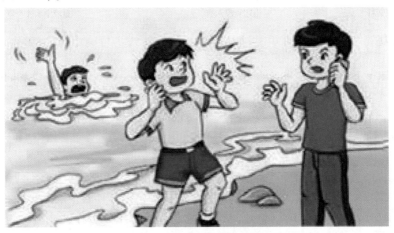

图 9-1-8　大声呼救,拨打 120 急救电话

2. 自救

如不慎溺水,正确自救为后续的施救赢得宝贵时间。

意识清醒者入水后保持头脑清醒,可采取自救法:尽可能地使头部后仰,口向上方,尽量使口鼻露出水面。呼吸时尽量用嘴吸气、用鼻呼气,以防呛水。呼气要浅,吸气要深,因为深吸气时,人体比重降到 0.967,比水略轻,可浮出水面(呼气时人体比重为 1.057,比水略重),切忌手上举或挣扎,否则更容易沉入水中。会游泳者如因小腿腓肠肌痉挛(俗称抽筋)而致溺水,除及时呼人急救,仰面位浮于水面,尽量将脚趾背伸,如有手腕部肌肉痉挛,自己将手指上下屈伸,采取仰面位两足游泳。

(1)浮泳:两腿分开,双手上举,或头枕双手。努力使脚上浮,如果足尖无法外露,把双手尽量靠近耳侧,同时把双脚张开。吸气时,尽量扩胸收腹,呼气则缩胸隆腹(见图9-1-9)。

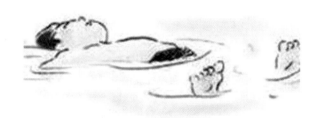

图 9-1-9 自救技能——浮泳

(2)水母漂:吸气后全身放松俯漂在水面,四肢自然下垂。需要吸气时,双手向上抬至下颏处向下、向外压划水,顺势抬头吐、吸气,随即低头闭气恢复漂浮姿势(见图9-1-10)。

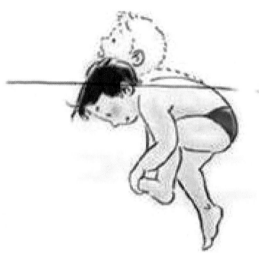

图 9-1-10 自救技能——水母漂

(3)踩水:身体保持直立,头颈露出水面,两手做摇橹划水,两腿在水中分别蹬踏划圆(见图9-1-11)。

(4)利用漂浮物:尽可能利用水上的漂浮物,如开口盒子、球类、面盆、水桶、塑料瓶等。将其开口压在水面下或把口封住(见图9-1-12)。

(二)施救

水中救起方法:投入木板、救生圈、长杆等,让落水者攀扶上岸。如下水营救,施救者从背后接近溺水者,拖着他的下巴,尽力将他的头部拖出水面,同时避免扭曲溺水者的躯

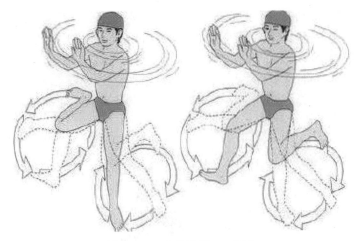

图 9-1-11　自救技能——踩水

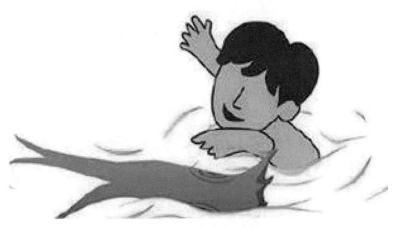

图 9-1-12　自救技能——利用漂浮物

体,影响脊椎。

1. 投入漂浮物和拉扯物

在溺水者还清醒时为其提供漂浮物和拉扯物,如木板、绳子、树枝等(见图9-1-13)。

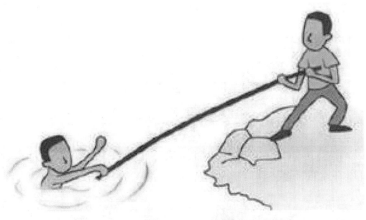

图 9-1-13　施救方法——投入漂浮物和拉扯物

2. 从后部接近溺水者

对还在挣扎的溺水者,要防止抱住,应从后部接近,若被溺水者抱住,可让自己与被救者自然下沉,溺水者便会放手。首先将溺水者头部托出水面,使其尽快呼吸空气(见图9-1-14、图9-1-15、图9-1-16、图9-1-17)。

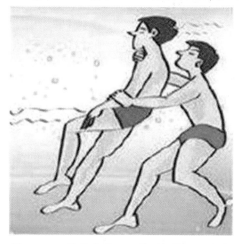

图 9-1-14 施救方法——从后部接近溺水者

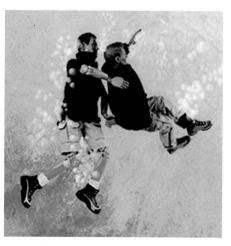

图 9-1-15 施救方法——从后部接近溺水者

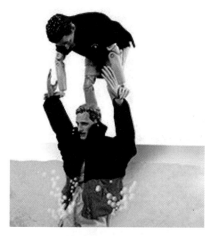

图 9-1-16 使溺水者头部托出水面

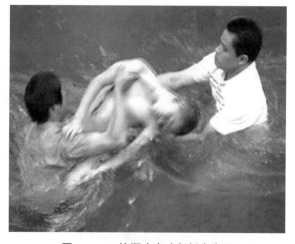

图 9-1-17 使溺水者头部托出水面

(三)岸上处置

溺水者一旦被救出水面,应立即评估意识、呼吸和循环。

1. 畅通气道:用手指或吸引的方法,清除溺水者口鼻中的异物(泥沙、呕吐物),取下义齿,松开衣服。开口困难者可用开口器启开,拉出舌头。

2. 清除呼吸道和胃内的积水:可进行适当的倒水。有效的方法是施救者蹲下,将溺水者俯卧、腹部置于施救者膝上,用手轻压溺水者背部;或抱住溺水者双腿,腹部放在施救者的肩上快速走动,使口咽及气道内的液体快速倒出。要求倒水动作一定要快捷,切不可为了倒水而影响抢救。但对怀疑有脊柱损伤者,不能盲目倒水(见图9-1-18)。

3. 重度溺水者若呼吸心跳已停止,应立即进行心肺复苏术(见图9-1-19)。CPR顺序

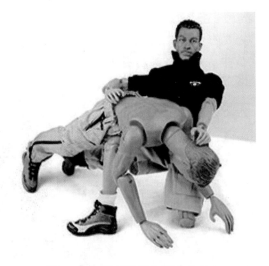

图9-1-18　除呼吸道和胃内的积水

A-B-C(心肺复苏步骤详见第七章第五节心肺复苏)。

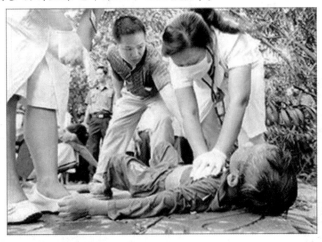

图9-1-19　岸上立即进行心肺复苏术

4.复苏后护理:

(1)保暖:用毛毯或棉被包裹身体。

(2)神志不清,多翻身,头偏向一侧,保持呼吸道通畅。

(3)清醒后给予少量热饮料口服。

七、溺水伤员后续的生命支持

现场初步救治后及时将患者送往医院进行进一步的评估和监护,采取综合措施支持循环呼吸功能。转运中密切监测生命指征。

1.吸氧,防治脑缺氧损伤。

2.保暖、复温:对冷水中淹溺者按低体温处理,可采用体外和体内复温措施。

3.补充血容量,维持水、电解质和酸碱平衡:淡水淹溺时,因血液稀释,应适当限制入水量,及时应用脱水剂(甘露醇、呋塞米、白蛋白等)防治脑水肿,并适量补充氯化钠溶液、浓缩血浆和白蛋白;海水淹溺时,由于大量体液渗入肺组织,血容量偏低,需及时补充液体,可用葡萄糖溶液、低分子右旋糖酐、血浆,严格控制氯化钠溶液;注意纠正高钾血症及酸中毒。

4. 对症治疗:防治感染,控制抽搐,防治急性肾功能不全的发生等。

八、注意事项

1. 淹溺复苏

缺氧时间和程度是决定淹溺预后最重要的因素。最重要的紧急治疗是尽快对淹溺者进行通气和供给氧气。要尽可能迅速将淹溺者安全地从水中救出。一旦从水中救出,对无反应和无呼吸的淹溺者应立即进行心肺复苏(CPR),除非有明确的受伤证据或溺水发生于潜水、跳水等情况下,一般溺水者颈部受伤的可能性不大,不必常规行颈部固定以免耽搁开放气道和人工呼吸。

2. 先人工呼吸,再胸外按压

淹溺患者的核心病理是缺氧,救上岸后应首先开放气道,清理口鼻内异物,用 5～10 s 观察胸腹部是否有呼吸起伏。如果没有呼吸或仅有濒死呼吸,应尽快给予 2～5 次人工呼吸,每次吹气 1 s,确保能看到胸廓有效地起伏运动。溺水的本质是窒息与急性呼吸衰竭,呼吸支持在现场急救中尤为重要。开展心肺复苏前 5 次人工呼吸,可以在第一时间为患者提供充足的氧气,防止脑缺氧损伤。因此,尽早开放气道和人工呼吸优先于胸外按压。

3. 低体温处理

溺水者多伴有原发性或继发性低体温,在处理溺水的同时,按低温治疗处理。

4. 防止呕吐物窒息

多数溺水者 CPR 过程会出现呕吐,急救人员应将其头部偏向一侧,随后用手指、纱布将呕吐物清去。如患者可能存在脊髓损伤,搬动时应将患者的头、颈和躯干保持在同一轴面上整体转动。

5. 别"排肺水",耽误抢救时间

溺水者是否需要倒水,要视具体情况而定。呼吸道或胃内无积水,可不必倒水;呼吸道有水阻塞者,也要尽量缩短倒水时间。因为大多数淹溺患者吸入的水分并不多,而且很快会进入血液循环,有些患者由于发生了喉痉挛或呼吸暂停,气道内并没有吸入水分。且淹溺专家,认为用吸引以外的任何去除气道内水分的方法(如海姆立克氏手法)是没有必要的,并可能存在潜在危险,如胃内容物返流造成气道异物窒息。因此不推荐为患者实施各种方法"排肺水",包括倒置躯体或海姆立克氏手法,以免耽误心肺复苏的时间,延误抢救。

6. 转运时间要及早

可边复苏边转运,千万不应等到有了结果或抢救停止时才转送医院。要注意合并伤的防治,如骨折的固定、脊柱损伤的搬运等。

7. 不要轻易放弃抢救

特别是在低温情况下,抢救时间需更长一些,根据具体情况适当延长复苏时间。

九、预后

治疗 1 h 内神志恢复者预后好；

预后与淹溺液体性质（淡水或海水）无关；

约 20%淹溺者恢复后会遗留不同程度脑功能障碍（见图 9-1-20）。

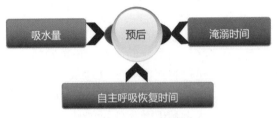

图 9-1-20 溺水预后

第二节

中暑

中暑（heat illness）是指在暑热天气、湿度大及无风环境中，患者因体温调节中枢功能障碍、汗腺功能衰竭和水电解质丧失过多而出现相关临床表现的疾病。高温、烈日曝晒、工作强度过大、工作时间过长、睡眠不足、过度疲劳等均为常见的诱因。

一、病因（见图 9-2-1）

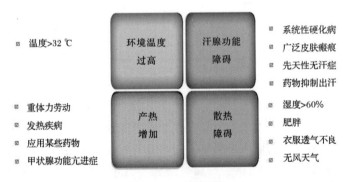

图 9-2-1 中暑原因

二、发病机制

1. 体温调节方式

正常人腋窝温度 36~37.4 ℃，直肠温度（中心温度）36.9~37.9 ℃。根据外界环境，下丘脑体温调节中枢通过控制产热和散热来维持体温的相对稳定。正常人体在下丘脑体温调节中枢的控制下，产热和散热处于动态平衡，维持体温在 37 ℃左右。

2. 人体产热及散热机制

当人在运动时，机体代谢加速，产热增加，人体借助于皮肤血管扩张、血流加速、汗腺分泌增加以及呼吸加快等,将体内产生的热量送达体表,通过辐射、传导、对流及蒸发等方式散热,以保持体温在正常范围内(见图9-2-2人体体温调解方式)。

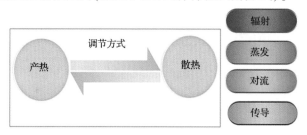

图 9-2-2　人体体温调节方式

人体散热方式如下:

(1)辐射(radiation):约占散热量的60%,室温在15~25 ℃时,为人体主要散热方式。

(2)蒸发(evaporation):约占散热量的25%,高温环境下,为人体主要散热方式,湿度大于75%时,蒸发减少。相对湿度达90%~95%时,蒸发完全停止。

(3)对流(convection):约占散热量的12%,散热速度取决于皮肤与环境的温度差和空气流速。

(4)传导(conduction):约占散热量的3%。

当大气温度升高(一般室温大于32 ℃),或环境中有热辐射源(如电炉、明火),或空气中湿度过高(大于60%)、通风又不良时,机体内的热难以通过辐射、传导、蒸发、对流等方式散发,甚至还会从外界环境中吸收热量,造成体内热量积贮,从而引起中暑。

3. 中暑机制

人体高温环境适应——代偿能力不足者易中暑(见图9-2-3)。

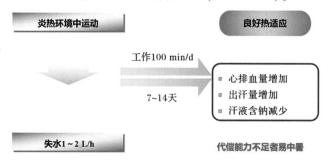

图 9-2-3　人体高温环境适应

4. 高温对人体的影响

中暑可造成各系统损伤(见图9-2-4、图9-2-5、图9-2-6)。

三、临床表现

根据临床表现的轻重程度分为三级:先兆中暑、轻症中暑和重症中暑。

1. 先兆中暑

患者在高温环境工作或生活一定时间后,出现口渴、乏力、多汗、头晕、眼花、耳鸣、头痛、恶心、胸闷、心悸,注意力不集中,体温正常或略高。

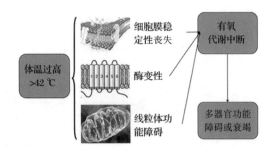

图 9-2-4　高温对人体的影响

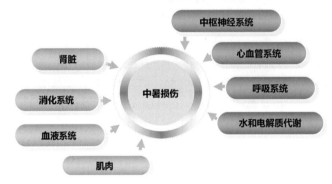

图 9-2-5　中暑可造成各系统损伤

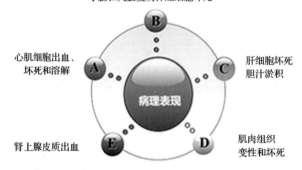

图 9-2-6　中暑人体出现的病理改变

2. 轻症中暑

先兆中暑加重,出现早期循环功能紊乱,包括面色潮红或苍白、烦躁不安或表情淡漠、恶心、呕吐、大汗淋漓、皮肤湿冷、脉搏细数、血压偏低、心率加快、体温轻度升高至 38 ℃以上。

3. 重症中暑

先兆和轻症中暑症状加重,出现高热、痉挛、惊厥、休克、昏迷等状。重症中暑按表现不同可分为三种类型,也可出现混合型。

(1)热痉挛:高温环境下强体力作业或运动,出汗后水和盐分大量丢失,仅补充水、低张液而补盐不足,造成低钠、低氯血症,导致骨骼肌痉挛伴疼痛。尤以腓肠肌痛为特征,无明显体温升高。

（2）热衰竭：最为常见，多发生于老年人、儿童和慢性疾病患者，系心血管功能对高温不能适应的一种表现。机体对环境不适应引起脱水、电解质紊乱、外周血管扩张、周围循环容量不足而发生低血容量休克。可表现为头晕、眩晕、头痛、恶心、呕吐、脸色苍白、皮肤湿冷、大汗淋漓、呼吸增快、脉搏细数、心律失常、晕厥、肌痉挛、血压下降，体温正常或稍微偏高，一般不超过 40 ℃（见图 9-2-7）。

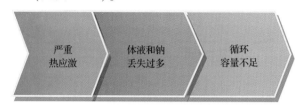

图 9-2-7　热衰竭发病机理

（3）热射病：热射病是一种致命性急症，又称中暑高热。在高温、高湿或通风不良的环境中作业或运动数小时，出现大量冷汗继之无汗、神志模糊、呼吸浅快、脉搏细数、血压下降，逐渐向昏迷伴四肢抽搐发展，出现高热（直肠温度>40 ℃），甚至更高。

由于日光直接照射头部，强烈阳光穿透头部皮肤及颅骨引起脑细胞受损，引起脑组织充血、水肿。表现为剧烈头痛、恶心呕吐、烦躁不安，继而可出现昏迷或抽搐，这种热射病又称日射病。

热痉挛、热衰竭和热射病的主要发病机制和常见表现虽有所不同，但可有两种或三种同时并存，不能截然区别。

四、诊断与鉴别诊断

在高温、高湿环境下，重体力作业或剧烈运动过程中或之后出现相应的临床表现即可诊断。对肌痉挛伴虚脱、昏迷伴有高热的病人应考虑重度中暑。须注意鉴别与流行性乙型脑炎、细菌性脑膜炎、中毒性细菌性痢疾、脑血管意外、甲状腺危象、伤寒、抗胆碱能药物中毒等原因引起的高温综合征的区别。炎热夏季，遇高热伴昏迷者首先考虑中暑。

五、急救处理

1. 先兆中暑和轻症中暑

将患者转移到阴凉、通风环境，口服淡盐水或含盐清凉饮料并休息。还可以在额部、颞部涂抹清凉油、风油精等，或服用人丹、十滴水、藿香正气水等解暑药。一般经此初步处置后 30 min 到数小时内即可恢复。

2. 重症中暑

热痉挛：主要为补充氯化钠，静脉滴注 5% 葡萄糖盐水或生理盐水 1 000~2 000 mL。

热衰竭：及时补足血容量，预防血压下降。可用 5% 葡萄糖盐水或生理盐水静脉滴注，适当补充血浆。

热射病：快速体内、体外降温急救进行抢救，迅速降低过高体温（见图 9-2-8），纠正水、电解质的紊乱，防止休克和脑水肿等。

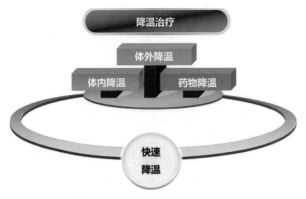

图 9-2-8　降温方法

3.具体降温方法如下

（1）物理降温

①体表降温：蒸发降温是一种简单易行的办法,迅速脱去患者衣服,用井水、自来水或温水浸透的毛巾擦拭全身,露开四肢及躯干皮肤按摩皮肤肌肉,以保持皮肤血管扩张而促进散热,同时配合电扇吹风。头部、颈两侧、腹股沟等大动脉处可置冰袋。循环功能无明显障碍者还可做冷水浴,即将患者浸入 4 ℃冷水中,保持头部露出水面(见图 9-2-9 体表降温方法)。

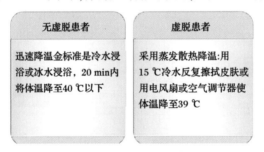

图 9-2-9　体表降温方法

②酒精擦拭：用 30%～50%乙醇擦拭头部、颈两侧、腹股沟等大动脉处(见图 9-2-10)。体外降温无效者可用冰盐水进行胃或直肠灌洗体内降温。

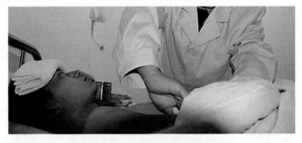

图 9-2-10　酒精擦拭物理降温

③药物降温：病人如有寒战则必须以药物控制。一般药物(阿司匹林、对乙酰氨基酚)降温无效。氯丙嗪(冬眠灵)有抑制体温调节中枢、扩张外周血管、肌肉松弛及减低新陈代谢等作用,是协助物理降温的常用药。患者出现寒战时可用氯丙嗪 25～50 mg 加入 5%葡萄糖 500 mL 溶液中静脉输注 1～2 h,用药过程中应进行血压、体温监测,血压下降

时应减慢滴速或停药。糖皮质激素(地塞米松液)有一定的降温、改善机体的反应性、降低颅内压作用。

无论何种降温方法,只要待体温降至 38 ℃(肛温)左右,即可考虑终止降温,但要注意不让体温再度回升。

(2)对症处理

神志不清患者需保持呼吸道通畅,吸氧、吸痰,预防肺炎;维持水、电解质平衡和酸碱平衡,补充维生素和营养物;使用甘露醇治疗脑水肿;休克时补液体,同时使用升压药维持。

先兆中暑和轻症中暑,予以脱离高温现场后对症处理即可,不必转送就医;热痉挛和热衰竭在现场急救后,观察病情变化并予以对症处理,一般可不必转送就医。热射病患者,现场急救后应当立即转送上一级医院继续治疗。

六、预防

热射病病死率为 20%~70%,50 岁以上患者高达 80%。

1. 应从根本上改善劳动和居住条件,隔离热源,降低工作环境温度。在酷暑季节调整作息时间,并供给高温作业人员含 0.3% 盐的清凉饮料。

2. 避免在高温通气不良或阳光直射下进行强体力劳动,随身携带防暑药品人丹、十滴水及清凉油等。炎热天气应穿宽松透气的浅色服装,避免穿着紧身绝缘服装。适当补充防暑饮料,一般每日在 2 000 mL 以上。合理安排作息时间,不宜在炎热的中午、强烈日光下工作及活动。

3. 有慢性心血管、肝肾疾病者不应从事高温作业。中暑恢复后数周内,应避免室外剧烈活动和暴露于阳光下。

第三节
冻伤及冻僵

一、冻伤

冻伤即冷损伤,是由低温寒冷侵袭机体所引起局部乃至全身的损伤。冻伤的严重程度与引起冻伤的温度、湿度、风速以及冻伤部位暴露时间的长短、个体耐寒力的强弱有关。温度越低,湿度越大,风速越大,机体暴露的时间越长,个体耐寒力越低,则冻伤越重。一般多参照烧伤面积计算方法计算冻伤面积。冻僵又称意外低体温,是指处在寒冷环境中(-5 ℃以下)的机体中心温度低于 35 ℃,伴神经系统和心血管损害为主要表现的全身性疾病。通常在暴露寒冷环境后 6 h 内发病。船员在冷水或冰水淹溺,长时间暴露于寒冷环境又无充分保暖措施,衣物潮湿,热能不足,易发生冻僵。落入冷水中有些人在数分钟内死亡,有的会生存长达 1 h,人的生存时间与水温有关,水温越低,体温下降(冻僵)就越快。在 5~15 ℃水中大约能生存 55 min~6 h 20 min。

(一)分类

根据冻伤的部位,可分为局部冻伤和全身性冻伤(也称为冻僵);根据冻伤发生时引起的病理变化,可分为冻结性冻伤和非冻结性冻伤。前者为冰点以下的冻伤,包括全身性冻伤和局部冻伤;后者为冰点以上的冻伤,如冻疮、战壕足、水浸足(手)等,以局部冻伤为多见。

(二)临床表现

1.非冻结性冻伤

非冻结性冻伤常见于足、手等部位,先有寒冷感和针刺样疼痛,皮肤苍白,可起水泡;去除水泡皮后见创面发红、有渗液;并发感染后,形成糜烂或溃疡。常有个体诱发因素,易复发,可能与患病后局部皮肤抵抗力降低有关。有的战壕足、水浸足治愈后,再遇低温时患足可有疼痛、发麻、苍白的反应,甚至可诱发闭塞性血管。

(1)冻疮:多见于冬季气温低且较为潮湿的地区,好发于手、足、耳廓及鼻尖等处,主要与病损部位反复暴露于冰点以上的低温环境,且保护较差有关系(见图9-3-1)。

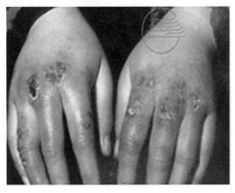

图9-3-1 冻疮

(2)战壕足和水浸足(手):是手足的非冻结性损伤,战壕足过去多发生于战时,是由长时间站立在1~10 ℃壕沟内所引起;水浸足(手)是长时间浸渍于寒冷水中所引起的局部损伤,较多见于海员、海军官兵、渔民、水田劳动及施工人员。

2.冻结性冻伤

大多发生于意外事故或战时,人体接触冰点以下的低温,例如野外遇暴风雪、陷入冰雪中或工作时不慎受到制冷剂(液氮,固体 CO_2 等)等损伤,是由冰点以下低温(一般在-5 ℃以下)所造成。分为局部冻伤和全身性冻伤(也称为冻僵)。大多发生于意外事故或战争时,人体接触冰点以下的低温或野外遇暴风雪,掉入冰雪中或不慎被制冷剂如液氮、固体 CO_2 损伤所致(见图9-3-2、图9-3-3),分三期如下。

(1)反应前期(前驱期):系指冻伤后到复温融化前的阶段。在冻融以前,伤处皮肤苍白、温度低、麻木刺痛,不易区分深度。

(2)反应期(炎症期):复温后不同深度的创面表现有所不同。依损害程度不同一般分为四度(见图9-3-4)。

①Ⅰ度冻伤(红斑性冻伤):损害在表皮层,局部皮肤从苍白转为斑块状紫色。以后红肿、充血、发痒、灼痛,约数日后症状消失。愈后表皮脱落,不留瘢痕。

②Ⅱ度冻伤(水泡性冻伤):损伤达真皮浅层,除上述症状外红肿更显著,伴有水疱,

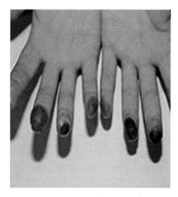

图 9-3-2 冻结性冻伤

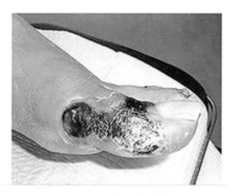

图 9-3-3 冻结性冻伤

疱内多为血清样液体。局部疼痛较剧烈。1～2天后疱内液体吸收,形成痂皮,如无继发感染,2～3周后脱痂痊愈,一般也少有瘢痕。

③Ⅲ度冻伤(焦痂性冻伤):损伤达皮肤全程和(或)皮下组织、肌肉、骨骼。甚至整个肢体坏死。开始复温后,可表现为Ⅱ度冻伤,但水疱液多为血性,随后皮肤逐渐变褐、变黑,以至坏死。一般多为干性坏死,但有广泛血栓形成、水肿和感染时,也可为湿性坏死。

④Ⅳ度冻伤(坏疽性冻伤):损伤深达肌肉、骨骼,甚至肢体坏死,表面呈死灰色、无水疱;坏死组织与健康组织的分界在20日左右明显。通常呈干性坏死,也可并发感染而成湿性坏疽。局部表现类似Ⅲ度冻伤,治愈后多留下功能障碍或致残。

	病理损害	临床表现	预后
Ⅰ度冻伤	红斑性冻伤 损害在表层	受冻皮肤早期苍白,复温后呈红色或紫红色,充血水肿,无水泡	1周后脱屑愈合,不留瘢痕
Ⅱ度冻伤	水疱性冻伤 损害在真皮层	复温后皮肤呈红色或暗红色,水肿明显。触之灼热,有水泡,水泡充满橙黄色或红色透明浆性液体,疱底鲜红	2～3周后,如无感染,可痂下愈合,少有瘢痕
Ⅲ度冻伤	坏死性冻伤 损害在全层及皮下	复温后皮肤呈紫红或青紫色,皮温较低,水肿明显,有散在的厚壁血性水疱,疱底暗红,有血性渗出	4～6周后,坏死组织脱落形成肉芽创面,愈合缓慢,愈后留有瘢痕或功能障碍
Ⅳ度冻伤	深层坏死 损害侵及肌肉、骨髓	感觉丧失,肢体痛。复温后皮肤呈紫蓝或青灰色,皮温低,水肿明显,可有厚壁血性水疱,疱液咖啡色,疱底污秽,严重时无水肿	3周左右冻区逐渐干燥变黑,组织干性坏死,自行脱落形成残端或需截肢;若感染,形成湿性坏疽甚至气性坏疽

图 9-3-4 局部冻伤分度表

(3)反应后期(恢复期)：Ⅰ、Ⅱ度冻伤愈合后,和Ⅲ度冻伤坏死组织脱落后,肉芽创面形成的阶段。可出现：①冻伤皮肤局部发冷,感觉减退或敏感;②对冷敏感,寒冷季节皮肤出现苍白或青紫;③痛觉敏感,肢体不能持重等。这些表现是由交感神经或周围神经损伤后功能紊乱所引起。

(三)治疗

1. 非冻结性冻伤

(1)发生冻疮后,脱离寒冷潮湿环境,每日用 42 ℃温水浸泡,每次 20 min。局部表皮未糜烂者可涂冻疮膏,每日数次湿敷创面。有糜烂或溃疡者可用冻疮膏涂于患处。根据创面情况每日换药,无菌纱布包扎。

(2)战壕足、水浸足 早期治疗可减轻感染和局部损伤。治疗方法与冻疮局部治疗方法相同。

除了局部处理,还可用温经通络、活血化瘀的中药,以改善肢体循环。

2. 冻结性冻伤

(1)急救和复温

迅速脱离低温环境和冰冻物体。衣服、鞋袜等冻结不易解脱者,可立即用温水(40 ℃左右)使冰冻融化后脱下或剪开。迅速复温是急救的关键,如一时无法获得热水,可将冻肢置于救护者怀中或腋下复温。快速复温方法是：用 40~42 ℃的恒温温水浸泡肢体或浸沐全身,水量要足够,要求在 15~30 min 内使体温迅速提高至接近正常。温水浸泡至肢端红润[尤其是指(趾)甲床潮红]、组织变软、皮温达 36 ℃左右。浸泡过久会增加组织代谢,反而不利于恢复。对于颜面冻伤,可用温湿毛巾局部热敷。温水浸泡时可轻轻按摩未损伤的部分,帮助改善血液循环。如病人感觉疼痛,可用镇静剂或止痛剂。但严禁火烤、雪搓、冷水浸泡或猛力捶打冻伤部位。用冰雪涂擦伤处不仅延误复温,且会加重组织损伤。

(2)局部处理

对于局部Ⅰ度冻伤患者在简单的初步复温、处置后,数日后可治愈;对于Ⅱ度以上冻伤的患者可在现场经初步的处置后,及时送医院进行专科救治,尽量减少功能障碍或致残率。

具体处置方法如下：

Ⅰ度冻伤：创面保持清洁干燥,数日后可治愈。

Ⅱ度冻伤：经过复温、消毒后,创面干燥者可加软干纱布包扎。

①水疱处理：有较大的水疱者,无菌条件下抽出水疱液;如水疱较大,可低位切口引流。

②局部用药：复温后局部立即涂敷冻伤外用药膏,可适当厚涂,指(趾)间均需涂敷,用干纱布包扎,每日换药 1~2 次,面积小的可不包扎,但需注意保暖。创面已感染者局部使用抗生素,采用包扎或半暴露疗法。

Ⅲ度冻伤：多用暴露疗法,保持创面清洁干燥,待坏死组织边界清楚时予以切除。

(四)预防

1. 非冻结性冻伤

冬季在野外劳动、执勤时,应有防寒、防水服装。患过冻疮者,特别是儿童,在寒冷季节应注意手、足、耳的保暖,并可涂擦防冻疮的霜剂。

2. 冻结性冻伤

在寒冷的条件下工作,均需注意防寒、防湿。衣着温暖不透风,尽可能减少暴露在低温的体表面积,外露部位适当涂抹油脂。保持衣着、鞋袜等干燥,沾湿者及时更换。在严寒环境中要适当活动,避免久站或蹲地不动。进入低温环境工作前,可适量高热量饮食。不宜饮酒,因为饮酒后常不注意防寒,而且可能增加散热。对可能遭遇酷寒(如进入高海拔或高纬度地区)的人员,应事先进行耐寒训练,如行冷水浴、冷水浴冰上运动等。

二、冻僵

冻僵又称意外低体温,是指下丘脑功能正常者处于寒冷(−5 ℃)环境中,其中心体温<35 ℃,并伴有神经和心血管系统损害为主要表现的全身性疾病,通常暴露于寒冷环境6 h内发病。冻僵病人体温越低,病死率越高。通常中心体温在25～27 ℃时,难以复苏成功。

(一)病因

大多数病人发病有区域性和季节性,冻僵常见于以下3种情况:

(1)长时间暴露于寒冷环境,而又无充分保暖措施和热能供给不足时,如登山、滑雪者和驻守在高山寒冷地区的边防战士等;

(2)年老、体衰、慢性疾病(如痴呆、精神病和甲状腺功能减退症)和严重营养不良病人在低室温下也易发生;

(3)冷水或冰水淹溺者。

(二)临床表现

初起出现寒战、四肢发凉、发白或发绀。进一步发展,继之体温由表及里逐渐降低,进而出现肢体僵硬、幻觉或意识模糊,甚至昏迷、心律失常、呼吸抑制、心跳呼吸骤停。当核心体温下降至32 ℃以下时,心、脑、肾等脏器功能均受损;降至28 ℃以下,如不及时抢救,可直接致死。病人如能得到抢救,其心跳呼吸虽可恢复,但常有心室纤颤、低血压、休克等,呼吸道分泌物多或发生肺水肿,尿量少或发生急性肾衰竭,其他器官也可发生功能障碍。

1.轻度冻僵病人表现乏力、健忘和多尿、肌肉震颤、血压升高、心率和呼吸加快,逐渐出现不完全性肠梗阻。

2.中度冻僵病人表情淡漠、精神错乱、语言障碍、行为异常、运动失调或昏睡。

3.严重冻僵病人出现少尿、瞳孔对光反射消失、呼吸减慢和心室颤动;体温低于24 ℃,出现僵死样面容;体温小于20 ℃时,皮肤苍白或青紫、心搏和呼吸停止、瞳孔固定散大。

(三)诊断

通常根据长期寒冷环境暴露史和临床表现不难诊断,中心温度测定可证实诊断。中心温度测定采用两个部位:①直肠测温:将温度计探极插入15 cm深处测定体温;②食管测温:将温度探极放置喉下 24 cm 深处测取体温。

(四)处理

积极采取急救复苏和支持措施,防止体温进一步丢失,采取安全、有效的复温措施和预防并发症。

1. 现场处理

迅速将病人移至温暖的环境,立即脱去潮湿的衣服,用毛毯或厚被包裹患者身体,搬动时要谨慎,以防发生骨折。

2. 急救处理

在未获得确切死亡证据前,必须积极进行复苏抢救。对于反应迟钝或昏迷者,保持气道通畅或进行气管切开,吸入加热的湿化氧气。休克病人复温前,首先恢复有效循环血量。

下面介绍复温技术。

根据病人情况选择复温方法和复温速度。对于老年或心脏病人,复温应谨慎。

(1)被动复温:即通过机体产热自动复温,适用于轻度冻僵者。将病人置于温暖环境中,应用较厚的棉毯或棉被覆盖或包裹病人复温。

(2)主动复温:即将外源性热传递给病人,适用于中心体温小于 32 ℃的患者。

①主动体外复温:直接体表升温方法,适用于既往体健的低体温者。可用热水袋或 40~42 ℃温水浴复温。

②主动体内复温:通过静脉注射 40~42 ℃液体或吸入 40~45 ℃湿化氧气或 40~45 ℃灌洗液进行直肠灌洗升温。如心搏呼吸停止者,如体温升至 28 ℃以上仍无脉搏,应继续行 CPR 及相关药物治疗。体温升至 36 ℃,仍未恢复心跳和呼吸者,中止复苏。

注意:全身冻僵浸泡复温时,一般待肛温恢复到 32~34 ℃,即应停止继续复温。因为停止复温后,体温还要继续上升 3~5 ℃。

3. 其他综合措施

其他综合措施包括对低血容量、低血糖、应激性溃疡、肺炎等并发症的处理。

复温后,首先要防治休克和维护呼吸功能。防治休克主要是补液、选用血管活性药等。为防治脑水肿和肾功能不全可使用利尿剂。保持呼吸道通畅、给氧和呼吸兴奋剂、防治肺部感染等。冻僵常合并局部冻伤,应加强创面处理(详见冻伤)。

(五)注意事项

(1)病员还未出现心脏呼吸骤停时,重点处理复温,一旦出现心脏呼吸骤停,CPR 和复温同等重要。人工通气时尽可能给予加温加湿氧气面罩通气。因在现场急救,许多复温措施可能无法进行,应积极进行 CPR,同时将患者转运至具有复温设备和条件的医院救治。

(2)应注意表现为"死亡"状态的长时间低体温患者。不能轻易评估为死亡。体温恢复至接近正常,但仍然对心肺复苏没有任何反应,才能确定死亡。即对同时存在低体温与心脏骤停的患者,必须在患者体温恢复正常以后才能中止心肺复苏。

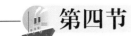

第四节

烧烫伤

烧烫伤(burn)是指各种热源、光电、放射线等因素所致的人体组织损伤,本质是蛋白质变性。热源包括:热水、热液、热蒸汽、热固体或火焰等。烧烫伤是常见的急诊意外损伤,轻微的烧烫伤一般预后良好,大面积烧伤者,病情危重,需紧急救治。

一、临床特点

烧伤的组织可能坏死,体液渗出,引起组织水肿。小面积浅度烧伤时,体液渗出量有限,通过人体的代偿,不致影响全身有效循环血量。大面积或深度烧伤时,体液渗出、休克、感染、修复等病理过程和表现较明显,可并发脓毒症和多脏器功能障碍。

二、伤情判断

判断伤情最基本的要素是烧伤面积和深度。同时还应考虑全身情况,如休克、重度吸入性损伤和较重的复合伤。

(一)烧伤面积的估算

1. 中国新九分法

中国新九分法是指皮肤烧伤区域占全身表面积的百分数。为便于记忆,将体表面积划分为 11 个 9% 的等份,另加 1%,构成 100% 的体表总体表面积。即头颈部 = 1×9%;双上肢 = 2×9%;躯干部 = 3×9%;双下肢 = 5×9%+1%(会阴部)(见图 9-4-1、图 9-4-2)。

2. 手掌法

不论年龄、性别,将患者五个手指并拢,其手掌面积即估算为 1% 体表面积(见图 9-4-3)。如果医者手掌与患者相近,可用医者手掌估算。小面积烧伤,一般用手掌法估计烧伤面积,大面积烧伤时手掌法常与九分法联合使用。

(二)烧伤深度的判定

临床已普遍采用的方法是三度四分法(见图 9-4-4、图 9-4-5)。

烧伤深度判断:

Ⅰ度烧伤:仅伤及表皮浅层。

Ⅱ度烧伤:浅Ⅱ度烧伤伤及表皮的生发层与真皮乳头层(真皮浅层);深Ⅱ度烧伤伤及皮肤真皮乳头层及部分真皮网状层。

Ⅲ度烧伤:是全皮层烧伤甚至达到皮下、肌肉或骨骼。烧伤后常常要在治疗过程中,才能区分深Ⅱ度烧伤或Ⅲ度烧伤。

1. Ⅰ度烧伤(又称红斑性烧伤)(见图 9-4-6)

一般仅伤及表皮浅层,表皮生发层尚健在,再生能力活跃。表面红斑状,干燥、微肿发红,有烧灼感,无水疱,皮温略高,3~7 天脱屑痊愈,不留瘢痕,短期内有色素沉着。

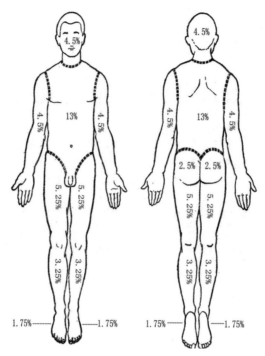

图 9-4-1　成人体表各部分所占百分比示意图

部 位	成人各部位面积（%）	小儿各部位面积（%）
头额	9×1=9（发部3面部3颈部3）	9+（12-年龄）
双上肢	9×2=18（双手5双前臂6双上臂7）	9×2
躯区	9×3=27（腹侧13背侧13会阴1）	9×3
双下肢	9×5+1=46（双臀5双大腿21双小腿13双足7）	46-（12-年龄）

图 9-4-2　烧伤面积九分法估算表

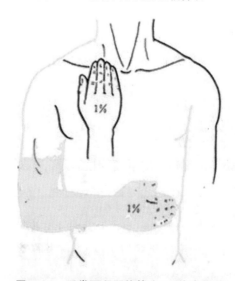

图 9-4-3　手掌面积即估算为 1% 体表面积

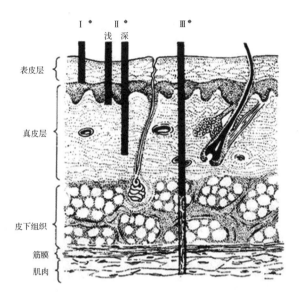

图 9-4-4 热烧伤深度分度示意图

	外表形状	外表	感觉	治愈时间
Ⅰ	粉红或红色	干燥	疼痛	数天
浅Ⅱ	粉红疱大水疱	潮湿	疼痛	2~3周
深Ⅱ	粉红、出血性水疱	潮湿	疼痛	数周，或发展为Ⅲ需植皮
Ⅲ	白色、褐色	干燥、似皮革	无感觉	需切除痂皮、植皮、皮瓣移植或截肢

表 9-4-5 烧伤深度判断表

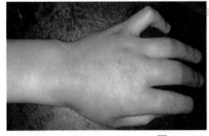
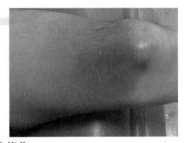

图 9-4-6 Ⅰ度烧伤

2. Ⅱ度烧伤（又称水疱性烧伤）（见图 9-4-7、图 9-4-8）

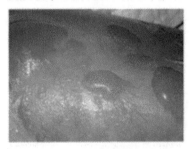
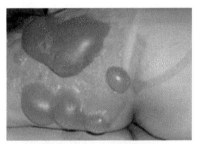

图 9-4-7 浅Ⅱ度烧伤水疱　　　　图 9-4-8 浅Ⅱ度烧伤大水疱

浅Ⅱ度烧伤:伤及表皮的生发层与真皮乳头层(真皮浅层);局部红肿明显,有大小不等水疱,内含黄色或淡黄色血浆样液体或蛋白凝固的胶冻物。水疱皮破裂后,创面潮湿、红润,有剧痛或感觉过敏,皮温增高。创面靠残存的表皮生发层和皮肤附件(汗腺毛囊)的上皮再生修复。若无感染,1~2周内愈合后不留瘢痕,皮肤功能完好。由于有色素细胞的破坏,偶有色素改变。

深Ⅱ度烧伤:伤及真皮乳头层以下,但仍残留部分网状层,深浅不尽一致,也可有水疱,但去疱皮儿后创面微湿,红白相间,痛觉较迟钝。由于真皮层内有残存的皮肤附件,创面修复可依赖其上皮增殖,形成上皮小岛,如无感染,可通过上皮小岛扩展融合修复,需3~4周。但常有瘢痕增生。如发生感染,不仅愈合时间延长,严重时可将皮肤附件或上皮小岛破坏,创面则须植皮方能愈合(见图9-4-9)。

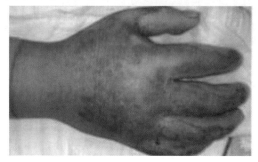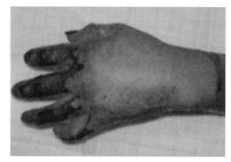

图 9-4-9　深Ⅱ度烧伤

3. Ⅲ度烧伤(又称焦痂性烧伤)(见图 9-4-10、图 9-4-11)

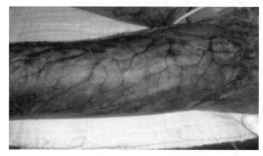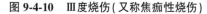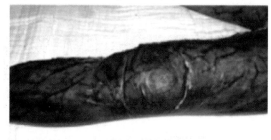

图 9-4-10　Ⅲ度烧伤(又称焦痂性烧伤)　　图 9-4-11　Ⅲ度烧伤(又称焦痂性烧伤)

Ⅲ度烧伤又称焦痂性烧伤。全层皮肤烧伤,可深达肌肉甚至骨骼、内脏器官等。创面蜡白或焦黄,甚至碳化。硬如皮革,干燥,无渗液,发凉,针刺和拔毛无痛觉。可见粗大栓塞的树枝状血管网(真皮下血管丛栓塞)。由于皮肤及其附件全部被毁,3~4周后焦痂脱落,形成肉芽创面,创面修复有赖于植皮。较小创面也可由创缘健康皮肤上皮生长修复。愈合后多形成瘢痕,且常造成畸形。

(三)烧伤严重程度分类

对烧伤严重程度,主要根据烧伤面积、深度及是否有并发症进行判断。以下是临床上一直沿用的烧伤伤情分类。

(1)轻度烧伤:烧伤总面积为体表面积10%以下的Ⅱ度烧伤。

(2)中度烧伤:Ⅱ度烧伤总面积为体表面积的11%~30%,或者Ⅲ度烧伤面积占体表面积的10%以下。

(3)重度烧伤:烧伤总面积为体表面积的31%~50%;Ⅲ度烧伤面积为体表面积的11%~20%;或烧伤面积虽不是体表面积的30%,但全身情况较重或已有休克、复合伤、呼吸道吸入性损伤或化学中毒等并发症者。

(4)特重烧伤:烧伤总面积占体表面积的50%以上;Ⅲ度烧伤总面积占体表面积的20%以上。

三、现场急救(见表 9-4-11、表 9-4-12)

(一)迅速脱离热源(现场)

(1)扑灭火焰的方法:就地翻滚或跳入水池,互救者可就近用非易燃物品(如棉被、毛毯)覆盖,熄灭身上的火焰。忌奔跑呼叫,以免风助火势伤头部、面部和呼吸道。避免双手扑打火焰,造成重要功能的双手烧伤。

(2)迅速离开密闭和通风不良的现场。

(二)及时冷疗——用冷水冲

烫伤后最紧迫的处理只有两个字:降温。降温用于小面积Ⅱ度烧伤,尤以肢体烧伤为宜。如果不对烫伤部位紧急降温,损伤会从表皮到真皮乃至更深处组织蔓延,原本轻度的烫伤可能变成中度,中度也可能发展成重度。另外,在对烫伤部位降温的同时,降温部位的毛细血管会遇冷收缩,可起到减少水肿、止痛的作用。此时应将烫伤部位用清洁的流动冷水冲洗15~30 min。水温为5~15 ℃,冲的时候,不要把水龙头直接对准烫伤部位,最好冲在伤口一侧,让水流到烫伤处,以防止自来水管里的压力过大,对烫伤处造成二次伤害。流动的冷水可迅速带走局部热量,减少进一步热损伤。如果不能及时用冷水冲,那么用冷水泡也是可以的。头、面部等特殊部位则可用冷水湿敷。

(三)去除衣物

去除衣物如火焰烧伤应尽快灭火,脱去烧烫过的衣物。

冲洗降温后,要脱掉烧烫伤处的衣物,如果不脱,会加重烫伤处的热伤害。在冷水中,将覆盖伤口表面的衣物去除,切记小心谨慎,不可强行剥脱。如果衣服粘住皮肉,可以用剪刀剪开。剪刀头向上,避免尖锐的剪刀伤到皮肤。避免弄破水疱。

(四)妥善保护创面——覆盖伤口

通过以上处理后,创面只求不再污染、不再损伤,以无菌的纱布或洁净的毛巾覆盖伤口并固定,可保持伤口清洁、减少感染。如有水疱,不可压破,以免引起感染。如果水疱不是很大,不需要挑破。若水疱直径>2 cm,或其位置在关节等活动频繁处及易摩擦处,为避免不小心弄破水疱,造成更大的伤口,可用无菌针头将其刺破,用棉花棒吸干组织液,再用碘伏消毒,盖上纱布。要注意不要移除水疱上的表皮,以作为保护层。也可用三角巾、干净敷料或布类保护,如面部较大面积的烧伤可以采用三角巾面部风帽式包扎法,进行简单包扎后送医院处理。

(五)及时发现和处理危及病人生命的情况

及时发现和处理危及病人生命情况,如心跳及呼吸停止、大出血、严重中毒等,保持呼吸道通畅。火焰烧伤常伴烟雾、热力等吸入性损伤,应注意保持呼吸道通畅。合并 CO 中毒者应移至通风处,有条件者应吸入氧气。

(六)其他救治措施

①应迅速建立静脉通道加快输液,现场不具备输液条件者,可口服含盐饮料,防单纯大量饮水发生水中毒。转送路程较远者,应留置导尿管,观察尿量。

②安慰和鼓励病人,使其情绪稳定。疼痛剧烈可酌情使用地西泮、哌替啶(杜冷丁)等。

(七)注意事项

1. 保持呼吸道通畅

烧伤常伴有呼吸道受烟雾、热力等损伤,应特别注意保持呼吸道畅通和吸氧。如出现窒息,发生呼吸、心脏骤停,立即进行心肺复苏。

2. 镇静、止痛安慰受伤者

应尽量使受伤者情绪稳定,勿惊恐、烦躁。酌情使用安定、哌替啶(杜冷丁)等。

3. 抗休克治疗

由于强烈的疼痛刺激以及创面渗出造成体液丧失,极易导致休克发生,轻度烧伤者可饮糖盐水(1 000 mL 水中加 3 g 盐、50 g 白糖),对大面积严重烧伤者须及早建立静脉输液通道,予以输液抗休克治疗,就近转送医院,途中应注意观察生命体征的变化。

4. 紧急情况

紧急情况如有大出血、窒息、开放性气胸、严重中毒等合并伤,应迅速组织抢救。

5. 烧烫伤急救的五不要

①不要立刻涂抹药膏。涂抹药膏会让热能包覆在皮肤上继续伤害皮肤。立刻冲水降温,才是正确的处理方式。

②不要冰敷。烧烫伤后,受损的皮肤已经失去表皮的保护,不可以直接冰敷,以免冻伤。

③不要抹牙膏、香油、酱油、面粉、香灰等。因为这些东西不是无菌的,细菌会从破损的伤口进入机体,造成感染。另含盐的物质刺激皮肤,可能造成疼痛,烫伤后涂抹这些介质会给患者带来痛苦,还易使烧伤创面继发感染,这样的做法是极为错误的,不仅会给医生的清创带来很多困难,甚至还会使异物存留在组织里,影响伤处愈合。避免用有色药物涂抹,如甲紫、红汞,否则会增加随后深度判定的困难,有碍医务人员对伤情的判断和处理。

④愈合过程中不要过度摩擦和过度活动。由于疤痕表皮结构和功能不完善,表皮较易受到损害,过度摩擦和活动可能加重损伤。

⑤不要碰烟、酒及刺激性食物。烟、酒和刺激性食物会影响伤口的愈合,伤口越慢愈合,日后留下疤痕的概率也越大。

四、创面的处理(见表 9-4-11、表 9-4-12)

(一)简单清创

简单清创是指烧伤早期在不对病人造成较大干扰前提下的简单清创方法。在早期创面处理时,除化学烧伤及合并毒素或严重污染者外,多采用简单清创,创面可用 1∶1 000 苯扎溴铵或 1∶2 000 氯己定清洗、移除异物。主要目的是清洁及消毒创面,清除残留异物及污染物,尽量减轻刷洗创面对伤员的强烈刺激和危害。

表 9-4-11　小面积烧伤急救方法

1	确保现场环境安全。拿急救包。佩戴隔离装置(如手套,尽可能避免直接接触患者皮肤)
2	如果烧伤面积很小,可立即用冷水冲洗烧伤部位,但不能用冰水。用冷水冲洗伤口直到它不再疼痛
3	可用一块干燥、不粘皮肤的无菌或干净敷料盖在烧伤部位

表 9-4-12　大面积烧伤的处理方法

1	确保环境安全。拿到急救包。拨打急救电话(或 120)
2	如果有人着火,应立即将火扑灭
3	将没有粘在皮肤上的首饰和衣物去掉
4	用干毛毯盖住受伤者
5	检查休克征象

(二)早期清创后创面的处理

早期清创后的非手术治疗:可采用包扎治疗、半暴露治疗和暴露疗法。

1. Ⅰ度烧伤

Ⅰ度烧伤无需特殊处理,能自行消退。但应注意保护创面,如烧灼感重,可涂薄层油脂。

2. 小面积浅Ⅱ度烧伤

小面积浅Ⅱ度烧伤,如水疱皮完整,应予保存,只需抽去水疱液,消毒包扎,水疱皮可充当生物敷料,保护创面、减痛,且有利于创面愈合。如水疱皮已撕脱,则予剪除。可以无菌油性敷料包扎。用生理盐水或 1‰新洁尔灭轻拭消毒,内层用油性敷料,外层用无菌纱布,敷料要超过伤口边缘至少 5 cm。除非敷料浸湿、有异味或有其他感染迹象,不必经常换药,以免损伤新生上皮,可保持 5~7 天后打开。如创面已感染,应勤换敷料,清除脓性分泌物,保持创面清洁,多能自行愈合。面、颈与会阴部烧伤可予暴露。按需要应用止痛剂、镇静剂,酌情注射破伤风抗毒素。

（三）深度烧伤处理

由于坏死组织多，组织液化、细菌易于定植，应外用抗菌药物。常用的有效外用药有1%磺胺嘧啶银霜剂、碘伏等。外用抗菌药物只能一定程度抑制细菌生长。

深Ⅱ度和Ⅲ度烧伤多主张采用积极的手术治疗，包括早期切痂或削痂，并立即皮肤移植。早期外科手术能减少全身性感染发病率，降低脏器并发症，提高大面积烧伤的治愈率，并缩短住院日。

第五节

电烧伤

电击伤是指一定量的电流通过人体引起的损伤，俗称"触电"。由电流直接作用于细胞膜、血管平滑肌和电流通过机体组织时电能转化为热能引起损伤。电击伤包括日常用电击伤和雷电击伤，电击伤多发生于安全用电知识不足或违反操作规程者。低电压40 V即有导致电损伤的危险；220 V可引起心室纤维颤动；超过1 000 V称高电压，可使呼吸中枢麻痹，其危险性更大。雷击即闪电，是一瞬间的超高压直流电。雷击比电击的能量大很多，时间极短，电流通路也不同。雷击的能量可高达1亿~20亿V和200 A（见图9-5-1）。雷击瞬间，电流可进入被击者体内，破坏循环和呼吸中枢功能，立即引起呼吸、心跳停止。电流经过人体的途径决定损伤的性质，电流从一臂到另一臂或从臂到足时，很可能通过心脏，比从足到地危险性大。头部电击可引起癫痫发作、脑出血、呼吸、心跳停止。

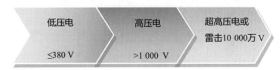

图 9-5-1　电压类型

电流通过人体所引起的烧伤称为电烧伤。其严重程度取决于电流强度和性质（交流或直流、频率）、电压、接触部位的电阻、接触时间长短和电流在体内路径等因素。

（一）临床症状

1. 高压电击

触电部位局部皮肤组织损伤最严重，电流通过途径的组织和器官常发生隐匿性损伤。严重烧伤常见于电流进、出部位，有"入口"和"出口"，皮肤入口灼伤比出口严重，入口与出口可能都不止一个，烧伤部位组织焦化或炭化。入口较出口处重。常深达肌肉、肌腱、骨骼，损伤范围常外小内大；最常见的入口点是手，其次是头，常见的出口点是足（见图9-5-2）。

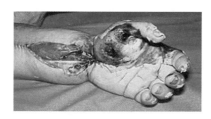

电烧伤入口

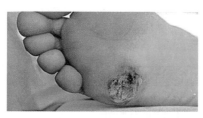

电烧伤出口

图 9-5-2 电烧伤入口和出口创面

2. 低电压所致的烧伤

低电压所致的烧伤常见于电流进入点与流出点,伤面小,直径 0.5~2 cm,呈椭圆形或圆形,焦黄或灰白色,干燥,边缘整齐,与健康皮肤分界清晰,一般不伤及内脏,致残率低。

3. 闪电损伤

雷击伤者皮肤血管收缩,呈网状图案特征。触电时肌群强直性收缩可导致骨折或关节脱位。皮肤上出现的微红的树枝样或细条状条纹,是由电流沿着或穿过皮肤所致的Ⅰ度或Ⅱ度烧伤。

4. 全身表现

触电后轻者仅出现痛性肌肉收缩、惊恐、面色苍白、头痛、心悸、恶心、头晕或短暂的意识障碍;重者昏迷,呼吸、心跳骤停,但如及时抢救多可恢复。电休克恢复后,病人在短期内可遗留头晕、心悸、耳鸣、眼花、听觉或视力障碍等,但多能自行恢复。电流通过头部者以后可发生白内障。

5. 并发症

(1)高钾血症;

(2)急性肾衰竭;

(3)四肢关节脱位和骨折;

(4)脊柱压缩性骨折;

(5)失明、耳聋、周围神经病变;

(6)肢体瘫或偏瘫;

(7)内脏损害。

(二)现场急救

根据触电病史和现场情况,可做出诊断。应了解有无从高处坠落或被电击抛开的情节。注意颈髓损伤、骨折和内脏损伤的可能性。少数病人触电后,心跳和呼吸极其微弱,甚至暂时停止,处于"假死状态",要认真鉴别,不可轻易放弃对触电者的抢救(见图 9-5-3、图 9-5-4)。

1. 立即脱离电源

首先强调确保现场救助者自身的安全。在第一时间切断电源,或用绝缘物使触电者

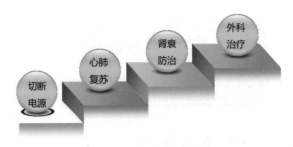

图 9-5-3　电击处理流程图

实用小技能：**电击伤的处理**

步骤	操作
1	确保环境安全。拿到急救包和AED
2	自己拨打或让他人拨打急救电话(或120)
3	在能够安全地触摸受伤人员的情况下，检查一下他是否需要CPR。如果需要，则实施CPR。如果不知如何处理，请单纯实施胸外按压
4	医务人员应该检查每一个电击伤患者

重要须知： 1.如果受伤者仍与电源发生接触，请远离他们。待切断电源后再实施救助。
2.很多人听说过各种用于治疗烧伤的软膏。但是，您在处理烧伤部位时，只能用冷水或干净敷料处理伤口，除非医务人员另有指示。

图 9-5-4　电击伤的处理

与电源分离,或采取保护措施将伤者搬离危险区。防止进一步损伤,注意预防在场人员的再触电,需做如下操作。

(1)切断电源:如电源总开关在附近,则迅速拔除电源插头和拉开闸刀。

(2)挑开带电电线:用绝缘物(如干燥的木棍、竹竿、扁担、瓷器等)挑开带电电线。

(3)拉开触电者:急救者戴橡皮手套、穿胶底皮鞋、垫木板可防止触电,用干燥木质、竹质、布类、塑料、橡胶制品等拧成带状,套住伤者,迅速将伤员与电线或电器分离。不要试图推开触电者,否则救助者自己也会触电。

(4)斩断电源:用绝缘的胶把钳、木柄斧和锄头将电线斩断。

2. 现场心肺复苏

如果伤者呼吸、心跳已经停止,在脱离电源后应对其立即进行心肺复苏。发生心室颤动者先注射肾上腺素 1 mg, 同时针刺或手掐"人中""十宣""涌泉"等穴位。复苏后还应注意心电监护。

3. 烧灼伤伤口处理

烧灼伤治疗同一般烧伤,但电烧灼伤较深且广泛,以暴露疗法为佳。病员燃烧的衣服、鞋、皮带应去除,以避免进一步烧伤,当烧伤创面较大时,要注意保护创面,防止感染。

4. 尽快送医院治疗

入院后的治疗包括心电监护、液体复苏及急性肾衰竭的防治、筋膜切开减压、注射破伤风抗毒素等。

(三)注意事项

(1)遇到电击伤者,在急救前应仔细检查现场环境是否安全,确保安全才能施救。应了解有无高处坠落或被电击抛开的情形,是否存在由电击和雷击导致的复合性外伤,如头颈部和脊髓损伤,如有颈髓损伤、骨折和内脏损伤应注意保护和制动,并做相应的处理。

(2)电击后症状可立即发生,也可能当时症状较轻,1 h后突然加重。因此,对触电者应连续观察一段时间,以免发生意外。

(3)现场立即进行心肺复苏术是抢救的关键。特别要注意的是,触电的人可能出现"假死"现象。遭受电击和雷击的患者没有心肺基础疾病,如果立即提供CPR,存活可能性较大,所以要长时间坚持不懈地进行抢救,而不要轻易放弃,可能会挽救患者生命。

(4)电击或雷击后24~48 h,电击伤者常出现严重室性心律失常、肺水肿、胃肠道出血、弥散性血管内凝血、烧伤处继发细菌感染等症状,约半数电击伤者有单侧或双侧鼓膜破裂。电击后数天到数月,电击伤者可能出现神经系统病变,视力障碍。应进行全面体检,以防漏诊。

(5)注意内部组织烧伤。身体各组织单独对电流的阻力按自小而大顺序排列为心脑、血管、神经、肌肉、皮肤、脂肪、肌腱、骨组织。电击伤的损害程度与组织电阻呈负相关,电阻越小,损伤越大。人体的心、脑、血液、体液、神经等电阻小,损伤大。

(四)个人防护

1. 安全教育

大力宣传用电常识,加强自我保护与相互保护意识,熟知预防措施和安全抢救方法。

2. 严格执行电业安全工作流程

严格遵守安全生产的组织与技术措施,电气设备的安装和使用必须符合标准,定期检查和检修电器和线路,推广使用触电保护器,严禁私拉电线和在电线旁晾晒衣服,火警时应先切断电源。

3. 防止跨步电压电击伤

当电线落地时,人与电线落地地点保持室内4 m、室外8 m以上安全距离,若小于上述距离应单脚跳跃或双脚并小步迅速离开不安全区域,进入不安全区域应穿绝缘鞋。

4. 防止雷电击伤

雷雨天气应尽量留在室内,关好门窗,避免使用无防雷措施电器。室外工作者,雷雨时不能在高压电线附近作业,不能靠近避雷器,不要在树下避雨,不撑金属柄伞,避免停留在高地。切勿于高处或田野上走动,避免接触天线、水管等金属装置。空旷场地遇到雷电时,立即卧倒,不宜打伞,远离树木和桅杆。

第六节

强酸、强碱损伤(化学烧伤)

一、定义

由化学制剂引起的强酸、强碱损伤,是指强酸或强碱类物质接触皮肤、黏膜后造成的腐蚀性烧伤,以及进入血液后引起的全身中毒损伤。化学烧伤的特点是有些化学物质在接触人体后,除立即损伤外,还可继续侵入或被吸收,导致进行性局部损害或全身性中毒。多因意外事故经体表接触或口服所致。在工业上,可由生产过程中接触或吸入所致。化学烧伤的防治,无论在平时或战时都很重要。

二、强酸损伤

常见的是硫酸、硝酸和盐酸烧伤,均可使组织脱水,组织蛋白沉淀、凝固,故一般无水疱。

一般烧伤越深,痂的颜色越深,质地越硬,痂内陷也越深。早期感染较轻,浅Ⅱ度多可痂下愈合;深度烧伤脱痂较迟,脱痂后肉芽创面愈合较慢,因而瘢痕增生常较一般烧伤明显。创面处理同一般烧伤。

1. 浓硫酸

浓硫酸吸水性强,能使有机物质炭化。可导致严重肺水肿。硫酸烧伤后痂呈深棕色。

2. 硝酸

硝酸吸收入血后,逐步代谢为亚硝酸盐和硝酸盐,可使血红蛋白变为正铁血红蛋白,引起中毒性肾病。吸入后直接刺激支气管黏膜和肺泡细胞,可导致肺水肿。硝酸烧伤后痂呈黄褐色。

3. 浓盐酸

浓盐酸可引起口腔、鼻、支气管黏膜充血、水肿、坏死、溃疡,眼睑痉挛或角膜溃疡。盐酸烧伤后痂呈黄色。

4. 氢氟酸

氢氟酸可溶解脂肪和脱钙,造成持久的局部组织坏死,损害可深达骨膜,甚至骨骼坏死。高浓度氢氟酸可伴发急性氟中毒,游离的氟离子容易与钙、镁离子结合,造成低钙、低镁血症,同时抑制三羧酸循环和 Na^+-K^+-ATP 酶,导致高钾血症。

5. 草酸

草酸可结合钙质,引起低血钙、手足搐搦。皮肤及黏膜可产生粉白色顽固溃烂。

三、碱烧伤

碱烧伤以氢氧化钠、氨、石灰及电石烧伤较常见。强碱可使组织细胞脱水并皂化脂肪,碱离子还可与蛋白结合,形成可溶性蛋白,向深部组织穿透,若早期处理不及时,创面可继续扩大或加深,并引起剧痛。

强碱烧伤后急救时要尽早冲洗,时间至少30 min。一般不主张用中和剂。如创面pH值达7以上,可用2%硼酸湿敷创面,再冲洗。冲洗后最好采用暴露疗法,以便观察创面变化,深度烧伤应尽早切痂植皮。其余处理同一般烧伤(见图9-6-1、图9-6-2、图9-6-3)。

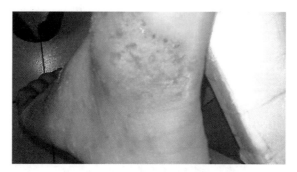

图 9-6-1 碱灼伤后的皮肤

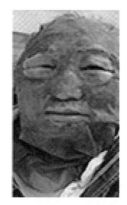

图 9-6-2 碱灼伤后的皮肤(治疗前)

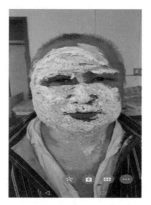

图 9-6-3 碱灼伤后的皮肤(治疗后)

1. 氢氧化钠和氢氧化钾

氢氧化钠和氢氧化钾具有强烈的刺激性和腐蚀性,能和组织蛋白结合形成复合物,使脂肪组织皂化,产生热量继续损伤组织,烧伤后疼痛剧烈,创面较深,愈合慢。

2. 生石灰

生石灰遇水产生氢氧化钙并释放大量热能,导致热和化学烧伤双重作用,除对皮肤有刺激性和腐蚀性外,加上其产热对皮肤的热烫伤,使组织烧伤程度较深,创面较干燥。

3. 氨水

氨水主要成分为氢氧化氨,挥发后释放出氨,对呼吸道有强烈刺激性,可致黏膜充血、水肿、分泌物增多,严重者可发生喉头水肿、支气管肺炎和肺水肿。

四、磷烧伤

除因皮肤上的磷接触空气自燃引起烧伤外,还由于磷燃烧氧化后生成五氧化二磷,对细胞有脱水和夺氧作用,遇水则形成磷酸,造成磷酸烧伤,使创面继续加深。磷吸收后能引起肝、肾、心、肺等脏器损害。

急救时应将伤处浸入水中,以隔绝氧气,以免继续燃烧。应在水下移除磷粒,用 1% 硫酸铜涂布,可形成无毒性的磷化铜,便于识别和移除。但必须控制硫酸铜的浓度不超过 1%,以免铜中毒。忌用油脂类敷料,可用 3%~5% 碳酸氢钠湿敷包扎。

深度磷烧伤,应尽早切痂植皮,受侵犯的肌肉应广泛切除。如肌肉受侵范围较广或侵及骨骼,必要时可考虑截肢,以防严重或致死性磷中毒。

第十章
船载有毒货物中毒

中毒是指毒物进入人体后,超过效应器官的处理能力而引起的功能或器质性改变,是一种危及生命的疾病。中毒可分为急性和慢性两大类,主要由接触毒物的毒性、剂量和时间决定。一次性或短时间内(小于 24 h)发生的中毒叫急性中毒。引起中毒的化学物质称为毒物。急性中毒是由短时间内吸收大量毒物所致,起病急骤,症状重,病情变化迅速,不及时治疗常危及生命。毒物的范围极广,多数物质超量进入体内后均有潜在的毒性,要详细列出所有致毒物质几乎不可能。一般可根据毒物的来源分为气体性中毒、食物性中毒、药物性中毒、化学性中毒、动、植物中毒及重金属中毒等几大类。

毒物进入体内,除对组织和器官的直接毒性作用外,尚可破坏机体酶系统和生物膜的生理功能,妨碍组织对氧的摄取、运输和利用,改变机体递质的释放和/或激素的分泌,损害机体的免疫功能,影响机体的代谢功能。

随着我国经济建设的蓬勃发展,海上运输任务日益繁忙,船舶在运输危险货物(某些化工、石油及有毒有害物品)的过程中,必须遵守有关运输规则,在运输危险货物的时候,船员有接触的机会,在储运过程中不慎接触,有引起中毒和受伤害的可能,毒物存放处应有明显标识(见图10-1-1)。

图 10-1-1 毒物存放标识

国际海事组织《应用于涉及危险货物意外事故的医疗急救指南》(MFAG)和《国际船舶医疗指南》对船舶运输化学品的有关医疗建议如下。

1. 定期运送化学品的船员应接受有关危险常识的培训,并通晓防止意外的安全规则和急救程序。

2. 操作接触化学品时严禁吸烟、饮酒、进食。

3. 操作化学品时,如出现中毒症状应立即停止作业。应确定优先救治某些方面,到达港口立即送医院。

第一节
中毒的途径及诊断救治原则

一、中毒总论

(一)定义与类型

1. 定义

中毒(poisoning):进入人体的化学物质达到中毒量产生组织和器官损害引起的全身性疾病。

毒物(poison):引起中毒的化学物质,根据其来源和用途分为:工业性毒物、药物、农药及有毒动、植物。

2. 类型

急性中毒:机体一次大剂量暴露或24 h多次暴露有毒物质引起急性病理变化而出现的临床表现,具有发病急、病情重、变化快的特点,常危及生命。

慢性中毒:多为职业中毒,系长时间暴露,毒物于体内蓄积而出现中毒的临床表现,其起病慢、病程长,需认真询问病史和查体,并进行相关毒物检查分析。

(二)病因和中毒机制

1. 病因

(1)职业中毒。生产、保管、使用和运输过程中暴露于有毒原料、中间产物或成品。

(2)生活中毒。误食、意外接触毒物、用药过量、自杀或谋害等情况下,大量毒物入体。

2. 毒物吸收,进入人体的途径(见图10-1-2)

(1)消化道。生活中毒常见途径(见图10-1-3)。

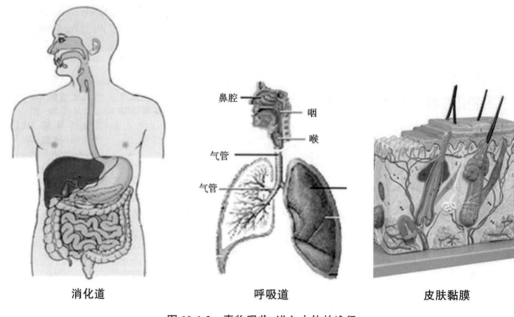

消化道　　　　　　　呼吸道　　　　　　　皮肤黏膜

图 10-1-2　毒物吸收,进入人体的途径

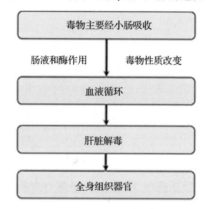

图 10-1-3　消化道中毒途径

(2)呼吸道。肺泡吸收面积大,毛细血管丰富,经呼吸道吸入后,毒物吸收速度较经消化道吸收快 20 倍。

患者迅速发生中毒、症状重、病情进展快;职业中毒时,毒物常以粉尘、烟雾、蒸气或气体状态吸入气道;生活中毒以一氧化碳中毒常见。

(3)皮肤黏膜。健康皮肤表面类脂质层能防止水溶性毒物侵入机体,皮肤多汗或有损伤时,可加速毒物吸收。

少数脂溶性毒物(如苯、苯胺、硝基苯、乙醚、氯仿或有机磷化合物等)易经皮脂腺吸收中毒。砷化物、芥子气等毒物能损伤皮肤,后经皮肤吸收中毒,有的毒物可经球结膜吸收中毒。

（4）毒物与红细胞或血浆中成分结合（见图 10-1-4）。

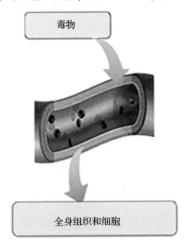

图 10-1-4　毒物与红细胞或血浆中成分结合

脂溶性较大的非电解质毒物在脂肪和部分神经组织中分布量大,不溶于脂类的非电解质毒物,穿透细胞膜的能力差;电解质毒物（如铅、汞、锰、砷和氟等）在体内分布不均匀。

（三）发病机制

1. 体内毒物代谢——毒物代谢（见图 10-1-5）

毒物代谢主要在肝脏代谢,毒性降低;少数在代谢后毒性反而增加(对硫磷氧化成对氧磷)。

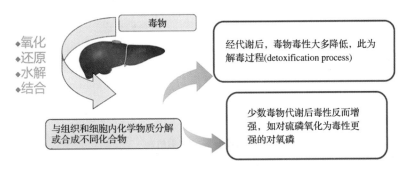

图 10-1-5　毒物代谢

2. 体内毒物代谢——毒物排泄（见图 10-1-6）

大多数毒物由肾排出;一部分经呼吸道排出;经粪便从消化道排出;经皮肤排出;铅、汞和砷尚能由乳汁排出;一些脂溶性毒物可由皮脂腺及乳腺排出;有些毒物于器官或组织内蓄积,排出缓慢,再次释放可致中毒症状反复加重。

3. 中毒机制

局部的刺激腐蚀作用;缺氧;麻醉作用;抑制酶的活性;干扰细胞膜或细胞器的生理功能,受体的竞争结合（见图 10-1-7）。

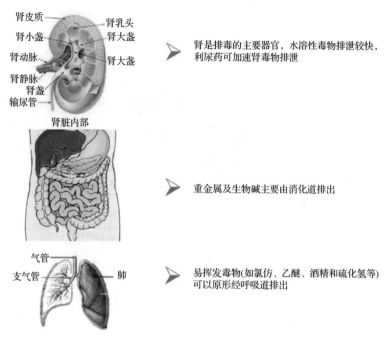

肾是排毒的主要器官，水溶性毒物排泄较快，利尿药可加速肾毒物排泄

重金属及生物碱主要由消化道排出

易挥发毒物(如氯仿、乙醚、酒精和硫化氢等)可以原形经呼吸道排出

图 10-1-6　毒物排泄

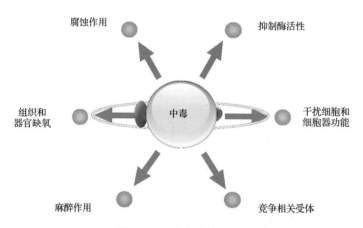

图 10-1-7　毒物中毒机制

(四)急性中毒临床表现

1. 皮肤黏膜表现(见图 10-1-8)

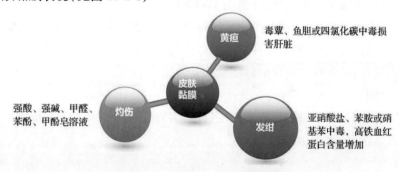

图 10-1-8　急性中毒皮肤黏膜表现

（1）皮肤及口腔黏膜灼伤：见于强酸、强碱。

（2）发绀：引起氧合血红蛋白不足的毒物可产生发绀，如麻醉药、亚硝酸盐等中毒能产生高铁血红蛋白血症而出现发绀。也可能是刺激性气体等引起的肺水肿。

（3）黄疸：四氯化碳、毒蕈、鱼胆中毒损害肝可致黄疸。也可能是苯胺、有毒动物和植物毒素所致的溶血，抗结核药、抗菌药等导致的肝损害。

（4）樱桃红：是一氧化碳或氰化物所致。

2. 眼部表现（见图 10-1-9）

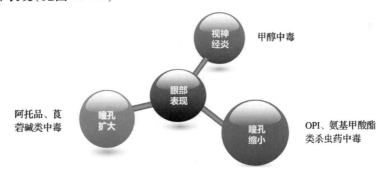

图 10-1-9　急性中毒眼部表现

（1）瞳孔扩大：见于阿托品、莨菪碱类中毒。

（2）瞳孔缩小：见于有机磷类杀虫药。

3. 神经系统表现（见图 10-1-10）

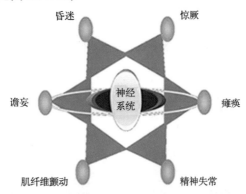

图 10-1-10　急性中毒神经系统

（1）昏迷：见于麻醉药、催眠药、安定药等中毒；窒息性毒物中毒，如一氧化碳、硫化氢、氰化物等中毒；农药中毒，如有机磷杀虫药中毒。

（2）肌纤维颤动：见于有机磷杀虫药、氨基甲酸酯杀虫药中毒。

4. 呼吸系统表现（见图 10-1-11）

（1）呼吸气味：氰化物有苦杏仁味；有机磷杀虫药有蒜味。

（2）呼吸加快：引起酸中毒的毒物如水杨酸类、刺激性气体，引起脑水肿时，呼吸加快。

（3）呼吸减慢：见于催眠药、吗啡中毒。

5. 循环系统

（1）心律失常、心脏骤停见于洋地黄、夹竹桃、蟾蜍、氨茶碱、排钾性利尿药等中毒。

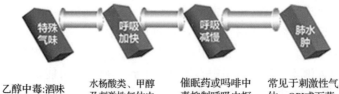

乙醇中毒:酒味　　水杨酸类、甲醇　　催眠药或吗啡中　　常见于刺激性气
OPI中毒:蒜味　　及刺激性气体中　　毒抑制呼吸中枢,　　体、OPI或百草
　　　　　　　　毒引起呼吸加快　　呼吸减慢　　　　枯等中毒

图 10-1-11　急性中毒呼吸系统表现

(2)休克。①剧烈的吐泻导致血容量减少:见于二氧化二砷中毒;②严重的化学灼伤:由于血浆渗出导致血容量减少,见于强酸、强碱等中毒。

心脏骤停:洋地黄、奎尼丁、锑剂、依米丁等心肌毒性作用 CO、H_2S、氰化物、苯胺引起缺氧可溶性钡盐、棉酚、排钾利尿药导致严重低钾血。

6. 血液系统表现(见图 10-1-12)

白细胞减少、再生障碍性贫血见于氯霉素、抗肿瘤药、苯等中毒。

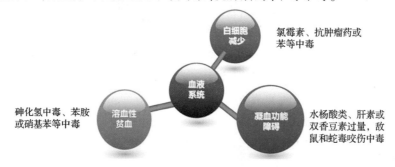

图 10-1-12　毒物中毒血液系统的系统表现

7. 泌尿系统表现(见图 10-1-13)

中毒后肾损害:见于头孢菌素类、氨基糖苷类抗生素、毒蕈、蛇毒、生鱼胆等中毒。磺胺结晶也可堵塞肾小管,最终均可导致急性肾衰竭。

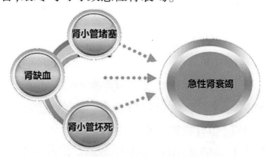

图 10-1-13　毒物中毒泌尿系统的系统表现

(五)诊断

中毒的现场判断必须在有限的时间内迅速做出,判断的主要依据是病史(毒物接触史)和看中毒人出现的症状和体征(见表 10-1-1),对突然出现发绀、呕吐、昏迷、惊厥、呼吸困难、休克而原因不明的患者,要想到急性中毒的可能性(见图 10-1-14)。

表 10-1-1 中毒临床表现一览表

皮肤粘膜	眼部	神经系统	呼吸系统	循环系统	泌尿系统	血液系统	消化系统
烧灼伤	昏迷		呼吸气味	心律失常	尿色改变	贫血	急性胃肠炎
颜色改变	色视改变	谵妄惊厥	呼吸频率	心跳骤停	尿道炎	白细胞减少	肝功能异常
各种皮炎	失明	肌震颤	呼吸道炎症	休克	肾功能不全	出血	消化道损伤
皮肤粘膜	眼器官损害	瘫痪	肺炎			溶血	
		精神失常	哮喘			白血病	
			肺水肿等				

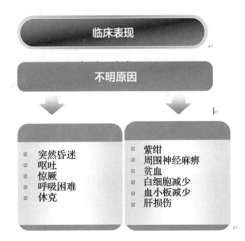

图 10-1-14 出现昏迷、休克而原因不明要想到急性中毒的可能性

1. 病史

毒物接触史是判断中毒的首要环节

(1)任何怀疑有中毒者,均要询问接触毒物的证据,毒物的特性,剂量进入人体的途径等,包括:

毒物种类;

如何中毒;

中毒时间和中毒量;

发病原因;

呕吐物性状,特殊气味;

生活情况、精神状况;

发病地点;

发病经过;

病人职业;

既往病史和服药情况;

家中药品有无缺少。

(2)怀疑气体中毒,如一氧化碳中毒时,要询问房间的通风情况,查看有无煤气泄漏以及当时同室内其他人员的情况。

（3）怀疑食物中毒，要询问进食的种类。如为动物，要询问脏器与组织；如为植物，要询问名称（俗名）、形态、颜色。进食后发病的时间，同餐人员的发病情况。注意与细菌性食物中毒相鉴别。

（4）如怀疑药物重毒者，了解病者的精神状态，生活情况，平时服用药物的种类，看病者身边有无药瓶、药袋。

（5）对职业中毒应询问接触毒物的种类和时间、环境条件、防护措施，以及工作中是否曾发生过事故等。怀疑生产性中毒者要询问工种，操作过程（如喷洒农药时，是在什么风口），接触毒物的种类、时间数量和方式，同伴的发病情况。

（6）应尽可能找到毒物，残留物，呕吐物，洗胃物，血液或其他体液，以便进行毒物鉴定。

总之，对任何中毒都要了解发病现场情况，查明接触毒物的证据。

2. 临床表现

对毒物接触史明确的急性中毒患者，要分析症状和体征出现的时间顺序是否符合毒物中毒表现规律，然后迅速进行重点查体，根据神志、呼吸、脉搏、血压情况采取紧急处理。

3. 实验室检查

常规留取剩余的毒物进行毒物分析或细菌培养。

常规留取呕吐物、胃内容物、尿、粪和血标本进行毒物分析或细菌培养。毒物检测理论上是诊断中毒最客观的方法，其特异性强，但敏感性较低，加之技术条件的限制和毒物理化性质的差异，很多中毒患者体内并不能检测到毒物，因此诊断中毒时不能过分依赖毒物检测，不能等待检查结果报告后才开始治疗。

4. 诊断中毒的注意事项（见图 10-1-15）

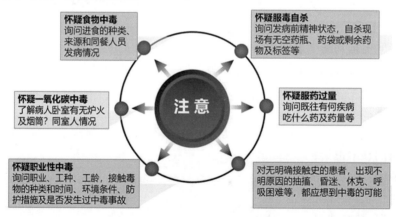

图 10-1-15　诊断中毒的注意事项

（1）中毒的诊断主要依据接触史和临床表现

（2）应进行相应的实验室及辅助检查或环境调查

（3）排除其他有相似症状的疾病

（4）对于无明确接触史的患者，如果出现不明原因的抽搐、昏迷、休克、呼吸困难等，通过既往病史不能解释的情况下都应想到中毒的可能。

（六）毒物中毒治疗

1. 急性中毒的治疗原则（见图10-1-16）

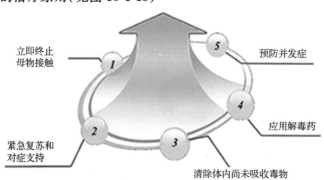

图10-1-16 急性中毒的治疗原则

（1）立即脱离中毒现场，终止与毒物继续接触。

（2）检查并稳定生命体征。

（3）迅速清除体内尚未吸收或已被吸收的毒物，尚未吸收的毒物：催吐、洗胃、导泻、灌肠；已被吸收的毒物：利尿、供氧、血液净化。

（4）如有可能，尽早使用特效解毒药。

（5）对症支持治疗。

急救原则应根据施救时病情和环境而定：如中毒者呼吸心跳停止，紧急心肺复苏应先于清除毒物。但如果是剧毒气体中毒（光气，硫化氢等），即使呼吸、心跳已停止，也应迅速将中毒者脱离毒污染区才能进行复苏。维持生命与清除毒物在一定程度上互为因果，必须依据现场情况定，不能拘泥于陈规。

2. 具体步骤

1）立即终止继续暴露（见图10-1-17）

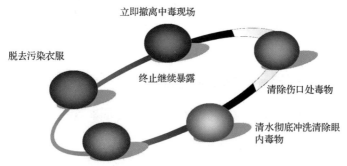

图10-1-17 立即终止继续暴露

毒物由呼吸道或皮肤侵入时：要立即将患者撤离中毒现场，转到空气新鲜的地方。立即脱去污染的衣服，清洗接触部位的皮肤，清除皮肤上的毒物。接触可经完好皮肤或灼伤皮肤吸收的毒物时，用肥皂水和大量温水清洗皮肤和毛发，局部一般不用化学拮抗药、药物中和。

如无创面，水溶性的毒物，则用清水冲洗，不溶于水的毒物用10%的酒精或植物油清洗,酸性毒物可用肥皂水、3%的碳酸氢钠与清水洗,碱性毒物用食醋或3%的硼酸水洗。生石灰引起的烧伤可先用布巾或软刷将固体颗粒全部去除,再用压力水流迅速冲掉其余颗粒。

清除眼内的毒物:毒物溅入眼内,应立即用流动清水彻底冲洗。

2)清除体内尚未吸收的毒物(见图10-1-18)

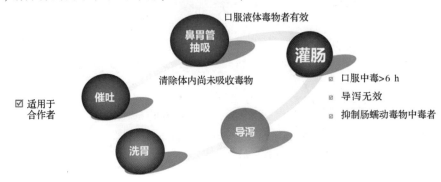

图 10-1-18　清除体内尚未吸收的毒物

(1)催吐。患者神志清楚且能合作时,让患者饮温水 300～500 mL,然后自己用手指或压舌板,筷子刺激咽后壁或舌根诱发呕吐。如此反复进行,直到胃内容物完全呕出为止(见图 10-1-19)。

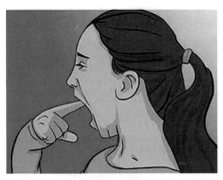

图 10-1-19　催吐方法

注意:①患者处于昏迷、惊厥状态,吞服石油蒸馏物、腐蚀剂不应催吐。吞服腐蚀性毒物者,催吐可能引起出血或食管、胃穿孔。②空腹服毒者要先饮水 500 mL,再施行催吐。③催吐过程尽量使胃内容物排空,且严防吸入气管导致窒息,故需头侧位。严格掌握催吐禁忌证与适应证。

(2)洗胃。洗胃应尽早进行,一般在服毒后 6 h 内洗胃有效。即使超过 6 h,由于部分毒物仍可滞留于胃内,多数仍有洗胃的必要(见图10-1-20、图10-1-21)。

注意:吞服强腐蚀性毒物的患者,洗胃有可能引起穿孔,一般不宜进行洗胃。洗胃时,患者取左侧卧位,头低位并转向一侧,以免洗胃液误入气管内。洗胃液一般可用温开水,如已知毒物的种类,也可选用适当的洗胃液。每次注入 200～250 mL,不宜过多,以免促使毒物进入肠内。每次灌液后尽量排出。为了使毒物排尽,需要反复灌洗,直至回收液澄清为止。

洗胃在船上一般很难做到,神志清醒者自饮催吐是现场排毒的有效办法,反复几次催吐,自行将胃内容物吐出,可以起到洗胃的作用。

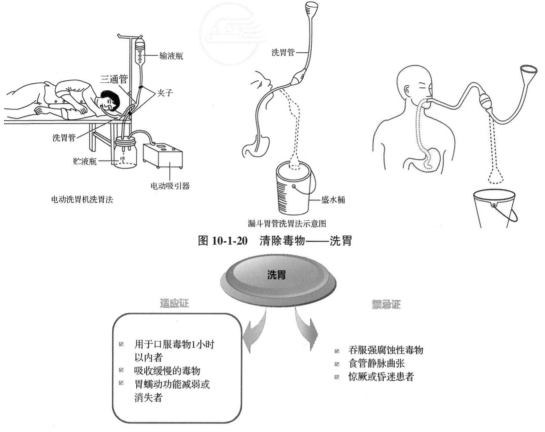

电动洗胃机洗胃法

漏斗胃管洗胃法示意图

图 10-1-20 清除毒物——洗胃

洗胃

适应证 禁忌证

☑ 用于口服毒物1小时
以内者
☑ 吸收缓慢的毒物
☑ 胃蠕动功能减弱或
消失者

☑ 吞服强腐蚀性毒物
☑ 食管静脉曲张
☑ 惊厥或昏迷患者

图 10-1-21 洗胃的适应证和禁忌证

(3)导泻。洗胃后,灌入泻药以清除进入肠道内的毒物。一般不用油类泻药,以免促进脂溶性毒物吸收。导泻常用盐类泻药,如硫酸钠或硫酸镁 15 g 溶于水内口服。

(4)灌肠。除腐蚀性毒物中毒外,适用于口服中毒超过 6 h 以上,导泻无效者,及抑制肠蠕动的毒物(颠茄类、阿片类)中毒。灌肠方法:1%温肥皂水 5 000 mL,连续多次灌肠(见图 10-1-22)。

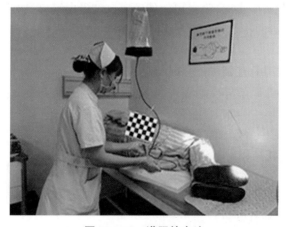

图 10-1-22 灌肠的方法

（5）促进已吸收毒物排出：

①利尿。静脉滴注葡萄糖液可增加尿量而促进毒物的排出；用作用较强的利尿药，如呋塞米增加尿量，促进其毒物排出；改变尿 pH 值可促使毒物由尿排出，如用碳酸氢钠使尿液碱性化（pH 值可达 8.0），可增加弱酸性化合物吸收，而由尿中排出（见图 10-1-22）。

②血液净化。必要时血液透析、血液灌流、血浆置换可用于清除血液中的毒物（见图 10-1-23、图 10-1-24、图 10-1-25）。

强化利尿	碱化尿液	酸化尿液
5%～10%葡萄糖溶液或5%糖盐水溶液，500～1000 ml/h，同时iv呋塞米20～80 mg	静脉应用碳酸氢钠碱化尿液(pH≥8.0)	静脉输注维生素C(4～8 g/d)或氯化胺(2.75 mmol/kg, Q6h)使尿液pH<5.0

图 10-1-23　强化利尿和改变尿液酸碱度

血液透析	血液灌流	血浆置换
清除血液中分子量较小和非脂溶性的毒物(如苯巴比妥等)	吸附脂溶性或与蛋白质结合的化学物，清除血液中巴比妥类和百草枯	清除游离或与蛋白结合的毒物，特别是生物毒素(如蛇毒、覃中毒)及砷化氢等溶血毒物中毒

图 10-1-24　清除血液中的毒物

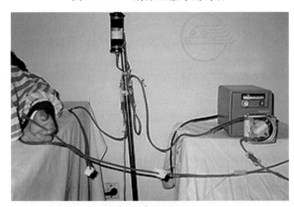

图 10-1-25　血液灌流装置

（6）供氧：一氧化碳中毒时，吸氧可促使碳氧血红蛋白解离，加速一氧化碳排出，高压氧是治疗一氧化碳中毒的特效疗法（见图 10-1-26）。

（7）解毒药应用：

金属中毒 ——常用的有氨羧螯合剂和巯基螯合剂；

氰化物中毒 ——亚硝酸异戊酯吸入剂、亚硝酸钠和硫代硫酸钠；

阿片类麻醉药中毒——纳洛酮；

苯二氮卓类中毒 ——氟马西尼；

OPI 中毒 ——阿托品和碘解磷定。

（8）对症治疗：

很多急性中毒并无特殊解毒疗法。对症治疗很重要，可帮助重危患者渡过难关，重要的在于保护生命脏器，使其恢复功能。

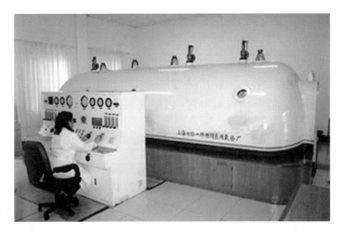

图 10-1-26 高压氧舱

①昏迷患者必须注意保持呼吸道通畅,充分供氧、保暖。定时翻身以免发生坠积性肺炎和褥疮,输液或鼻饲以维持营养。注意观察患者神志、呼吸、心率、脉搏、血压等情况。

②中毒严重,出现休克、昏迷、肺水肿等应积极采取相应有效的抢救措施,并且根据病情选用适当的抗生素。

③惊厥时应保护患者避免受伤。用抗惊厥药物,如苯巴比妥钠、地西泮等。有脑水肿时,用脱水疗法。应用甘露醇和地塞米松等。

(七)中毒预防(见图 10-1-27)

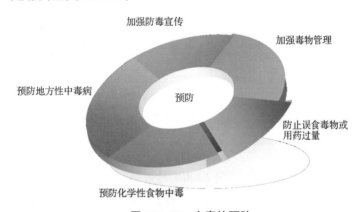

图 10-1-27 中毒的预防

(1)加强防毒宣传。使船员掌握有关中毒的预防和急救知识。

(2)加强毒物管理。严格遵守有关毒物的防护和管理制度,加强毒物保管。防止化学物质跑、冒、滴、漏。有毒物的船舱加强局部通风和全面通风,以排出毒物。

(3)遵守空气中毒物最高允许,加强防毒措施。

(4)注意废水、废气、废灌的治理。

(5)预防化学性食物中毒。食用特殊的食品前,要注意了解有无毒性。不要吃有毒或变质的动、植物。有些植物如蕈类如果不易辨认有无毒性,不可进食。有些动、植物如河豚、木薯、附子等经过适当处理后,可消除毒性。但要切实做好这些处理,如无把握不要进食。

（6）镀锌器皿不宜存放食品，特别是酸性食品，如清凉饮料、果汁等。

（7）防止误食毒物或用药过量，盛药物或化学物品的容器要加标签。

（8）外用药不可内服。

（9）剧毒药物如消毒液、杀虫药要严格管理。

（10）用药和发药要进行严格查对制度，以免误服或用药过量，服药前要核实。

第二节
有毒气体中毒

一、概述

气体中毒是指吸入有害气体后引起机体一系列损害的一组急症。急性气体中毒包括刺激性气体中毒和窒息性气体中毒。比较常见和严重的气体中毒是一氧化碳中毒、硫化氢中毒、氰化物、氯气中毒。

1. 刺激性气体

对眼和呼吸道黏膜有刺激作用，并可致全身中毒。常见的刺激性气体有氯、光气、氨、氮氧化物、氟化氢、二氧化硫、三氧化硫等。

刺激性气体中毒：轻者可只有呼吸道炎症，吸入后立即出现黏膜刺激症状，表现为鼻炎、咽炎、声门水肿及气管、支气管炎等呼吸道症状；中度中毒者为中毒性肺炎，表现为胸闷、胸痛、刺激性呛咳、呼吸困难，有时痰中带血丝；重度中毒者为中毒性肺水肿及急性呼吸窘迫综合征，表现为极度呼吸困难、端坐呼吸、发绀、烦躁不安、咳粉红色泡沫样痰、心率快、大汗、神志障碍，部分呼吸困难进行性加重，危重者可伴发休克、喉水肿甚至死亡。

2. 窒息性气体

窒息性气体是指造成组织缺氧的有害气体。

单纯窒息性气体（甲烷、氮气、二氧化碳和惰性气体）。

化学性窒息性气体（一氧化碳、硫化氢、氰化物），吸收后与血红蛋白或细胞色素氧化酶结合，影响氧在组织细胞内的传递、代谢，导致细胞缺氧。

窒息性气体中毒：如一氧化碳中毒，轻者有头晕、头痛、恶心、呕吐、乏力、胸闷、心悸等，少数可有短暂的意识障碍；中度中毒者除有上述症状外，皮肤黏膜甲床可呈特征性的"樱桃红色"，出现兴奋、判断力减低、运动失调、幻觉、视力下降、浅昏迷或中度昏迷；重度中毒者可出现深昏迷或去大脑皮层状态，且可并发脑水肿、休克、心肌损害、肺水肿、呼吸衰竭等表现。

二、急性一氧化碳中毒

（一）概述

在生产和生活环境中，含碳物质不完全燃烧可产生一氧化碳（carbon monoxide，CO）。

CO 是无色、无臭和无味气体,比重 0.967,比空气略轻。空气中 CO 浓度达到 12.5% 时,有爆炸危险。吸入过量 CO 引起的中毒称急性一氧化碳中毒,俗称煤气中毒。急性一氧化碳中毒是常见的生活中毒和职业中毒。

生产中 CO 中毒发生在炼钢、炼焦、矿井放炮等通风不良时,生活中 CO 中毒多发生在冬季,因家庭取暖用煤炉、烧炕,当煤以及其他燃料燃烧不完全或烟道堵塞,门窗紧闭而排烟不畅使室内 CO 含量增高时。由于人们很难察觉出来,当人们意识到已发生一氧化碳中毒时,往往为时已晚,使人无法实现有目的的自主运动,所以,一氧化碳中毒者往往无法进行有效的自救。因而绝大多数人是在不知情的情况下发生急性中毒,轻者影响健康,重者危及生命,CO 中毒对人体危害是全身组织缺氧,造成对氧最敏感的脑和心脏的损害。

(二)中毒原因

1. 工业上,高炉煤气发生炉含 CO 30%~35%;水煤气含 CO 30%~40%。在炼钢、炼焦和烧窑等生产过程中,如炉门、窑门关闭不严、煤气管道漏气或煤矿瓦斯爆炸产生大量 CO,会导致吸入中毒。失火现场空气中 CO 浓度高达 10%,也可引起现场人员中毒。

2. 日常生活中,一氧化碳中毒最常见的原因是家庭中煤炉取暖及煤气泄漏。煤炉产生的气体含 CO 量高达 6%~30%,应用时不注意防护可发生中毒。每日吸烟一包,可使血液碳氧血红蛋白(COHb)浓度升至 5%~6%,连续大量吸烟也可致 CO 中毒。

(三)发病机制

CO 吸入后经肺毛细血管膜迅速弥散,与血液中红细胞的血红蛋白结合,形成稳定的 COHb。CO 与血红蛋白的亲和力比氧与血红蛋白的亲和力大 240 倍。吸入较低浓度 CO 即可产生大量 COHb。COHb 不能携带氧,且不易解离,是氧合血红蛋白解离速度的 1/3 600。COHb 与血红蛋白中的血红素部分结合,抑制其他三个氧结合位点释放氧至外周组织的能力,加重组织细胞缺氧。CO 与还原型细胞色素氧化酶二价铁结合,抑制细胞色素氧化酶活性,影响细胞呼吸和氧化过程,阻碍氧的利用。

(四)临床表现

1. 轻度中毒血液 COHb 浓度为 10%~20%。患者有不同程度头痛、头晕、恶心、呕吐、心悸和四肢无力等。原有冠心病的患者可出现心绞痛。脱离中毒环境吸入新鲜空气或氧疗,症状很快消失。

2. 中度中毒血液 COHb 浓度为 30%~40%。患者出现胸闷、气短、呼吸困难、幻觉、视物不清、判断力降低、运动失调、嗜睡、意识模糊或浅昏迷。口唇黏膜可呈樱桃红色。氧疗后患者可恢复正常且无明显并发症。

3. 重度中毒血液 COHb 浓度达 40%~60%。迅速出现昏迷、呼吸抑制、肺水肿、心律失常或心力衰竭。患者可呈去皮质综合征状态。部分患者合并吸入性肺炎。受压部位皮肤可出现红肿和水疱。眼底检查可发现视盘水肿。

(五)诊断与鉴别诊断

(1)根据吸入较高浓度 CO 的接触史,急性发生的中枢神经损害的症状和体征,皮肤呈樱桃红色。结合及时血液 COHb 定性阳性。可做出急性 CO 中毒诊断。

(2)职业性 CO 中毒多为意外事故,接触史比较明确,集体发生。

（3）疑有生活性中毒者，应询问发病时的环境情况，如炉火烟囱有无通风不良或外漏现象及同室人有无同样症状等。

（4）急性 CO 中毒昏迷患者应与其他气体中毒、安眠药中毒、脑血管意外和糖尿病酮症酸中毒相鉴别。血液 COHb 测定是有价值的诊断指标，但采取血标本要求在脱离中毒现场 8 h 以内尽早抽取静脉血。

（六）治疗

1. 终止 CO 吸入

迅速将患者转移到空气新鲜处，终止 CO 吸入。卧床休息，保暖，保持呼吸道畅通。因 CO 的比重比空气略轻，故浮于上层，救助者进入和撤离现场时，宜蹲位或俯卧位出入，打开门窗，使室内通风。解开衣领及腰带使其呼吸通畅。轻度中毒者会很快好转。

2. 氧疗

有条件时可尽快吸入高浓度的氧气。重度中毒者应同时与陆上联系，随时准备送往有高压氧治疗的医院抢救。

（1）吸氧

中毒者给予吸氧治疗，如鼻导管和面罩吸氧。吸入新鲜空气时，CO 由 COHb 释放出半量约需 4 h；吸入纯氧时可缩短至 30~40 min；吸入 3 个大气压的纯氧可缩短至 20 min。

（2）高压氧舱治疗

患者在超大气压的条件下用 100% 氧气进行治疗，可使 COHb 半衰期缩短，能增加血液中物理溶解氧，提高总体氧含量，促进氧释放和加速 CO 排出，可迅速纠正组织缺氧，缩短昏迷时间和病程，预防 CO 中毒引发的迟发性脑病（见图 10-2-1）。

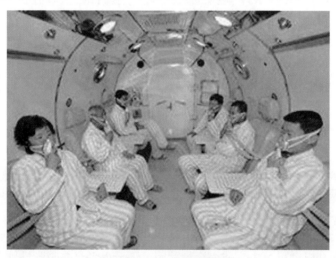

图 10-2-1　高压氧舱治疗

3. 生命脏器功能支持

有严重冠状动脉粥样硬化病变基础的患者，COHb 浓度超过 20% 时有心脏骤停的危险，应密切进行心电监测。若患者呼吸、心跳停止，则需立即进行 CPR，即刻口对口人工呼吸及胸外按压。无高压氧舱治疗条件时，CO 中毒患者推荐给予 100% 氧治疗，直至症状消失及 COHb 浓度降至 10% 以下；有心肺基础疾病患者，建议 100% 氧治疗至 COHb 浓度降至 2% 以下。

4. 防治脑水肿

CO 严重中毒后,脑水肿可在 24~48 h 发展到高峰。在积极纠正缺氧的同时给予脱水治疗。20% 甘露醇 250~500 mL 快速静滴,2~3 天后颅内压增高好转可减量。有频繁抽搐者,首选地西泮,10~20 mg 静注。

5. 防治并发症和后遗症

保持呼吸道通畅,对昏迷的患者,将其头部偏向一侧,以防舌后坠或呕吐物误吸入肺内导致窒息。必要时行气管插管或气管切开。为促其清醒,可用针刺或手指掐人中穴。定时翻身以防压疮和坠积性肺炎发生,给予营养支持。

(七)预防

(1)加强预防 CO 中毒的宣传。

(2)居室内火炉要安装烟筒管道,并需注意防止管道堵塞和漏气。吃火锅用木炭时,一定要注意室内通风良好。

(3)不要躺在门窗紧闭、开着空调的汽车里睡觉,以免大量 CO 侵入车内引起中毒。

(4)厂矿工作人员应认真执行安全操作规程。加强矿井下空气中 CO 浓度的监测和报警。

(5)进入高浓度 CO 环境时,要戴好防毒面具。

三、氯气中毒

(一)病因

1. 氯为黄绿色有强烈刺激性的气体,遇水生成次氯酸和盐酸,对黏膜有刺激和氧化作用,引起黏膜充血、水肿和坏死。

2. 较低浓度时作用于眼和上呼吸道,高浓度时作用于下呼吸道,极高浓度时刺激迷走神经,引起反射性呼吸、心脏停搏。

(二)临床特点

1. 轻度中毒

轻度中毒临床表现为急性化学性支气管炎或支气管周围炎。经治疗后症状于 1~2 天内消失。

2. 中度中毒

中度中毒临床表现为急性化学性支气管肺炎、间质性肺水肿或局限的肺泡肺水肿。

3. 重度中毒

重度中毒临床表现为弥漫性肺泡性肺水肿或成人呼吸窘迫综合征,支气管哮喘或喘息性支气管炎。有下列严重病变之一,亦属重度中毒:①高浓度氯气吸入后引起迷走神经反射性呼吸、心脏骤停,甚至"闪电式死亡";②由于喉头、支气管痉挛或水肿造成窒息;③发生休克或出现中、深度昏迷;④并发严重的气胸或纵隔气肿;⑤并发严重的心肌损害。

(三)急救处理

立即脱离现场,将患者转移至空气新鲜处,注意保暖。眼和皮肤接触液氯时,要立即用清水彻底清洗。轻度中毒者至少要观察 12 h,并对症处理;中、重度中毒者需卧床休息,吸氧,保持呼吸道通畅,解除支气管痉挛。

第三节
急性食物中毒

食物中毒是指进食了被细菌、细菌毒素、毒物污染或含有毒性物质的食物,而引起机体损害的急性非传染性疾病,属于食源性疾病范畴。食物中毒既不包含因暴饮暴食而引起的急性胃肠炎、食源性肠道传染病(如伤寒)和寄生虫病(如囊虫病);也不包括因一次大量或者长期少量摄入某些有毒有害物质而引起的慢性毒性为主要特征如(致畸、致癌、致突变)的疾病。食物中毒按病因可分为五大类,即细菌性、真菌性(霉菌)、植物性、动物性和化学性食物中毒。其中以细菌性食物中毒最为常见。

一、食物中毒的判断

判断食物中毒应具备如下条件:

1. 有不洁饮食史。

2. 同一时间进食同一品种有毒食物者,均有不同程度的发病。

3. 大多在进食有毒食品 0.5~24 h 内发作。

4. 主要表现为恶心、呕吐、腹痛、腹泻等急性胃肠炎的症状,少数则以神经系统症状为主,伴有胃肠炎或其他有关症状。

二、现场急救措施

一旦确定为食物中毒,应立即进行抢救,对于进食而未发病者也应密切观察和治疗。同时向有关部门报告。

1. 催吐

最简便的催吐方法是用手指或动物的羽毛等轻触患者咽部,引发呕吐。如毒物太稠,可取食盐一匙(约 20 g),加冷开水 200 mL,让患者喝下,多喝几次即可呕吐,对昏迷者不宜催吐,以免残留于胃内的毒物堵塞气管,发生窒息,尽早送医院洗胃。对已有吐、泻者不宜进行。

2. 导泻

食物中毒时间超过 2 h,精神较好者,则可用大黄 30 g,一次煎服;番泻叶 15 g,一次煎服或用开水冲服,对已有吐、泻者不宜进行。

3. 解毒

解毒时常口服牛奶或生鸡蛋清,以保护胃黏膜,减少毒物刺激,阻止毒物吸收,并有中和、解毒作用。

4. 就地收集和封存一切可疑的中毒食物

将疑为中毒的食物样品与中毒的患者一起送医院进一步检查,所剩食物均应烧毁或深埋。与中毒食物接触的用具、容器等要彻底清洗消毒,可用碱水清洗,然后煮沸。

5. 对症处理

(1)卧床休息,注意保暖。能进食者可进清淡,易消化食物,如米汤、稀饭等。

(2)腹痛的治疗,可口服普鲁苯辛 15~30 mg,或阿托品 0.5 mg 肌肉注射,或山莨菪碱 10 mg 肌肉注射,严重者可输入山莨菪碱 10~20 mg。

(3)高热的治疗,可用物理降温,如冷敷、温水擦浴,对于物理降温效果不好的可考虑药物降温。

(4)精神紧张得可给予心理安抚,必要时适当地给予镇静剂。

(5)补充液体和维持酸碱平衡,食物中毒常常因剧烈呕吐、腹泻而造成不同程度的脱水,甚至引起代谢性酸中毒和休克,因此,现场急救时应鼓励患者多饮水、葡萄糖电解质口服液(ORS)等。对于中毒严重者可静脉注射葡萄糖生理盐水或氯化钠注射液。

(6)控制感染,虽然细菌性食物中毒最为常见,但通常可不用抗菌治疗,经对症治疗大多能治愈。对于症状较重考虑为感染性食物中毒者,应及时选用抗菌药物控制病原菌的繁殖。在病原菌未查明前可根据病情选择小檗碱、磺胺类、喹诺酮类、氨基糖甙类等。在查明病原菌后,根据药物敏感实验结果选择敏感的抗菌药物。对非细菌性食物中毒,由于中毒患者的抵抗力降低,可能继发感染,也可以根据病情酌情使用抗菌药预防感染。

三、常见的食物中毒特点及处理方法

1. 细菌性食物中毒

细菌性食物中毒最常见的原因是食物被细菌污染,据我国 5 年食物中毒统计资料表明,细菌性食物中毒占食物中毒的 50% 左右。动物性食品是引起细菌性食物中毒的主要食品,其中肉类及熟肉制品居首位。其次有变质的禽肉、病死畜肉,以及鱼、奶、剩饭等,是国内外最常见的一类食物中毒,一般 5~10 月发病率较高,但病死率较低。细菌性食物中毒,根据临床表现分为胃肠型和神经型两大类。

(1)胃肠型食物中毒。胃肠型食物中毒以夏秋季多见,致病菌主要是沙门氏菌,副溶血性弧菌、大肠杆菌等,其感染源是被致病菌感染的动物或人,人群普遍易感,病后明显免疫力,潜伏期短,超过 72 h,即可基本排除食物中毒。主要症状为急性胃肠炎症状:腹痛、恶心、频繁和剧烈地呕吐、发热、腹泻等。

(2)神经性食物中毒。神经性食物中毒是指进食了含有肉毒杆菌外毒素的食物而引起的中毒性疾病。多见于腊肉、罐头等腌制品或发酵的豆、面制品被家畜、家禽排除的肉毒杆菌芽孢污染,在缺氧环境下大量繁殖 ,产生大量外毒素。其潜伏期 12~36 h,最短 2~6 h,临床以神经系统,如眼肌及咽肌瘫痪为主要表现,如抢救不及时病死率较高。

2. 真菌(霉菌)性食物中毒

真菌(霉菌)性食物中毒由于食物被真菌污染容易识别,因此该类中毒并不多见。主要是谷物、油料或食物储存过程中生霉,未经适当处理即做食料或是已做好的食物久放发霉变质误食引起,也有的是在制作发酵食品时被有毒真菌污染或误用有毒菌。常见的真菌有曲霉菌,如黄曲霉菌、青霉菌等。小麦、大麦、黑麦及玉米等在生长收获期间遇到阴雨气候,会被赤霉菌感染。人畜食用病麦中含有赤霉菌毒素的病麦后,会发生中毒。潜伏期0.5~2 h,主要症状有恶心、头痛、头晕、呕吐等,有时出现类似醉酒的症状,故有"醉谷病"之称。

3. 化学性食物中毒

化学性食物中毒主要包括误食被有毒害的化学物质、非食品级添加剂等污染的食品;或因贮藏等原因,造成营养素发生化学变化的食品,如油脂酸败造成中毒。

（1）亚硝酸盐中毒

亚硝酸盐为白色结晶,味咸略苦,类似食盐,在医学上作为抢救氰化物中毒的解毒剂,在食品加工业用作防腐剂。常因误将亚硝酸盐当食盐、白糖、食用碱等使用,食用含亚硝酸盐过量的食品（超标使用亚硝酸盐作食品添加剂）。有些新鲜蔬菜,如白菜、芹菜、菠菜、韭菜、莴苣、萝卜等,含有较多的硝酸盐或亚硝酸盐,这类蔬菜若糜烂变质、腌制不透（腌制的第2~4天亚硝酸盐含量增加,1~2周达高峰）或烹调后放置过久,易在硝酸盐还原菌作用下形成亚硝酸盐,摄入过多易引起中毒。另外,长期食用含亚硝酸盐的苦井水可发生中毒。主要症状是口唇、皮肤、指甲青紫,伴有头晕、腹胀等,严重病人如不及时抢救,很快因昏迷、呼吸衰竭而死亡。除了进行催吐、洗胃、导泻等急救处理外,应立即使用特效药物1%亚甲蓝溶液静脉注射。

（2）变质食油中毒

常用的花生油及各种动物油,存放时间过长,就会发生氧化变质,产生毒性物质。这种油可出现酸味、哈喇味,油变色。加热时烟大,呛人,刺激眼睛,食后造成中毒。潜伏期2~3 h或10多个小时,主要表现为头晕、头痛及全身疼、发冷、发热38~40 ℃、腹胀、腹泻、腹鸣,嗳气时有明显的变质油气味。一般可在短期内自行恢复,对发热或吐泻较重者,可给糖开水或茶水饮服。

4. 有毒动物食物中毒

有毒动物食物中毒以河豚中毒较常见,其次是鱼胆中毒。河豚（见图10-3-1）产于我国沿海和长江中下游。这种鱼的肝脏、卵巢、鱼子、皮肤、血液、睾丸都含有毒素,以肝脏、卵巢和鱼子毒性最强。河豚毒素毒性稳定,经盐腌、日晒和加热烧煮均不能破坏。河豚毒

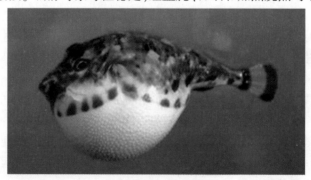

图10-3-1 河豚

素毒性较强,较剧毒的碘化钾还要大近千倍,河豚毒素属于神经毒素,能使神经麻痹,阻断神经、肌肉的传导、感觉、运动,主要使脑干中枢神经和神经末梢麻痹。其毒素经胃肠道及

口腔黏膜均可吸收。食后 0.5~3 h 内发病,开始是胃肠刺激症状,随后现神经系统症状,先是感觉神经异常,随后是运动神经麻痹,严重者常因呼吸、循环衰竭而死亡。死亡多发生在发病后 4~6 h 内,最快食后 1.5 h 即死亡。中毒后立即催吐、洗胃,洗胃可用 1：5 000 的高锰酸钾或 0.5% 的药用炭悬液洗胃。呼吸表浅时可肌注呼吸兴奋剂尼可刹米 0.375g,监测生命体征对症治疗,及早抗胆碱治疗,可用药阿托品 2 mg 肌肉注射,东莨菪碱 0.5 mg 或消旋山莨菪碱(654-2)20 mg 肌肉注射。

5. 有毒植物食物中毒

(1)急性毒蕈中毒

毒蕈称毒蘑菇,属高等真菌,我国有毒蘑菇 180 余种,某些外观与无毒像似,对生命有威胁的有 20 多种,其中有剧毒可致死的不到 10 min。常因误食而引起中毒。由于一种蘑菇含有多种毒素,而一种毒素又往往存在于多种蘑菇中,因此中毒症状较复杂。一般分为四种类型:胃肠炎型、神经精神型、溶血型和肝损害型。

急救措施:清除尚未被吸收和已吸收的毒物,进行催吐、洗胃、导泻,洗胃后口服活性炭50~100 mg。呼吸心跳停止者进行心肺复苏并纠正水电解质紊乱等对症治疗。

(2)急性发芽马铃薯中毒

马铃薯又称土豆、山药蛋,马铃薯中含有一种生物碱为龙葵碱,一般新鲜马铃薯含量极微,食用不至于中毒。发芽后,嫩芽中含量升高,误食过多则可引起中毒。发芽后的土豆皮肉变绿发紫,表皮及发芽的芽眼都含有龙葵素。这种物质能溶解血细胞,刺激黏膜,引起食物中毒。一般在食后 0.5 h 左右发生恶心、呕吐、头晕、嗓子干、瞳孔散大、耳鸣、腹泻等症状,严重者可出现抽搐甚至死亡。目前无特效治疗,食后应立即催吐、洗胃及对症处理。

(3)急性生豆浆中毒

生大豆中含有一种有毒的胰蛋白酶抑制物,喝了未煮开的豆浆,吃了未做熟的豆子都会引起中毒。食后 0.5~1 h 内发病,主要是恶心、呕吐等胃肠症状,一般很快自愈,无需特殊处理。

(4)急性四季豆中毒

四季豆又称芸豆、扁豆。其含有植物血凝素,是一种有毒蛋白,彻底加热可破坏,中毒是由芸豆未熟透引起,一般食后 1~5 h 发病,初期恶心、呕吐,并伴有腹痛、头晕、头痛等,呕吐严重时可脱水。一旦中毒,立即采用催吐、洗胃及对症处理。

四、食物中毒处理注意事项

1. 应迅速查看现场,了解共同进食人数和发病情况,将同餐者根据病情分为无症状和轻、中、重四大类,并制订出不同的处理方案,如群体发病同时将群体发病情况联系相关部门,快速做出流行病学调查。

2. 应避免使用制酸剂。

3. 不能首先应用止泻药物,如洛哌丁胺(易蒙停),因为呕吐与腹泻是机体防御功能的表现。它可排除一定数量的致病菌释放的肠毒素。特别对高热、毒血症以及黏液脓血便的患者应避免使用,以免加重中毒症状。

五、食物中毒预防

做好宣传防护,避免二次中毒及时通知相关部门将中毒现场的食物封存,并留取标本检验以进一步明确中毒病因,利于指导后期治疗,同时做好宣传工作。

(1)搞好食品、食堂的卫生与监督,禁止食用病死禽畜肉或其他变质肉类。

(2)冷藏食品应保质保鲜,动物食品食用前应彻底加热煮透。

(3)烹调时要生熟分开,避免交叉污染。

(4)炊事员若有沙门氏菌感染或带菌者调离工作,待 3 次大便培养阴性后才可返回原工作岗位。

第四节

镇静催眠物中毒

镇静催眠药是中枢神经系统抑制药,具有镇静、催眠作用,过大剂量可麻醉全身,包括延髓。一次大剂量服用可引起急性镇静催眠药中毒。长期滥用催眠药可引起耐药性和依赖性而导致慢性中毒。突然停药或减量可引起戒断综合征。

最常见的药物中毒品种是镇静催眠药,分为苯二氮卓类、巴比妥类等。其中苯二氮卓类(如安定)中毒最为多见;次之为解热镇痛药和抗精神病药等。

一、中毒表现

急性中毒主要是过量服用所致,中毒初期出现意识模糊、嗜睡、精神恍惚,继而昏迷、呼吸浅而慢,最后死于呼吸麻痹若服药量较小,由于自身的解毒作用,常常能自行恢复。重症昏迷的,应当速送医院。

二、急救措施

药物中毒要及时进行现场急救,病情属于重度或判断药物摄入量偏大者应积极送往医院和进一步救治:

1. 吸氧以纠正缺氧,氧疗具体方法包括鼻导管法、开放面罩法。

2. 监测生命体征,保持气道通畅,保持呼吸、脉搏、体温在正常范围,重度镇静催眠药中毒患者极易发生呼吸抑制应确保呼吸道通畅,及时清除口腔及鼻腔呕吐物。如果患者出现呕吐,应及时用手或相应的器具彻底将口腔及鼻腔呕吐物清除干净。对昏迷者,应迅速将患者平卧,头偏向一侧。

3. 清除毒物以防止毒素进一步吸收。

(1)催吐适用于口服中毒后神志清醒且生命体征稳定者,让患者饮水 300~500 mL,然后用手指、压舌板、筷子等物刺激病人咽喉部,使其呕吐;

(2)有条件应积极洗胃,洗胃后用 20 g 硫酸镁溶液 300 mL 水口服导泻。

4. 使用特效解毒剂及对症、支持疗法。

应用纳洛酮等药促进意识恢复,碱化尿液加速药物排泄及用特效拮抗剂氟马西尼解毒治疗。

第五节

急性酒精中毒

乙醇(ethanol)别名酒精,是无色、易燃、易挥发的液体,具有醇香气味,能与水和大多数有机溶剂混溶。一次饮入过量酒精或酒类饮料引起兴奋继而抑制的状态称为急性乙醇中毒或称急性酒精中毒。酒是含乙醇的饮品,是人们经常食用的饮料,大量饮用含乙醇高的烈性酒易引起中毒。急性酒精中毒的症状取决于酒精在血液中的浓度,当血液中酒精的浓度达到 0.05% 时出现微醉,但这时眼和手指的协调动作受到影响,继续饮酒血液中酒精的浓度升至 0.1% 以上时表现为情绪不稳、感觉迟钝、步态蹒跚,这是急性酒精中毒的典型表现。当然并不是每个醉酒者发展过程都会如此界限分明的一步一步进行,症状的强度如何,还取决于个体对酒精的耐受性。

一、中毒机制

1. 抑制中枢神经系统功能

乙醇具有脂溶性,可通过血脑屏障作用于大脑神经细胞膜上的某些酶,影响细胞功能。

2. 干扰代谢

乙醇主要经小肠和胃吸收。吸收后迅速分布于全身,90%在肝脏代谢分解,10%以原型从肺、肾排出。乙醇经肝脏代谢后的产物能影响体内多种代谢过程,使乳酸增多、酮体蓄积,进而引起代谢性酸中毒;还可使糖异生受阻,引起低血糖症。

3. 中毒者出现耐受性、依赖性和戒断综合征

(1)耐受性:饮酒后产生轻松、兴奋的欣快感。继续饮酒后,产生耐受性,需要增加饮酒量才能达到原有的效果。

(2)依赖性:为了获得饮酒后特殊快感,渴望饮酒,这是精神依赖性。生理依赖性是指机体对乙醇产生的适应性改变,一旦停用则产生难以忍受的不适感。

(3)戒断综合征:长期饮酒后已形成身体依赖,一旦停止饮酒或减少饮酒量,可出现与酒精中毒相反的症状。

4. 长期酗酒的危害

(1)营养缺乏:酒饮料中每克乙醇供给 29.3 kJ(7 kcal)热量,但不含维生素、矿物质和氨基酸等必需营养成分,因而酒是高热量而无营养成分的饮料。长期大量饮酒时进食减少,可造成明显的营养缺乏。缺乏维生素 B1 周围神经麻痹。叶酸缺乏可引起巨幼细胞贫血。长期饮酒饥饿时,应补充糖和多种维生素。

(2)毒性作用:乙醇对黏膜和腺体分泌有刺激作用,可引起食管炎、胃炎、胰腺炎。乙醇在体内代谢过程中产生自由基,可引起细胞膜脂质过氧化,造成肝细胞坏死,肝功能异常。

二、临床表现

一次大量饮酒中毒可引起中枢神经系统抑制,症状与饮酒量和血乙醇浓度以及个人耐受性有关,临床上分为3期。

1. 兴奋期

血乙醇浓度达到 11 mmol/L(50 mg/dl)即感到头痛、欣快、兴奋。血乙醇浓度超过 16 mmol/L(75 mg/dl),健谈、饶舌、情绪不稳定、自负、易激怒,可有粗鲁行为或攻击行动,也可能沉默、孤僻。浓度达到 22 mmol/L(100 mg/dl)时,驾车易发生车祸。

2. 共济失调期

血乙醇浓度达到 33 mmol/L(150 mg/dl),肌肉运动不协调,行动笨拙,言语含糊不清,眼球震颤,视力模糊,复视,步态不稳,出现明显共济失调。浓度达到 43 mmol/L(200 mg/dl),出现恶心、呕吐、困倦。

3. 昏迷期

血乙醇浓度升至 54 mmol/L(250 mg/dl),患者进入昏迷期,表现昏睡、瞳孔散大、体温降低。血乙醇超过 87 mmol/L(400 mg/dl),患者陷入深昏迷,心率快、血压下降,呼吸慢而有鼾音,可出现呼吸、循环麻痹而危及生命。

三、处理措施

1. 轻症患者无需治疗,兴奋躁动的患者必要时加以约束。

2. 共济失调患者应休息,做好安全防护,以免发生意外损伤。

3. 昏迷患者应注意是否同时服用其他药物。重点是维持生命脏器的功能:①维持气道通畅,供氧充足,保持呼吸道通畅,以防止窒息。取平卧位,解开衣领,清除口鼻内分泌物,取出假牙,如有呕吐者头偏向一侧,防止误吸;②维持循环功能,注意血压、脉搏,静脉输入5%葡萄糖盐水溶液;③保暖,维持正常体温。

4. 强迫利尿对急性乙醇中毒无效。严重急性中毒时可用血液透析促使体内乙醇排出。

5. 低血糖是急性乙醇中毒最严重并发症之一,应密切监测血糖水平。急性意识障碍者可考虑静脉注射50%葡萄糖100 mL,肌注维生素B1、维生素B6各100 mg,以加速乙醇在体内氧化。对烦躁不安或过度兴奋者,可用小剂量地西泮,避免用吗啡、氯丙嗪、苯巴比妥类镇静药。

四、戒断综合征

患者应安静休息,保证睡眠。加强营养,给予维生素B1、B6。有低血糖时静脉注射葡萄糖。重症患者宜选用短效镇静药控制症状,而不致嗜睡和共济失调。常选用地西泮。

五、预后

急性酒精中毒多数预后良好。若有心、肺、肝、肾病变者,昏迷长达10 h以上者,预后较差。饮酒驾车或醉酒驾车者易发生车祸可招致死亡。长期饮酒可导致中毒性脑、周围神经、肝、心肌等病变以及营养不良,预后与疾病的类型和程度有关。早期发现、早期治疗可以好转。

第六节
重金属(铅、砷、汞)中毒

重金属中毒是指比重大于 4 或 5 的金属,约有 40 余种,如铜、铅、锌、锰、汞、金、银等。因为重金属能够使蛋白质的结构发生不可逆的改变,蛋白质的结构改变功能就会丧失,体内细胞就无法获得营养、排出废物,无法产生能量,细胞结构崩溃和功能就会丧失,因此,所有重金属超过一定浓度都会对人体有毒。

一、判断标准

具有以下情况,可判断为重金属中毒。

1. 病史

有毒物接触史,如砷、铅、汞及其化合物,环境中有毒物的存在。

2. 急性铅中毒

急性铅中毒是最常见成人的生活中毒,即服大量铅化合物,如用于治疗哮喘、癫痫,驱蛔虫、堕胎等偏方,如铅丹、铅霜等。其次见于职业中毒,大量吸入铅和铅化合物的粉尘、烟雾或者蒸气,如铅冶炼、蓄电池、电焊、印刷、油漆等行业,最早现场最容易发现的症状是恶心呕吐、腹痛、剧烈腹痛。急性铅中毒多于 24 h 后出现症状,表现为口腔金属味、流涎、食欲缺乏、恶心、呕吐,呕吐物为白色奶块状,腹胀、便秘或腹泻、顽固的腹绞痛、黑便(含硫化铅)、黄疸,并有头痛、眩晕、失眠或嗜睡。

3. 砷中毒

砷中毒主要由砷化合物引起,其中以毒性较大的三氧化二砷(俗称砒霜)中毒多见。二硫化砷(雄黄)、三硫化二砷(雌黄)及砷化氢等砷中毒也较常见。急性砷中毒主要见于口服砒霜所致,长期服用含砷药物也可引起中毒。职业性砷化物中毒见于熔烧含砷矿石,制造合金、玻璃、陶瓷、含砷医药和农药以及印染的生产工人。砷化物可经皮肤或创面吸收,长期接触砷化物可引起慢性中毒。饮水中含砷过高,可引起地方性砷中毒。急性砷中毒可有恶心、呕吐,口中有金属味并有烧灼感、腹痛、腹泻,大便呈米泔样,严重者可有眩晕、谵妄、兴奋、烦躁、发热、尿失禁、昏迷、黄疸等症状,并伴有血压下降、心律不齐、心率增快。

4. 急性汞中毒

急性汞中毒亦最多常见于生活中毒,即误服汞化合物。其次,见于职业中毒,即短时间内吸入大量汞蒸汽,如汞矿开采、汞合金冶炼、金和银提取、温度计制造等行业,特别是冶炼或灌注汞时,温度越高蒸发越快,越易中毒。在现场,判断主要依据是,中毒后数分钟到数十分钟即可,引起坏死性胃肠炎。中毒表现为口腔炎、流涎、口渴、恶心、呕吐、食欲不振、腹痛、腹泻,甚至呕血、便血、胃肠道穿孔、少尿或无尿。全身无力、头昏、头痛、睡眠障碍、情绪易激动、手指震颤等。还可以出现"汞毒性皮炎"、发热、肾脏与肝脏损害。

二、急救与治疗

(一)脱离中毒环境及清除毒物

1. 将患者转移至安全通风处,皮肤接触者适除去衣物。

2. 神志清醒者立即催吐,有条件洗胃,洗胃后灌入活性炭 30 g。

3. 导泻:50%的硫酸镁 20 g 溶于 300 mL 水口服。

(二)对症支持治疗、解毒应用

1. 铅中毒

腹绞痛可用阿托品 0.5 mg 肌肉注射,补足液体防止肾功能衰竭。解毒剂为依地酸二钠钙和二巯丙醇。

2. 砷剂(砒霜)

静脉补充生理盐水、葡萄糖等防止休克,纠正脱水、电解质紊乱,重症患者有条件应尽早行血液透析治疗。解毒药为二巯丙醇。

3. 汞及其化合物

对抽搐昏迷者应及时清除口腔里异物,保持呼吸道通畅,可用安定 10 mg 静脉注射控制抽搐。解毒剂为二巯丁二酸钠。

4. 经上述治疗后,需迅速将病员转至相应的专科医院进行排除重金属的对应处理。

第七节

灭鼠药中毒

灭鼠药是指可以杀灭啮齿类动物(如鼠类)的化合物。磷化铝被广泛应用于粮仓、防疫等部门,用来杀灭鼠类及其他各种啮齿类动物,亦可作为熏蒸剂用于杀灭米稻害虫,是一种剧毒化合物。船舶常用磷化铝熏蒸灭鼠杀虫。

一、中毒原因

1. 误食、误用灭鼠药制成的毒饵。

2. 有意服毒或投毒。

3. 二次中毒:灭鼠药被动、植物摄取后,以原形存留其体内,当人食用或使用中毒的动物或植物后,造成二次中毒。

4. 皮肤接触或呼吸道吸入:在生产加工过程中,经皮肤接触或呼吸道吸入引起中毒。

二、中毒机制

误服、自杀、防护不周污染皮肤、吸入是常见的中毒原因。磷化铝遇水、酸或与潮湿空气接触后反应生成自燃的、大蒜样臭味的剧毒磷化氢而发挥作用。磷化氢进入人体后作为细胞色素氧化酶,影响细胞代谢,使代谢障碍、细胞变性、坏死,使其内窒息,影响中枢神经系统、呼吸系统、循环系统及肝、肾功能而发挥毒性作用。

三、临床表现

吸入磷化氢中毒表现为恶心、呕吐、腹痛、头晕、心悸、全身麻木、呼吸困难。

口服中毒者表现为烦躁不安、呼吸困难、意识模糊,迅速出现血压下降,昏迷,口唇发绀,双侧瞳孔散大、对光反射消失、呼吸浅快、心率加快,少尿、无尿。

四、现场急救

1. 吸入中毒者

(1)立即清洗全身皮肤,更换衣服。

(2)吸氧。吐泻较重者补液纠正电解质紊乱。

(3)用糖皮质激素、静滴极化液,保护心肝肾功能,防治肺水肿等治疗。病情较重者立即住院治疗。

2. 口服中毒者

口服中毒者病情危重,救治困难较大,须立即转院。进行洗胃,静脉用糖皮质激素、碳酸氢、补液、大剂量利尿、机械通气、血液透析等治疗。

五、中毒预防

1. 运输、使用磷化铝过程中加强管理,注意防护,从根本上杜绝中毒源。

2. 船上如用磷化铝熏蒸杀虫时,应疏散人员,注意防止有毒气体外泄导致船员吸入中毒。

第八节

急性有机磷农药中毒

有机磷农药中毒的原因:一是在使用农药的过程中发生中毒,即在喷洒农药时,药液污染了皮肤或浸透了衣服后由皮肤吸收,以及吸入空气中的农药所致;二是生活中发生中毒,是由误服、自服或摄入被农药污染的食物引起。经口中毒的潜伏期为 5~10 min,呼吸道吸入约 30 min,皮肤吸收最长,为 2~6 h。

一、病因及发病机制

1. 病因

病因如图 10-8-1 所示。

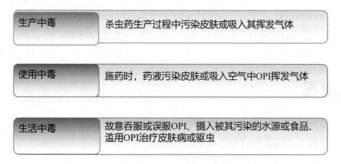

图 10-8-1　有机磷农药中毒

2. 发病机制

主要毒性作用是抑制神经系统胆碱酯酶活性,使乙酰胆碱大量堆积,作用于效应细胞的胆碱能受体,产生相应的临床表现;此外,有机磷农药亦直接作用于胆碱能受体(见图 10-8-2)。

毒蕈碱样 (M样) 症状:

➤ 平滑肌痉挛: 瞳孔缩小、腹痛、腹泻

➤ 腺体及气道分泌物增多:大汗、流泪、流涎、咳嗽、气促、呼吸困难、双肺干湿性啰音,严重者发生肺水肿

➤ 括约肌松弛: 大、小便失禁

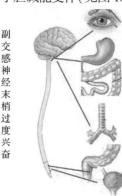

图 10-8-2　有机磷急性中毒发病机制

二、主要中毒症状(见图 10-8-3)

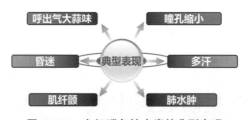

图 10-8-3　有机磷急性中毒的典型表现

1. 轻度中毒

头晕、头痛、恶心、呕吐、出汗、胸闷、视力模糊、无力等。瞳孔可缩小,全血胆碱酯酶活力下降至正常的 70%~50%。

2. 中度中毒

除上述中毒症状外,尚有肌束震颤、瞳孔缩小、轻度呼吸困难、大汗,流涎、腹痛、腹泻、步态蹒跚、神志清楚或模糊、血压升高。全血胆碱酯酶活力下降至正常值的 50%~30%。

3. 重度中度

除中度中毒症状外,出现神志不清、昏迷,瞳孔如针尖大小,肺水肿,全身肌束震颤,大、小便失禁,呼吸衰竭。全血胆碱酯酶活力下降至正常值的 30%以下。

三、现场急救处理

(一)治疗原则

治疗原则如图 10-8-4 所示。

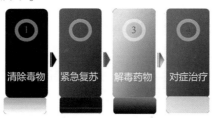

图 10-8-4 急性有机磷农药中毒治疗原则

(二)具体步骤

迅速将患者脱离中毒现场,终止与毒物的接触,并清除体内尚未被吸收的毒物。

1. 迅速脱离中毒现场

脱去污染的衣服和鞋袜,彻底清洁污染的皮肤、毛发、外耳道、手部(先剪去指甲):必要时剃去头发,再洗头皮,一般用生理盐水或肥皂水(敌百虫中毒时禁用)清洗,禁用热水或酒精擦洗,以免促进毒素吸收。收集药物容器和残存的药物,一同带到医院,备作化验检查。

2. 彻底清除体表毒物

眼部被污染时,现场可用大量的自来水、矿泉水充分冲洗。冲洗时要翻转上眼皮,上、下眼皮内侧深部的球结膜(眼内白色的表层可移动的部分)充分暴露,边冲洗边令伤者眼球向各方向转动。

3. 经口中毒神志清醒者应立即催吐

常用手指、匙柄或筷子等刺激咽喉部,使之呕吐。亦可令病人饮适量清水(不可用热水)、盐水,然后再进行催吐,如此反复进行,直至吐出液体变清为止。此方法简单易行,可将胃内大部分的毒物排出,达到减少毒物吸收的目的,有条件应积极进行洗胃。

4. 监测和稳定生命体征

(1)监测生命体征包括血压、脉搏、呼吸、体温。吸氧以保证机体的氧供。

(2)保持呼吸道通畅以确保患者呼吸,使患者头后仰保持呼吸道通畅,如患者发生呕吐,应及时清除口腔及鼻腔呕吐物。

5. 解毒治疗

解毒剂的使用原则是合并用药、尽早用药、足量用药、重复用药。

(1)抗胆碱药物最常用的抗胆碱药物为阿托品,阿托品使用一般需在医院内进行。

(2)胆碱酯酶复能剂使磷酰化胆碱酯酶在老化(不能恢复活性)之前重新恢复活性,现有复能剂为肟类药物,常用的为解磷定。

6. 对症及防止并发症治疗

有机磷农药主要死因为肺水肿、呼吸衰竭、休克、脑水肿、心脏骤停等,须对症治疗并积极转送病人:昏迷者保持呼吸道通畅,休克者给血管活性药,脑水肿者给甘露醇和糖皮质激素,心律失常者给抗心律失常药。病情危重者可用血液净化治疗。

四、预防

1. 宣传普及防治中毒常识。
2. 严格执行安全生产制度和操作规程。
3. 搬运和应用农药时做好安全防护。
4. 慢性接触者定期体检和测定全血胆碱酯酶活力。

附录

船舶常见毒物中毒症状、诊断处理方法(一览表)

船舶常见毒物中毒症状、诊断处理方法(一览表)

	毒物	中毒症状	处理方法
腐蚀性食物	浓硫酸	皮肤灼烧 吞服后口腔、消化道黏膜腐蚀严重者休克。后期可发生食管穿孔、胃穿孔、食管狭窄	皮肤冲洗 避免洗胃 饮牛奶、蛋清、氢氧化铝凝胶 抗休克:输液,止痛 防止食管狭窄
	浓硝酸		
	浓盐酸		
	氢氧化钠		皮肤冲洗 食醋中和,饮用保护剂牛奶、蛋清 抗休克:输液,止痛
	浓氨水		
有机溶剂	甲醛	吸入后,上呼吸道黏膜有明显刺激现象,饮入后可引起胃肠炎。可有意识障碍和视力障碍。甲醛代谢为甲酸,可引起酸中毒	纠正酸中毒:碳酸氢钠
	汽油	饮入或吸入后,呼吸有特殊气味,头痛、头晕。重症患者可有精神失常、昏迷、惊厥、呼吸麻痹	避免洗胃,以免汽油或煤油误入气管
	煤油	误吸入呼吸道可发生气管炎、化学性肺炎	吸入性肺炎时,吸氧、抗生素
	苯	吸入大量蒸汽或饮入大量苯后,出现麻痹现象	脱离有毒环境 保持呼吸道通畅 禁用肾上腺素,以免诱发室颤

（续表）

	毒物	中毒症状	处理方法
刺激性气体	氨	接触和吸入后，有眼、上呼吸道黏膜刺激症状。严重者2~24 h可发生肺水肿。有时气道黏膜坏死组织脱落，可堵塞气管-支气管	脱离有毒环境 吸氧 缓解支气管痉挛
	氯		
窒息性毒物	硫化氢	吸入后，眼和上呼吸道黏膜有明显刺激现象，心悸，呼吸加快，肺水肿，昏迷 吸入高浓度后，突然昏迷、惊厥，呼吸停止	脱离有毒环境 吸氧 必要时机械通气
	氰化物 氰化氢 氰化钠 氰化钾 木薯 苦杏仁	吸入或食入后，迅速出现呼气苦杏仁味，头晕、头痛、嗜睡、呼吸困难、心跳加快、低血压、皮肤潮红、昏迷、惊厥、呼吸和心跳停止	脱离有毒环境 吸氧 解毒剂：立即亚硝酸异戊酯吸入，3%亚硝酸钠10 mL静脉注射，随即25%硫代硫酸钠50 mL静注
	亚硝酸盐 苯胺 硝基苯	食入亚硝酸盐引起"肠源性发绀"。吸入、皮肤吸收或食入苯胺、硝基苯后，产生发绀。严重者昏迷、抽搐，呼吸循环衰竭	口服中毒时，洗胃 皮肤污染时，用肥皂、清水彻底清洗 吸氧 必要时机械通气
杀鼠剂	磷化氢 磷化锌 磷化铝	吸入后1~3 h头晕、呕吐、胸闷。严重者出现肺水肿、休克、惊厥、昏迷。可有心律失常、急性肾衰竭 食入磷化锌或磷化铝后，作用与磷化氢相同	吸入中毒时，脱离有毒环境 食入中毒时，洗胃 导泻：硫酸钠 治疗休克、肺水肿、急性肾衰竭 保护肝、心脏
	敌鼠 华法林 （杀鼠灵）	食后头晕、恶心、呕吐，以及出现明显的出血现象。凝血时间延长	解毒剂：维生素 K_1，10~20 mg，静脉注射，每日3次，持续3~5天 糖皮质激素：泼尼松 30 mg/d
	砷 三氧化二砷 （砒霜）	食后出现严重的胃肠炎、休克。1~3周后出现周围神经病、皮肤角化可有肝损害	抗休克：补液

(续表)

	毒物	中毒症状	处理方法
药物	水杨酸类 阿司匹林	口服过量时,恶心、呕吐,伴有出汗,面色潮红。有代谢性酸中毒。可有低钾血症和脱水。干扰糖代谢,可产生低血糖症和酮症。凝血酶原生成减少可引起出血	碱化利尿:输碳酸氢钠溶液纠正脱水;纠正低钾血症 纠正代谢性酸中毒 出血时:维生素 K_1,10~25 mg 肌注 必要时透析疗法
	阿托品 颠茄 曼陀罗 (洋金花) 异烟肼	出现副交感神经抑制症状:口干、吞咽困难、皮肤干燥潮红、瞳孔散大、视力模糊、心动过速、排尿困难、发热。重症患者谵妄、幻觉、躁动、抽搐、昏迷 大量食入后,嗜睡、肌纤维颤动、惊厥、呼吸肌痉挛而窒息	躁动时:地西泮 10 mg 肌注 惊厥时:地西泮、苯巴比妥钠 解毒药:维生素 B_6,每日 200~400 mg 肌注或静滴
有毒动植物	毒蕈 捕蝇蕈 斑毒蕈	1. 神经型:食后 1~2 h 先有副交感神经兴奋症状,以后可出现类似阿托品中毒样症状 2. 溶血型:食后 6~12 h 出现胃肠炎症状,以后有溶血现象。血红蛋白尿可导致急性肾衰竭	副交感神经兴奋时,可服阿托品;出现阿托品中毒样症状时,可给以地西泮 溶血时,用糖皮质激素 血红蛋白尿时,碱化尿液 贫血时输血
	河豚	河豚毒素有箭毒样作用。食后 1~2 h 呕吐、腹泻、舌尖发麻、眼睑下垂、四肢麻痹、昏迷、休克、呼吸麻痹	排毒:输液利尿 肌肉麻痹时,可用氢化可的松 呼吸麻痹时,吸氧、糖皮质激素,必要时机械通气、血浆置换

参 考 文 献

［1］丁文龙,刘学政. 系统解剖学. 9 版. 北京:人民卫生出版社,2018.

［2］万学红,卢雪峰. 诊断学. 9 版. 北京:人民卫生出版社,2018.

［3］李小寒,尚少梅. 基础护理学. 9 版. 北京:人民卫生出版社,2017.

［4］世界卫生组织. 国际船舶医疗指南. 3 版. 韩孟君,译. 天津:天津科学技术出版社,2015.

［5］杨宝峰,陈建国. 药理学. 9 版. 北京:人民卫生出版社,2018.

［6］刘力生. 中国高血压防治指南(2018). 北京:中国医药科技出版社,2018.

［7］中华人民共和国海事局译. 医护急救(课程+纲要). (国际海事组织海员行为示范) Model Course 1. 14. 大连:大连海事大学出版社,2016.

［8］葛均波,徐永健,王辰. 内科学. 9 版. 北京:人民卫生出版社,2018.

［9］陈孝平,汪建平,赵继宗. 外科学. 9 版. 北京:人民卫生出版社,2018.

［10］沈洪,刘中民. 急诊与灾难医学. 北京:人民卫生出版社,2018.

［11］郭光文,王序. 人体解剖彩色图谱. 北京:人民卫生出版社,2008.

［12］万学红,卢雪峰. 诊断学. 北京:人民卫生出版社,2018.

［13］刘治民,杨昌南,潘三强. 现场急救教程. 北京:人民卫生出版社,2007.

［14］王道庄. 心肺复苏的发展争论与展望. 北京:人民卫生出版社,2007.

［15］冯庚. 院前急救预案:症状诊断和心脏急症. 北京:中国协和医科大学出版社,2005.

［16］陈晓松. 现场急救学. 北京:人民卫生出版社,2009.

［17］吴小兰. 基本急救. 武汉:武汉理工大学出版社,2011.

［18］蔚百彦. 实用院前急救. 西安:西安交通大学出版社,2012.

［19］中国海事服务中心. 船舶精通急救. 大连:大连海事大学出版社,2012.

［20］国家卫健委. 新型冠状病毒感染的肺炎诊疗方案(试行第八版).